BORRELIOSE

natürlich heilen

Im Atemholen sind zweierlei Gnaden:
Die Luft einziehen, sich ihrer entladen;
Jenes bedrängt, dieses erfrischt;
So wunderbar ist das Leben gemischt.
Du, danke Gott, wenn er dich presst,
Und dank ihm, wenn er dich wieder entlässt.

Johann Wolfgang von Goethe

Wolf
Dieter
Storl

BORRELIOSE
natürlich heilen

Ethnomedizinisches Wissen,
ganzheitliche Behandlung
und praktische Anwendungen

at VERLAG

Hinweis

Die in diesem Buch wiedergegebenen Informationen sind nach bestem Wissen und Gewissen dargestellt und wurden mit größtmöglicher Sorgfalt geprüft. Da sie den Rat einer kompetenten Fachperson nicht ersetzen, sondern lediglich ergänzen können, ist es in jedem Fall empfehlenswert, sich an die Ärztin oder den Heilpraktiker Ihres Vertrauens zu wenden. Autor und Verlag übernehmen keinerlei Haftung für Schäden oder Folgen, die sich aus dem Gebrauch oder Missbrauch der hier vorgestellten Informationen ergeben.

Dieses Buch ist eine überarbeitete, aktualisierte und neu gestaltete Ausgabe des unter demselben Titel seit 2007 in 20 Auflagen im AT Verlag erschienenen Werks.

21. Auflage, 2026

Umschlagbilder: Laurin Lenk (großes Bild), Frank Brunke, Buchenberg (unten links), © istock.com/Oleg Marchak (unten Mitte), © istock.com/ErikKarits (unten rechts)
Illustrationen: Seiten 14, 15, 16, 82 Sarah Winter/Freepik
Bilder: Lisa Storl: Seiten 21, 107, 110, 130, 141, 216 (unten rechts), 223 (oben links und rechts, unten rechts), 239; Seite 46: M. A. Pabst, Graz; Seiten 121, 163, 215: Frank Brunke, Buchenberg; iStock: Seite 71: © OlyaSolodenko; Seite 85: © Pikovit44; Seite 108: © Lemanieh; Seite 175: © kazakovmaksim; Seite 193: © Oksana_Shmatok; Seite 216 (oben links): © Hilda Weges; Seite 216 (oben rechts): © Orest Lyzhechka; Seite 216 (unten links): © Olga Seifutdinova; 223 (unten links): © Goldi59

Trotz umfangreichen Recherchen ist es nicht in allen Fällen gelungen, die Urheber des Bildmaterials zu eruieren. Falls Rechteinhaber übersehen wurden, sind sie gebeten, sich an den Verlag zu wenden.

Gestaltung und Satz: AT Verlag
Druck und Bindearbeiten: Graspo CZ, a. s.
Printed in Czechia

MIX
Papier | Fördert gute Waldnutzung
FSC® C010798
www.fsc.org

ISBN 978-3-03902-308-0

Dieses Buch ist auch als E-Book erhältlich.

Für Herstellung und Einfuhr in die EU:
AT Verlag AG, Bahnhofstraße 41, 5000 Aarau, Schweiz, info@at-verlag.ch;
AT Verlag Deutschland, c/o Liberté Buchservice GmbH, Fruchthof,
Gotzinger Straße 52b, 81371 München, Deutschland, info@atverlag.de

www.at-verlag.ch

Der AT Verlag wird vom Bundesamt für Kultur für die Jahre 2026–2028 mit einem Strukturbeitrag unterstützt.

INHALT

Die Ärzte sollen sich nicht wundern, dass die Natur mehr ist als ihre Kunst. Denn was reicht an die Kräfte der Natur heran? Wer in ihnen nicht bewandert ist, der beherrscht auch nicht die Heilkunst. In einem Kraut liegt mehr Tugend und Kraft als in allen Folianten, die auf den hohen Schulen gelesen werden und denen auch keine lange Lebensdauer beschieden ist.

Paracelsus, »Lebendiges Erbe«

Willst du das eigene Wesen erkennen,
Sieh dich in der Welt nach allen Seiten um.
Willst du die Welt wahrhaft durchschauen,
Blick in die Tiefen der eigenen Seele.

Rudolf Steiner, »Wahrspruchworte«

VORWORT: EINE WIDERSPENSTIGE SPIROCHÄTE

Nicht intellektuelle Neugierde, sondern eine eigene existenzielle Notlage, die Infektion mit der Borreliose, einer schwer zu diagnostizierenden, schwer zu therapierenden, neuartigen Spirochätenkrankheit, führte mich dazu, mich mit diesem Thema zu befassen. Im Grunde genommen ist es die Geschichte meiner Suche nach Heilung. Als Ethnobotaniker und Freund der Pflanzenheilkunde war ich selbstverständlich offen für phytotherapeutische Möglichkeiten.

Diese fand ich in der traditionellen chinesischen Medizin, wo auf die Karde (chin. *Xu Duan;* Apothekerlatein *Radix Dipsaci Asperi*) hingewiesen wird. Die Wurzeln und Blätter der in Europa endemischen Wilden Karde oder Weberkarde *(D. sylvestris; synonym D. fullonum)* gelten in der hiesigen Volksheilkunde als »blutreinigend«. (Wood 2012: 300) Die Tinktur oder den Tee kann man über einige Wochen hinweg einnehmen. Aber das war nicht die einzige therapeutische Maßnahme. Hinzu kamen täglich oder alle zwei Tage eine Überhitzungstherapie (Sauna, ansteigende heiße Bäder oder Schwitzhütte) und drittens die äußerliche Anwendung von ätherischen Ölen. All das wird in diesem Buch weiter beschrieben.

Inzwischen gibt es einige wissenschaftliche Laboruntersuchungen der Wirkung von Kardenextrakten auf die Borrelia-Spirochäte. Es sind hauptsächlich *in vitro* (im Reagenzglas) durchgeführte Experimente. Die Resultate sind oft widersprüchlich. Einige Studien wie die von T. Liebold et al. kommen zu folgendem Ergebnis: »Wurzelextrakte der *Dipsacus fullonum* waren wirksam gegen *Borrelia burgdorferi,* welches für die Lyme-Krankheit verantwortlich ist.« (Liebold et al. 2011: 628–630). Andere Studien wiederum sehen keine Wirkung gegen die Borrelien oder gar eine fördernde Wirkung auf das Wachstum der Spirochäten. (Mundt 2022) Die Autorin schreibt: »Aufgrund der wenigen bisher publizierten wissenschaftlichen Daten ist ohne weitere Untersuchungen zu Inhaltsstoffspektrum und Wirkungen eine therapeutische Anwendung der Wilden Karde nicht zu empfehlen.«

Das Problem mit diesen In-vitro-Untersuchungen unter Laborbedingungen ist die Ferne von der Lebenswirklichkeit. Die Mikroorganismen reagieren womöglich anders im lebendigen Körper als im Reagenzglas. Im menschlichen Organismus sind unzählige, oft (noch) nicht erkannte Vektoren und Einflüsse im Spiel, die nicht auszuklammern sind: Die Komplexität des Immunsystems,

Ernährungsgewohnheiten, die Zusammensetzung des Mikrobioms, Lebensumstände, genetische, ökologische, kulturelle, soziologische und psychische Faktoren. Diese richtig zu erkennen und zu bewerten, ist die Aufgabe von Therapierenden. Wir sind keine Maschinen, sondern beseelte Wesen mit – wie man in Asien sagen würde – individuellem Karma. Somit wird die Medizin zur hohen Kunst, zur Heilkunst.

Heilung ist also kein physikalischer, mechanischer Prozess, bei dem ein chemisches oder phytochemisches Mittel zum erfolgreichen Einsatz gegen eine Krankheit wie ein Artilleriegeschütz eingesetzt werden kann. Überhaupt ist das gegenwärtige kriegerische Paradigma der Biomedizin (Schulmedizin) eines Kampfes gegen mikrobische Feinde (Bazillen, Viren, Protozoen, Pilze) zu hinterfragen. Heilung muss nicht unbedingt das Töten oder Ausrotten der antagonistischen Mikroorganismen bedeuten. Als Gärtner habe ich gelernt, dass man Schädlinge nicht unbedingt mit Pestiziden bekämpfen muss. Als in dem zwei Hektar großen Gemüsegarten in einer Gemeinschaft im Kanton Genf massenweise schwarze Blattläuse auf den Stangenbohnen erschienen und ich bereit war, eine giftige Nikotinbrühe zu brauen, um schnellstens den Ungezieferherd zu vernichten, gebot mir der Gärtnermeister Einhalt. Er meinte gelassen, die Blattläuse seien lediglich die Symptome entweder schlechter Düngung, der Auswirkung falscher Fruchtfolge oder ungünstiger Wettereinflüsse. Man brauche sie nicht zu vergiften. Er verschrieb eine Kräftigung der Bohnenpflanzen mit Brennnesseljauche. Die Pflanzen würden diese über ihre Wurzeln aufnehmen, und ihr Saft würde den Läusen nicht mehr schmecken; sie würden von allein verschwinden – und das taten sie auch. (Storl 2022: 21)

Die Kleinstlebewesen, die Bakterien, sind keine Invasoren, sie sind Teil der Natur, sind unsere koevolutionären Partner. Als Krankheitserreger entwickeln sie sich nur, wenn sie das dafür geeignete Milieu vorfinden. Diese Tatsache berücksichtigt jeder Mikrobiologe, wenn er Bakterienkulturen anlegt. Und selbst Louis Pasteur hat das angeblich auf seinem Sterbebett bestätigt, indem er seinem Rivalen Claude Bernard Recht gab: *»Le germe n'est rien, le terrain est tout!« (Das Milieu ist alles, der Erreger nichts.)* Eine ähnliche Sichtweise vertrat der berühmte französische Arzt Antoine Béchamp: *»Keime suchen ihren natürlichen Lebensraum – krankes Gewebe – anstatt die Ursache für krankes Gewebe zu sein«.*[1]

Könnte es nicht auch sein, dass die Anwendung der Karde als Tinktur und Tee das innerkörperliche Milieu verändert und damit den Spirochäten ihre Virulenz nimmt?

Wir sollten erkennen, dass es nie der isolierte Wirkstoff allein ist, der die Heilung bewirkt. Wir sind keine Reagenzgläser. Es braucht mehr als das.

1 https://gesundheitsverband.net/geheimnisse-des-lebens/grundprinzipien-des-lebens/krankheitserreger/.

Das bestätigt auch die ethnomedizinische Feldforschung. Wenn eine Medizinfrau oder ein Medizinmann bei den nordamerikanischen Objiwa (Anishinabe) eine Heilpflanze sucht, spricht er oder sie zum Pflanzenwesen: »Dein Geist und mein Geist, zusammen lasst uns den Geist der Heilung bilden.« Bei den germanischen Völkern hieß es »Heilung entsteht aus Wort und Wurz«. Also, es braucht nicht nur die Pflanze *(Wurz, Wyrt)*, sondern auch das zaubermächtige, therapeutische Wort der *Lachsnerin* oder des *Lachsners* (angelsächsisch *Laece*), der indigenen Heiler. (Storl 2025b: 135)

Die SARS-Covid-Krise, die im Januar 2020 von der WHO zur Pandemie erklärt wurde, überschattete die Aufmerksamkeit, die man der Borreliose entgegengebracht hatte. Man scheint heute um die Lyme-Erkrankung weniger besorgt zu sein als vor der Corona-Pandemie. Sie ist aber nicht verschwunden. Sie ist immer noch schwer zu diagnostizieren, und eine Antibiotikatherapie ist noch immer schwer durchführbar. (Bhakdi et al. 2025: 307) Eine Impfung gegen Borrelien gibt es immer noch nicht. Was in Apotheken oft als Borreliose-Schutzimpfung propagiert wird, ist lediglich eine Impfung gegen die relativ seltene Frühsommer-Meningoenzephalitis (FSME), die ebenfalls von Zecken übertragen werden kann. Die Wirksamkeit dieser Impfung ist allerdings nicht durch wissenschaftliche Studien gesichert.

Dieses im Jahr 2007 erschienene Buch erntete nicht nur Lob, sondern auch Kritik. Es sei fahrlässig zu behaupten, dass Antibiotika bei Borreliose nicht helfen, und betroffene Menschen, die sich an solche Ratschläge hielten, würden sich einem Invaliditätsrisiko aussetzen. Ich habe nie behauptet, dass Antibiotika nicht helfen, sondern dass sie oft nicht helfen. Ich schrieb dieses Buch unter anderem, weil mich viele Hunderte Briefe und Mails von Betroffenen erreichten, die trotz Antibiotikakur nicht gesund wurden. Im Anfangsstadium ist es tatsächlich eher möglich, die Infektion mit Antibiotika, insbesondere mit Doxycyclin, zu stoppen. Es dauert jedoch drei und manchmal bis zu sechs Wochen, bis sich nach der Infektion serologisch nachweisbare Antikörper bilden; oft merken die Infizierten gar nicht, dass sie von einer Zecke gebissen wurden. Auch die Wanderröte, ein erstes Leitsymptom, zeigt sich nur bei rund 50 Prozent der Infizierten. In dieser Phase ist es dann meist zu spät für Doxycyclin, da sich die Borrelien inzwischen im Körper ausgebreitet und in schlecht durchblutetem Gewebe (Knorpel, Narben, Endothelien usw.) versteckt haben. Außerdem können sie sich, wenn ihnen das Milieu unangenehm wird, bis zu zehn Monate verkapseln, ehe sie wieder aktiv werden.

Aufgrund all dieser Schwierigkeiten in der Behandlung der Borreliose erschien es mir sinnvoll, ethnomedizinische Anregungen aus nicht-westlichen Kulturkreisen sowie aus der altüberlieferten Erfahrungsmedizin in Betracht zu ziehen.

Ethnomedizin

In der Ethnologie und Kulturanthropologie ist man sich bewusst, dass es auch andere Erklärungsmodelle für Krankheit und andere Methoden der Heilung gibt als jene, die unsere Schulmedizin – die sich inzwischen »Biomedizin« nennt – im Angebot hat. Lange zweifelte niemand daran, dass die moderne westliche Schulmedizin in ihrer Methode »objektiv« ist, frei von Metaphysik, unangreifbar und einwandfrei wissenschaftlich bewiesen (Pfleiderer 1995: 45). Im Gegensatz dazu galten die Heilsysteme der nichtwestlichen Ethnien – der »traditionellen Völker«, der »Eingeborenen«, der »Wilden« – als auf Aberglauben beruhend, empirisch-wissenschaftlich nicht nachweisbar und von irrationalen Vorstellungen und Handlungen geprägt. Bei näherer Betrachtung stellt sich diese Auffassung jedoch als ethnozentristisches Vorurteil heraus, als eine aus Unwissen gespeiste kulturelle Überheblichkeit. Immer wieder konnten die völkerkundlichen Feldforscher belegen, dass nicht nur die Mediziner aus nichtwestlichen Hochkulturen – traditionelle chinesische Heiler oder indisch ayurvedische Ärzte – sehr gut und erfolgreich mit für westliche Begriffe nicht nachvollziehbaren Modellen arbeiten, sondern dass auch Kräuterweiber, trommelnde und tanzende indianische Medizinleute, Giftgebräu mischende und Ahnengeister beschwörende afrikanische »Hexendoktoren«, mit bewusstseinsverändernden Pflanzen hantierende südamerikanische *Curanderos,* ekstatische sibirische Schamanen und andere Heiler der »schriftlosen Völker« beachtenswerte Heilerfolge vorweisen können. Das wird inzwischen auch von Resolutionen der Weltgesundheitsorganisation (WHO) und Unesco anerkannt. Schon 1976 würdigte die WHO die wesentliche Rolle, die traditionelle Heiler bei der Sicherung der Gesundheitsvorsorge bei über der Hälfte der Weltbevölkerung spielen (Foster/Johnson 2006: 10). Anlässlich der Konferenz von Alma-Ata (Kasachstan, 1978) forderte die WHO eine Aufwertung der traditionellen Medizin und deren Integration in die moderne Medizin (Heinrich 2001: 2).

Aus ethnomedizinischer Sicht ist die Schulmedizin eben nicht die letzte Instanz, was Heilung und Medizin betrifft. Sie hat keinen Alleingültigkeitsanspruch, sondern stellt, genauso wie die anderen Heilkunden, lediglich eine von vielen möglichen Gesichtspunkten dar. Auch sie ist kulturell geprägt, ist eine *kulturelle Konstruktion,* ist Produkt bestimmter geschichtlicher und gesellschaftlicher Prozesse. Unsere medizinische Forschung »entdeckt« nicht gegebene, objektiv vorliegende Fakten, sondern »produziert« diese Fakten durch die Interaktion zwischen Forschern und Gegenstand. Ohne dass sie sich dessen bewusst ist, geht sie *a priori* von begrifflichen Grundannahmen aus, die nicht hinterfragt werden.

Dazu zählen etwa:

- die Aufstellung von Gegensatzpaaren: Natur versus menschliche Kultur, Körper versus Geist, Individuum versus Gesellschaft, Leidenschaft (Gefühle) versus Vernunft, Gesundheit versus Krankheit, natürlich versus übernatürlich, objektiv versus subjektiv.
- die Annahme, dass man durch Logik und wissenschaftliche Methode natürliche Vorgänge, wie einen Krankheitsablauf oder Heilung, verstehen kann.
- die Annahme, dass man mit technologischen Methoden die natürliche Welt, auch den Körper, beherrschen, manipulieren und in Griff bekommen kann. Dahinter steht die neuzeitliche Auffassung, dass der Mensch eigentlich eine Maschine ist – allerdings eine kybernetisch vernetzte, intelligente Biomaschine mit einer Art Rechner als Hirn, auf dessen Festplatte Daten gespeichert sind.

Zu diesem Bild passen dann auch Begriffe wie »keine Energie mehr haben«, »ausgeleiert« oder »aufgezogen sein«, »Batterien leer«, »die Pumpe kaputt«, »die Rohre verstopft«. Bionische Humanoide, wie der von Arnold Schwarzenegger gespielte Terminator, gehören zur Mythologie dieses Weltbildes ebenso wie die Idee, dass Hirntote oder Klone als Ersatzteillager dienen könnten und dass Nieren und Lebern ausgetauscht werden können wie Vergaser und Zündkerzen im Auto.

- dass der Glaube an Geister, Ahnen und übersinnliche Instanzen überflüssig ist und abgelegt werden sollte, wenn man einen Krankheitsverlauf verstehen will (Lock/Scheper-Hughes 1996: 43).

»Was für einen Körper braucht die Gesellschaft, der Staat?«, fragt der französische Philosoph Michel Foucault. In dieser Frage steckt die Erkenntnis, dass der »Körper« nicht etwas ist, was einfach biologisch vorgegeben ist. Er ist – wie auch die Arzneimittel, die Krankheitsbezeichnungen, Diagnosen und Therapieabläufe – ein kulturelles Konstrukt. Das gilt auch für den Körperbegriff der Schulmedizin, die seit der Aufklärung den physischen Körper von der Seele trennte und ihn zum Mechanismus erklärte. Erst im 20. Jahrhundert wurde, in der Psychiatrie und in der Psychosomatik, der Versuch gemacht, den Bruch zwischen Körper und Seele wieder zu kitten. Aber auch hier wird noch immer nach »wirklichen«, das heißt materiellen, organischen Ursachen, vor allem im Hirnstoffwechsel, gesucht.

Körpermodelle gibt es ebenso viele wie Heilsysteme. Die traditionellen Völker stellen sich den Körper, das Leibesinnere und das Funktionieren der Organe nicht als ein Maschinenwesen vor. Auch reduzieren sie die »Wirklichkeit« nicht nur auf das Wägbare und Messbare. Das heißt nicht, dass sie nicht sorgfältig und genau beobachten. Sie beobachten die natürlichen Phänomene oft genauer, als wir es tun (Levi-Strauss 1977: Kap. I). Sie schließen aber die energetischen, seelischen und geistigen Aspekte nicht von vorneherein als »irreal« oder »subjektiv« aus. Nicht ein Uhrwerk oder ein Computer liefert für sie das

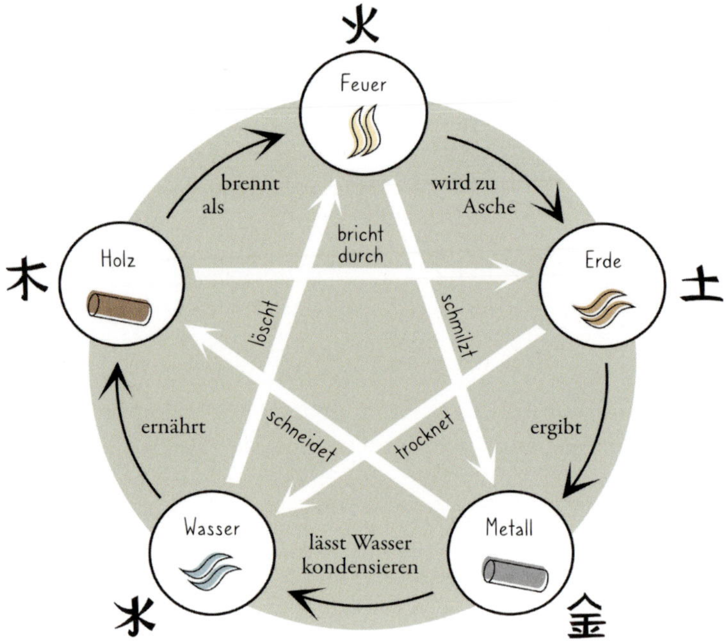

Das chinesische Modell: Yin-Yang und die fünf Elemente.

Denkmodell, sondern die Landschaft, das Klima, der Wandel der Jahreszeiten oder die Bewegungen der Planeten. Analog dem jahreszeitlichen Wandel, den Naturrhythmen erkennt und versteht man, was sich im menschlichen Mikrokosmos abspielt. Die große Natur, der Makrokosmos, ist selbst ein atmender, lebender Leib. Es ist die »Mutter Erde«, der »Urriese« oder das ursprüngliche Zwitterwesen, das sich opferte und zur Schöpfung wurde. Es hat Knochen (Steinformationen) wie wir, Adern und Venen (Flüsse, Seen), ein Herz (Sonne), ein Hirn (Mond), Haut (die Humuserde), Haare (die Wälder, das Gras), eine Vagina (Quellen, Sümpfe), Brüste, Glieder, Atem (Winde) und so weiter. Für die meisten Zeitgenossen ist diese Metapher reichlich naiv und primitiv. Dass es sich dennoch gut mit solchen Metaphern denken lässt und dass sich damit brauchbare Bezüge herstellen lassen, zeigt etwa die traditionelle chinesische Medizin. Funktionskreise und Wandlungsphasen verbinden fünf Elemente, fünf Jahreszeiten, fünf Geschmacksrichtungen, fünf Seelenstimmungen und fünf Körperteile miteinander: *Holz* (Leber, Galle, Zorn, Frühjahr) brennt als Feuer; *Feuer* (Herz, Freude, Sommer) wird zu Erde oder Asche; *Erde* (Milz, Sorge, Spätsommer) ergibt Metall; *Metall* (Lunge, Trauer, Herbst) schmilzt und wird flüssig (Wasser); Wasser (Nieren, Furcht, Winter) ernährt wiederum das Holz.

Ein ähnliches Schema benutzten die Heiler des alten Griechenlands. Vier Jahreszeiten mit ihren verschiedenen Graden von Hitze und Feuchtigkeit stehen analog zu vier Lebenssäften (Blut, gelbe Galle, schwarze Galle, Schleim), zu

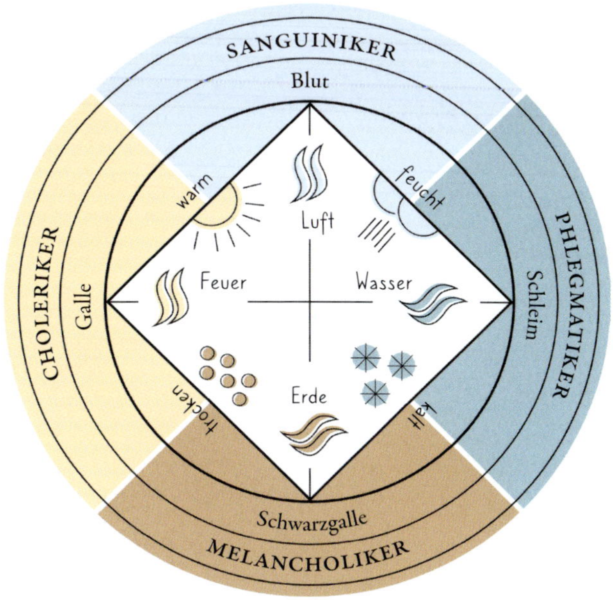

Humoralpathologisches Schema.

vier Elementen, vier Tageszeiten, vier Lebensaltern, vier Persönlichkeitstypen und anderen Erscheinungen. Mit dieser Metapher wurde über tausend Jahre lang, bis über die Renaissance hinaus geheilt.

Die Quollahuaya-Indianer in Bolivien vergleichen den Körper mit einem Berg, mit Kopf, Herz (das Dorf), Magen, Innereien, Brüsten, Füßen und so weiter. Quellen und Bäche sind sein Blut, der jahreszeitliche Wandel sein Lebensrhythmus. Kahlschläge und Bergbau gefährden seine Gesundheit; Erdbeben, Rutsche, plötzliche Sturzbäche sind Krankheiten. Man heilt menschliche Pathologien, indem man sich mit Ritualen um einen heiligen Berg in der Nähe des Dorfes kümmert (Lock/Scheper-Hughes 1996: 57).

Die alten Ägypter verglichen den menschlichen Körper mit dem grünen, von staubiger Wüste eingegrenzten Niltal. Der Nilstrom, der das Leben ermöglicht, indem er fruchtbare Erde anschwemmt, die Vegetation labt und das faule, infizierte Wasser der Bewässerungskanäle wegschwemmt, wurde dem Verdauungstrakt, der vom Mund bis zum Dickdarmausgang reicht, gleichgesetzt. Es galt, Austrocknung, Flüssigkeitsansammlungen, Abänderungen, Störungen und Blockierungen der Kanäle auszugleichen. Daher spielten in der ägyptischen Heilkunde vor allem Abführmittel, Brechmittel, Klistiere, Schröpfen und Aderlass eine wichtige Rolle.

In Indien waren es die drei markanten Jahreszeiten, die das Modell abgaben: Erlebt der Mensch nicht auch Hitzezustände *(Pitta)*, die der heißen,

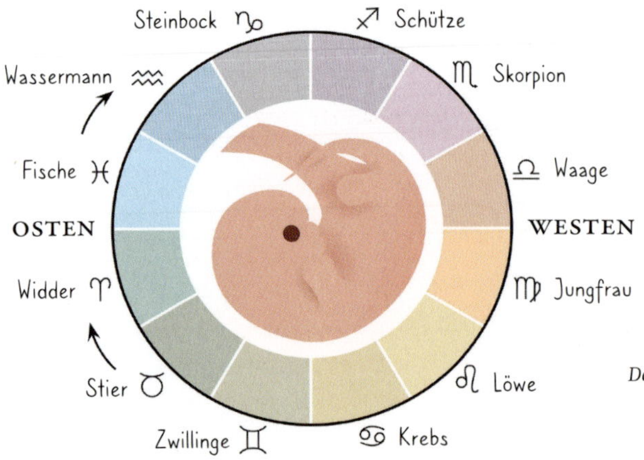

Der menschliche Embryo im Tierkreis.

staubtrockenen Vormonsunzeit gleichen? Erfährt er nicht ebenso feuchtheiße, schleimige, ansteckende Zustände *(Kapha)*, die der Monsunzeit ähneln, oder kühle, windige *(Vaya/Vata)*, wie man sie im Spätherbst in der Natur erlebt (Storl 2012: 36)?

Bei einigen Völkern, auch bei den vorchristlichen Europäern, stellte man sich den Körper als ein Haus vor: Der warme Herd in der Mitte, die Feuerstelle, war das Herz; der sich im selben Gebäude befindende Stall mit all seinen Tieren war der Unterleib. Krankheit ist nach dieser Vorstellung Unreinheit, Mangel an Futter oder Holz oder ein unwillkommener Besuch (von Geistern, Dämonen).

Im Mittelalter und vor allem in der Renaissance wurde der menschliche Leib einbezogen in ein kosmisch-astrologisch-energetisches Beziehungsnetz: Er galt als das mikrokosmische Abbild des gesamten Kosmos. Der gesamte Tierkreis fand sich in ihm wieder, von den Widderkräften im Kopf bis hinab zu den Fischekräften in den Füßen. Die Planeten beherrschten die Organe und das Befinden; planetarische Energien zogen ihre Bahn durch den gesamten Leib. Der Arzt musste Astrologe sein, musste wissen, welche Planeten in den Organen und in den Heilkräutern wirksam sind und wie diese in Beziehung zueinander zu bringen sind.

Im traditionellen Afrika ist der Mensch und sein Körper Teil des gesellschaftlichen Spannungsfelds. Krankheit beschränkt sich nicht auf das Individuum. Spannungen in Sippe oder Nachbarschaft, Tabubrüche, Beleidigungen der Ahnen und Ähnliches machen krank. Neid, Hass, böse Gedanken stören die gemeinschaftliche Harmonie und gelten als Hexerei. Krankheitsdiagnose bedeutet die Störquelle finden, und diese liegt nicht in organischen Fehlfunktionen oder bei ansteckenden Bakterien, sondern im zwischenmenschlichen Bereich. Die Gesellschaft, das gesamte Dorf wird in das Heilritual mit einbezogen.

Weitere Beispiele könnten ein Buch füllen. Aber genug damit. Was uns hier interessiert, ist die Tatsache, dass jedes Heilsystem, jedes Denkmodell, seine Gültigkeit hat und erfolgreiche Krankenheilungen vorzuweisen hat. Folglich werden wir uns in diesem Buch nicht nur auf orthodoxe biomedizinische Forschungen und Konstruktionen verlassen, sondern auch ethnomedizinische und ethnobotanische Quellen mit einbeziehen.

Die geistige Führung ist nicht immer nett

Dieses Buch wurde nicht aus eitlem Wissensdrang oder Forscherneugierde geschrieben, sondern es entstand aus der bedrohlichen gesundheitlichen Notlage, die sich ergab, nachdem ich selbst von der Borreliose befallen wurde. So ist es auch ein ganz persönliches Buch, das den langen, abenteuerlichen Weg aufzeichnet, der zur Auffindung des richtigen Heilmittels und der richtigen Behandlung für mich führte. Auf diesem Weg kam mir zugute, was ich als Ethnologe von verschiedenen Völkern lernen durfte. Zugleich konnte ich aus dem altüberlieferten Erfahrungswissen der westlichen Heilkräuterkunde Erkenntnisse schöpfen. Von Cheyenne-Medizinmännern, indischen Heilern und dem alten Bergbauern Arthur Hermes lernte ich, meinen Intuitionen zu vertrauen. Ich lernte, dass wir unseren eigenen Körper besser kennen, als es unser zaghafter Verstand wahrhaben will. Unser Geist kann in der Meditation und Innenschau den Leib besser ausloten und abtasten als die kompliziertesten Computertomografien, Scanner und Ultraschallmethoden. Auch wenn es dem oberflächlichen, alltäglichen Verstand schwer fällt, es zu verstehen, weiß unsere Seele, was uns plagt und was uns gut tut. So bemühte ich mich, neben dem genauen Beobachten der äußeren körperlichen Symptome, das Bewusstsein nach innen zu lenken. Von den Indianern lernte ich, auf die Bildbotschaften der Träume zu achten. Die amerikanischen Ureinwohner sind überzeugt, dass viele Visionen, Träume, heilende Inspirationen, aber auch Krankheiten von unseren Mitgeschöpfen, unseren »Verwandten«, den Tieren, Steinen, Wolken, Bergen und Pflanzen geschickt werden – und von den Ahnen, die uns wortwörtlich die richtigen Ahnungen eingeben. Den Ahnen verdanke ich es, dass ich die richtige Heilwurzel, die Weberkarde, als Heilmittel bei Borreliosebefall fand; denn Weber waren diese Vorfahren, und seit Jahrhunderten hatten sie mit dieser Pflanze zu tun gehabt.

Im Laufe der Zeit hatte es sich herumgesprochen: Immer mehr Betroffene wurden aufmerksam auf diese Kur mit der Karde, und immer mehr Anfragen per E-Mail, Brief oder Anruf erreichten mich. So wurde mir klar, dass es an der Zeit war, ein Buch zu diesem Thema zu schreiben. Zuletzt meldete sich Dr. Ulrich Bertsche, ein Biophysiker aus der Wetterau. Er schrieb, dass er selbst an Borreliose gelitten habe. Chronische Müdigkeit, Muskelschmerzen, taube Glieder, Gedächtnisausfälle bis hin zu psychoseähnlichen Zuständen hatten ihn geplagt. Dann habe er die Kur mit der Karde versucht, und, siehe da, die Symptome verschwanden. »Sie haben sich mit dieser Kur medizinisch verdient gemacht«, schrieb er und bot an, mir zum Dank seine Forschungsunterlagen zum Thema Borreliose auszuleihen, so lange ich sie brauche. Bald lag dann das Päckchen mit einem dicken Aktenordner im Briefkasten. Der Ordner enthielt eine Auswahl der neusten medizinischen Forschungsberichte und Fachliteratur. Neugierig blätterte ich durch die Texte und stolperte durch einen Dschungel voller esoterischen Medizinerlateins: Cerfuroxim, Human Granolocytic Ehrlichiosis, Western Blot, Lipopolysaccharide, Zytokine und dazu immer wieder Abkürzungen: CPK[2], ELISA[3], ESR[4], EMC[5], JHR[6], IgM und IgG[7], PCR[8] usw., die nicht weiter erklärt wurden. Heiliger Pschyrembel, hilf! Es würde Wochen dauern, um sich durch diesen Wust durchzuarbeiten. Das hatte ich doch nicht nötig. Außerdem war da noch eine Menge Holz zu hacken, der Garten musste winterfest gemacht, die Komposte umgesetzt, die Zäune repariert und der Stall gemistet werden. Ich legte den Ordner beiseite und nahm mir vor, morgens die körperliche Arbeit in Haus und Stall zu erledigen, nachmittags zu schreiben und den Ordner zu vergessen.

Ehe ich mich an den Computer setzte, um das Projekt in Angriff zu nehmen, wollten meine Tochter und ich noch einmal reiten gehen. Es war ein schöner sonniger Tag. Wir sattelten die Pferde, und ab ging es über Stock und Stein, einen Holzweg entlang, durch die Fichten. Die Hunde rannten hechelnd mit. Bald wurde der Ritt zum Wettrennen. Meistens verliere ich, aber diesmal witterte ich die Chance, als Erster die Wegkreuzung, die unser Ziel war, zu erreichen. Doch plötzlich, mitten im Vollgalopp, drehte mein Pferd im scharfen Winkel vom Weg ab. Der Sattel rutschte. Ich knallte mit dem Gesicht gegen einen Baumstamm und fiel. Es fühlte sich an, als hätte mir ein Bergriese mit dem Knüppel übers Gesicht gehauen. Zum Glück hatte mich der Schlag unterhalb des Nasenbeins getroffen, sonst wäre die Nase gebrochen. Aber die Vorderzähne waren locker und die Lippe gespalten. Und dann, als ich wieder aufsteigen wollte, merkte ich, dass etwas mit meinem linken Arm nicht stimmte. Das Handgelenk schwoll schnell an; es war gebrochen. Die Indianer, die ich in Montana kannte, hätten sich als Erstes gefragt, welcher Geist wohl in das

2 Creatinphosphokinase.
3 Nicht der Mädchenname ist hier gemeint, sondern »enzyme-linked immunosorbent assay«.
4 Erythrozytensedimentationsrate oder Blutkörperchensenkungsgeschwindigkeit.
5 Wandernde Röte.
6 Jarisch-Herxheimer-Reaktion.
7 IgM und IgG sind Klassen von Immunglobulinen.
8 Polymerase-Kettenreaktion.

Pferd gefahren sei. Aber hier in Europa fragt man sich so etwas nicht. Arthur Hermes, der mir die Götter und Geister in der Natur nahegebracht hatte, hätte wahrscheinlich gesagt, dass dieser Schlag aus der »anderen Dimension« kam, dass es mit der »geistigen Führung« zu tun habe. Und zur Illustration hätte er die Geschichte hervorgekramt, wie er im Januar 1945 auf seinem verschneiten Berghof im Schwarzwald mit den Skiern über die Weide geflitzt war und sich bei einem unvermittelten Sturz das Bein gebrochen hatte. Es war ihm ein Rätsel, wie das hatte geschehen können, denn er war ein geübter Skiläufer und immer vorsichtig. Als er am selben Tag nach Hause kam, lag ein Einberufungsbefehl im Briefkasten. Es sollte eine Kavallerieeinheit zum Kampfeinsatz an der Ostfront aufgestellt werden, und sie brauchten Männer, die im Umgang mit Pferden erfahren sind. Hermes war damals schon 55 Jahre alt, aber die Lage war ernst. Als sein Beinbruch ausgeheilt war, war der Krieg vorüber. »Das war die geistige Führung! Sicher wäre ich nicht wieder lebendig nach Hause gekommen. Die Götter hatten etwas anderes mit mir vor.«

Für mich war es nun aus mit Holzhacken, Gartenumgraben, Ausmisten. Auch das Tippen auf der Computertastatur konnte ich vergessen. Ich konnte nicht einmal mehr eine Apfelsine schälen, die Schuhe anziehen, ein Marmeladenglas aufschrauben, die Jacke zuknöpfen. Absolut nichts, außer essen, schlafen und ... lesen. Nun hatte ich Zeit zum Lesen, viel Zeit. Also nahm ich den Ordner des Wissenschaftlers wieder hervor und vertiefte mich darin, bis das Gehirn dampfte. Dabei wurde mir allmählich bewusst, dass ich das vorliegende Buch ohne diese Vorstudien gar nicht hätte schreiben können. Die Literatur war aufschlussreich. Es wurde mir klar, wie viele Widersprüche und nicht fundierte Behauptungen hinter all den Ziffern und Zahlen der Forschungsberichte und den komplizierten Formulierungen verborgen waren. Hinter der Fassade gehobener Wissenschaftlichkeit steckte viel Ratlosigkeit, Verwirrung, aber auch Profilierungssucht. Die angeführten Statistiken widersprachen sich häufig. Wie hoch zum Beispiel ist der Grad der Verseuchung der Zecken mit Borrelien? Jeder Experte lieferte andere Zahlen. Wie schnell breiten sich die Spirochäten im Körper aus? Dauert es Wochen, wie einige Experten meinen, oder dauert es nur wenige Stunden? Ist es eine leichte Infektion, die sich mit einer dreiwöchigen Antibiotikabehandlung beheben lässt? Ist es gar eine Modekrankheit, die einfach zu häufig diagnostiziert wird? Oder handelt es sich um eine inzwischen weltweit verbreitete Epidemie, die immer weiter um sich greift und sich hinter ständig wechselnden Symptomen verbirgt? Die Erfolgsquote der schulmedizinischen Borreliosetherapie liege bei 90 Prozent, berichten einige Experten, andere sprechen von 25 bis 45 Prozent, und wieder andere geben an, es sei eine unheilbare Krankheit. Man stritt sich über den Wert der Bluttests (Serumdiagnostik), und immer wieder schien durch, dass diese Tests kaum sichere Aussagen ermöglichen. Sind es nur die Zecken, die diese Spirochäten übertragen, oder auch Bremen, Mücken, Milben und andere Gliederfüßler; oder wird die Infektion gar durch Speichel und andere Körperflüssigkeiten, durch Samen (Sperma) und Muttermilch übertragen? Oder gar über Blutkonserven im Krankenhaus? Man weiß es nicht. Wie viele Neuerkrankungen gibt es? Die offiziellen Schätzungen in den USA schwanken zwischen 18 000 und 1 800 000 im Jahr. Ist es eine neue Krankheit, oder hat es sie schon immer gegeben? Warum war die Borreliose damals, 1907, als der Straßburger Arzt Borrell die schraubenförmigen Bakterien entdeckte, kein Problem? Wie viele Borrelienstämme gibt es? Rufen sie alle die gleichen Symptome hervor? Und stimmt es, dass in Amerika vor allem *Borrelia burgdorferi* in Zecken und bei Patienten gefunden wird, in Europa aber auch andere Stämme vorhanden sind *(B. afzelii, B. garinii, B. lusitaniae, B. valaisiana)*? Wie kann das sein? Wissen die Bakterien noch nicht, dass sie per Flugzeug und Frachtschiff ohne Problem die Meere überqueren können? Unzählige Fragen und kaum eindeutige Antworten. Um so mehr ich las, um so faszinierender wurde die Lektüre.

Wahrscheinlich war es doch die »geistige Führung«, die mich außer Gefecht gesetzt hatte, damit ich ernsthaft an die Sache herangehen konnte. Die geistige Führung ist nicht immer so lieb und nett, wie meine Freunde aus der New-Age-Szene immer wieder beteuern. Sie kann auch ganz schön ruppig sein! Und manchmal spannt sie einen Bergtroll mit schwerem Knüppel ein oder schickt einen Kobold durch das Gehirn eines Pferdes.

Nebenbei bemerkt, der gebrochene Unterarm – Speiche und Elle – heilte schnell. Nachdem ich in der Meditation meinen Geist durch den Arm wandern ließ und dabei erkannte, dass die Knochen sauber gebrochen waren und kein Bänderriss vorlag, wusste ich, dass ich nicht zum Arzt zu gehen brauchte. Röntgen, Eingipsen und Schmerztabletten konnte ich mir ersparen. Dafür packte ich den Arm in Umschläge mit frisch geraspelten Beinwellwurzeln – das regt die Granulationsprozesse[9] und die Knochenkallusbildung an und wirkt zudem noch etwas schmerzlindernd – und trank viel Ackerschachtelhalmabkochung, dessen Kieselsäure ebenfalls die Knochenbildung unterstützt. Zusätzlich badete ich den Arm einmal am Tag in heißem Ackerschachtelhalmabsud, dem ich entzündungswidrigen Schafgarbentee beimischte. Die Schienen, die dazu dienten, das Gelenk stillzulegen, hatte mir meine Frau aus dünnen, biegsamen Weidenruten geschnitzt. Diese ließen sich zur Behandlung des Bruchs mit den Kräutern leicht entfernen. Das wäre mit einem Gipsverband nicht möglich gewesen, und dann hätte die Genesung viel länger gedauert. So kam es, dass ich schon nach gut drei Wochen wieder an der Tastatur sitzen und diese Zeilen schreiben konnte.

9 Bei der Heilung auftretende zellreiche, weiche Gewebsneubildung.

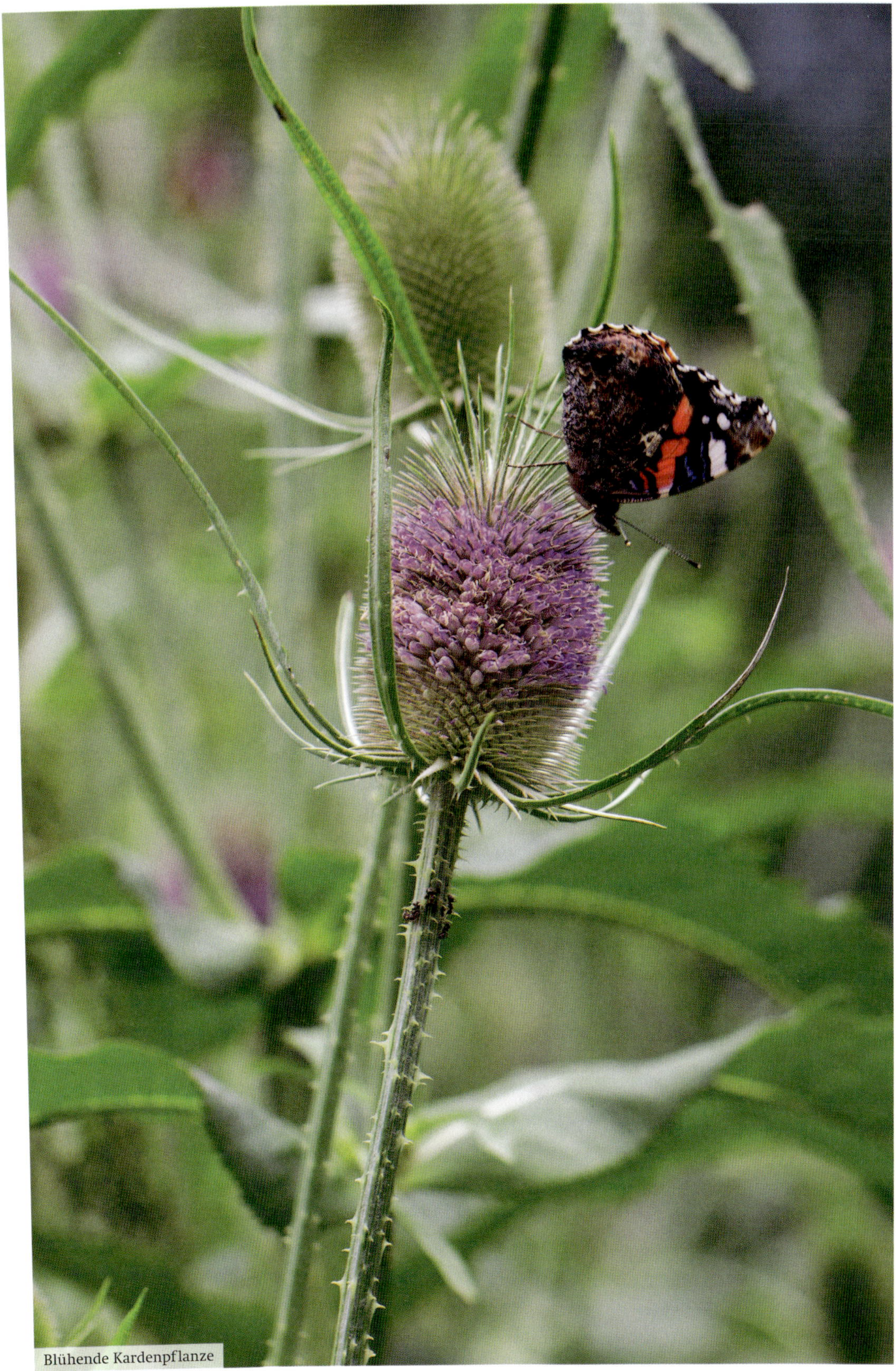

Blühende Kardenpflanze

Lass es nicht so weit kommen, bis du dich mit der Diagnose abgefunden hast, denn dann ist dein Schicksal besiegelt.

Clemens Kuby, »Unterwegs in die nächste Dimension«

Wir wissen, dass die Lyme-Borreliose Antibiotika widerstehen kann. Zu sagen, jemand sei geheilt, weil er eine bestimmte Menge Antibiotika erhalten habe, ist Unsinn.

Willi Burgdorfer, Entdecker der Borrelien-Spirochäte, 2001

Die Antibiotikatherapie kann Patienten mit Symptomen der chronischen Lyme-Borreliose oder mit Post-Lyme-Borreliose beträchtlichen Schaden zufügen.

Henry M. Feder et al. und Ad Hoc International Lyme Disease Group, in: New England Journal of Medicine 357 (14) 4. Oktober 2007

BEGEGNUNG MIT DEM DÄMON

In dem nächtlichen Schwitzhüttenritual, an dem ich vor nunmehr 25 Jahren teilnahm, herrschte kein besonders guter Geist. Zum Teil hatte es mit mir zu tun; ich war überarbeitet und hatte zuvor zu wenig schlafen können. Da irritierte es, splitternackt und eng zusammengedrängt mit schwitzenden langhaarigen Indianerfreaks, die man eigentlich nicht kannte, im dunklen »Bauch der Erdmutter« zu hocken. Die rot glühenden Steine in der Mitte des runden, mit Decken und Filzmatten behangenen Weidengestells strahlten eine erdrückende Hitze aus, aber am Rücken zog es empfindlich kalt durch die Ritzen. Die geführte Meditation, die feierliche Einberufung des göttlichen Adlers, des Bisons und anderer indianischer Krafttiere durch den Schwitzhüttenleiter, sprach mich nicht besonders an. Wir waren im Neckartal, irgendwo zwischen chemiegetränkten Weinbergen und kahlem Ackerland in der Nähe von Heidelberg; da sollte man sich doch auf die Krafttiere und Geistwesen der hiesigen, uns unmittelbar umgebenden Natur einstimmen und nicht in irgendwelche Abstraktionen abheben. Es ging doch darum, sich mit der Erde hier, den Pflanzen, Tieren und Geistern zu verbinden! Als dann der kosmische Schelm, der Kojote Shawnodese, der den Süden beherrscht und den warmen Regen bringt, aufgerufen wurde, wendete sich der Zeremonienmeister an mich: »Wolf, sicher kennst du ihn, den *trickster,* den göttlichen Schelm, aus deiner Zeit in den Rocky Mountains.«

Da meldete sich mein Ego zu Wort, plusterte sich auf, fand die bedeutungsschwere Stimme des erfahrenen Weisen und antwortete: »Ja, sicher, Shawnodese kenne ich gut!«

In der Morgendämmerung, als die Schwitzhütte vorüber war, rollte ich mich im taunassen Gras, um mich abzukühlen. Da biss sich eine Zecke unter meinem Bauch fest. Gemerkt habe ich das aber erst zwei Tage später. Das Spinnentier hatte mich in einer immunschwachen Situation angefallen. Vielleicht war es doch Shawnodese, der mich erwischt hatte und mir den Egotrip heimzahlte. Man soll die Götter nicht herausfordern und darf mit den heiligen Dingen nicht herumspielen – das hatten mir befreundete Cheyenne-Medizinmänner immer wieder gesagt.

Bald darauf formte sich, von der Bissstelle ausgehend, der rote, wandernde Ring, das sogenannte *Erythema migrans.* Auch sonst fühlte ich mich nicht wohl, war schlapp und reizbar, hatte Kopfschmerzen, schlief schlecht, sah nicht mehr scharf, und der Lymphknoten in der Leiste schwoll etwas an. Ein befreundeter Arzt, der renommierte Dr. med., Dr. rer. nat. Erwin Häringer, der sich sonst sehr für die Phytotherapie einsetzt, diagnostizierte Borreliose und redete mir eindringlich ins Gewissen: »Bei der Borreliose hört es mit den Kräutern auf, hier helfen nur Antibiotika, und zwar massive!« In drastischen Bildern malte er den Verlauf der durch Zeckenbiss übertragenen Ansteckung mit dem Bakterium *Borrelia burgdorferi* aus: Wenn man nicht sofort mit Antibiotika anrückt, würde es im zweiten Stadium der Infektion zu Lähmungen, Arthritis, wandernder Gelenkentzündung, Herzschäden und schließlich auch zu neurologischen Ausfällen oder Gehirnhautentzündung führen. Im dritten Stadium landet man im Rollstuhl, weil die Gelenke versagen, und zuletzt kann es zu Störungen der Bewegungskoordination (Ataxie), Hirnnervenausfall und sogar zu schweren Psychosen kommen. Das Bakterium sei eine der Syphilis verwandte Spirochäte. Und wie diese schreckliche Geschlechtskrankheit ist die Infektion rezidiv, das heißt, die Krankheit verläuft in Schüben, die Symptome setzen zeitweilig aus, sodass der Patient glaubt, er sei auf dem Weg der Heilung, und kehren dann umso heftiger zurück.

Was für eine Diagnose! Sonst kuriere ich meine Leiden vor allem mit Kräutertees, Kräuterpackungen, Wärmeflaschen, heißen Steinen, die ich auflege, und viel Schlaf. Was aber sollte ich in diesem Fall tun? Ich hatte schließlich eine Familie zu versorgen. Vor Jahren kam es bei mir infolge einer Behandlung mit Antibiotika zu einer Superinfektion, an der ich jahrelang schwer zu leiden hatte. Auch sonst war ich mir bewusst, dass Antibiotika nur mit größter Vorsicht zu genießen sind, da sie einen massiven Eingriff in das körpereigene Immunsystem darstellen: Sie zerstören die symbiotische Darmflora, die ein wesentlicher Bestandteil der körpereigenen Abwehr ist; sie erzeugen ein pilzfreundliches Klima im Körper und begünstigen so *Candida albicans* und andere Pilzinfektionen; sie können allergische Reaktionen bis hin zum seltenen lebensbedrohlichen anaphylaktischen Schock auslösen. Das natürliche innere »Ökosystem«, das den Organismus normalerweise gegen Infektionen schützt, wird dabei gestört.

Ich war innerlich hin- und hergerissen und machte mir Vorwürfe. War ich etwa paranoid, dass ich die Antibiotikakur nicht machen wollte? War es wirklich so, dass in diesem Fall kein Kraut der Krankheit gewachsen war? Ich hatte das Gefühl, dass die Zeit drängte. Jeden Tag – so stellte ich mir vor – breiteten sich die Spirochäten weiter aus und würden Gelenke, Gehirn und andere vitale Organe befallen. Ich las alles, was ich zum Thema finden konnte. Dabei stieß ich im ärztlichen Handbuch für Diagnose und Therapie »Consilium Cedip Practicum« (1995) auf eine Statistik, die besagte, dass 23,8 Prozent der getesteten Waldarbeiter in Deutschland Antikörper gegen die Borreliose aufweisen, ohne überhaupt zu wissen, dass sie jemals infiziert wurden. Eine Studie der

American Medical Association (AMA, 1995) stellte fest, dass nur die Hälfte der Patienten mit der Diagnose Borreliose tatsächlich unter Krankheitserscheinungen litt. Das ließ mich Hoffnung schöpfen. Wenn das Immunsystem tatsächlich die Fähigkeit hat, Antikörper gegen diese Spirochäten zu produzieren, dann wäre doch das Naheliegende, das Immunsystem mit allen Mitteln zu unterstützen. Da Antibiotika immunsuppressiv wirken können, also die körpereigene Abwehr dämpfen, schienen sie – so meine Schlussfolgerung – nicht unbedingt das geeignete therapeutische Mittel zu sein.

Das Ende des Antibiotikazeitalters

Antibiotika, wie auch Kortison und Steroide, sind – dessen bin ich mir voll bewusst – heilige Kühe der modernen Medizin. Daran darf nicht gerüttelt werden. Auch Kritiker leiten ihre Überlegungen immer mit dem Eingeständnis ein, dass diese schärfsten Waffen der anerkannten Medizin Millionen von Leben gerettet hätten und dass sie im Notfall unverzichtbar sind. Das mag schon sein. Wurde nicht auch das Leben meines Vaters, der während der Kriegsgefangenschaft in Ägypten fast an der Ruhr gestorben wäre, durch Penicillin gerettet?

Inzwischen aber ist die Frage berechtigt, ob nicht die Kosten des Antibiotikaeinsatzes höher sind als ihr Nutzen. Dabei fing alles so hoffnungsvoll an. 1928 bemerkte der Bakteriologe Alexander Fleming, dass eine Schimmelpilzspore der Gattung *Penicillium*, die zufällig in eine Petrischale mit einer Staphylokokkenkultur gefallen war, das Wachstum dieser Bakterien hemmte. Das war die zündende Idee: Mit Pilzgiften kann man krankheitsverursachende Bakterien abtöten! Kurz darauf, 1935, entdeckte der Pathologe Gerhard Domagk die antibakterielle Wirkung von Sulfonamiden, die gegen grampositive und gramnegative Bakterien sowie gegen Chlamydien und Protozoen wirksam waren.

Gegen Ende des Zweiten Weltkriegs erlangten die Antibiotika ihre volle Bedeutung. Die Seuchen, die seit je den Soldaten zusetzten – Wundinfektionen, Geschlechtskrankheiten –, schienen für immer aus der Welt geschafft. Eine euphorische Stimmung machte sich breit. Man hatte die Nazis besiegt, und nun würde man auch die Bakterien endgültig besiegen. Wissenschaftliche Koryphäen kündeten gar das Ende aller Krankheiten für die Menschheit an. Der amerikanische Generalstabsarzt William Steward verkündete Ende der sechziger Jahre vor dem US-Kongress: »Das Kapitel der Infektionskrankheiten ist ein für allemal abgeschlossen. Pocken und Polio sind eliminiert; Malaria und Tuberkulose sind auf dem Weg dahin« (Buhner 2002: 117). Ich kann mich gut erinnern, wie der Lehrer in der Primarschule in Ohio uns Kindern erzählte, dass es bei der Jahrtausendwende im Jahr 2000 dank des Penicillins keine Krankheiten mehr und dank der Kernkraft keinen Energiemangel mehr geben würde.

Niemand stellte das Dogma in Frage, dass Bakterien die Verursacher von Krankheiten und Seuchen sind. Das offizielle Denkmodell der damaligen Zeit war rein sozialdarwinistisch: In der Natur herrscht auf allen Ebenen erbitterter Überlebens- und Konkurrenzkampf: Mensch gegen Bakterien, Schädlinge gegen Pflanzen, Parasiten gegen Nutztiere. Dieser Kampf war ein manichäistischer[10], ein Kampf von Gut gegen Böse. Bakterien waren eindeutig auf der Seite des Bösen, wie etwa Giftschlangen, Wölfe oder die Feinde der Demokratie und des Fortschritts. In der zunehmend säkularisierten westlichen Welt nahmen diese für menschliche Augen unsichtbaren Kleinstlebewesen die Stelle des Teufels und seiner Dämonenschar ein. Und wer zu den Guten gehört, der schließt mit dem Teufel keinen Kompromiss!

Dieses Denken setzte sich auch bei der Schädlingsbekämpfung in der Landwirtschaft durch: DDT, Malathion, Lindan und andere Chemiegifte sollen die Nutzpflanzen schützen, andere Gifte, die Herbizide, sollen die Unkräuter vernichten. Auch in der Politik fand das Denkmuster seinen Platz: Im Ersten Weltkrieg wurde von beiden Seiten Giftgas gegen »menschliche Schädlinge« eingesetzt; im Zweiten Weltkrieg waren es Flächenbombardierung, Vernichtungslager und die Atombombe, die dazu dienten, das Böse auszurotten. Im Kalten Krieg wurden ABC-Waffen entwickelt, um den Bazillus des Bolschewismus oder, je nach Gesichtspunkt, den Bazillus des Kapitalismus auszuschalten. Heute sind es die unberechenbaren Terroristen, die ähnlich wie die Bakterien und Viren im Körper heimtückisch, hinterhältig und getarnt in der globalen Welt einen unfairen, asymmetrischen Krieg führen.

Diesem Denkmuster entsprechend bedient sich der antibiotische Krieg gegen die Mikroorganismen fast ausschließlich einer militärischen Sprache: Es wird auf Symptome eingeschossen; es gibt Invasionen der Keime; der Körper ist ein Schlachtfeld; Killerzellen attackieren Fremdzellen, Fresszellen erledigen die Aufräumarbeiten nach erfolgter Abwehr, und die Ärzte stehen an vorderster Front. Es gibt Gegenangriffe und Siegeszüge; Erreger werden bestrahlt, bombardiert, vernichtet; Abwehrsysteme werden gestärkt, und mit genügend (finanzieller) Unterstützung wird es eines Tages gelingen, die Infektionskrankheiten auszurotten.

Der angebliche Feind, die Mikroorganismen, sind die größte Gruppe von Lebewesen auf Erden. Und die älteste! Seit 3,5 Milliarden Jahren leben sie schon auf diesem Planeten. Sie sind außerordentlich anpassungsfähig und vielseitig und keineswegs so primitiv, wie wir glauben. Sie erhalten die Bodenfruchtbarkeit, und ohne sie gäbe es kein Leben auf Erden. Sie sind die Vorfahren aller

10 Der Manichäismus, benannt nach dem Religionsstifter Mani (216–277 u. Z.), vertritt einen radikalen Dualismus von Gut gegen Böse, Licht gegen Dunkel. Die Lehre beeinflusste das Denken des heiligen Augustinus und wirkt im Islam, im Calvinismus und einigen philosophischen Strömungen fort. Siehe Storl, 2012: 173ff.

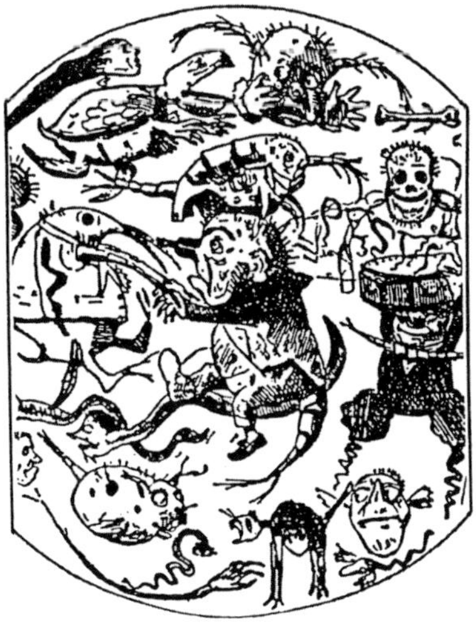

Bakterien als kleine Teufelchen. Viktorianische Darstellung, London, 1858.

mehrzelligen Organismen. Sie sind auch unsere Vorfahren. Wahrscheinlich waren die Chloroplasten, die kleinen grünen Körper in den Pflanzenzellen, welche die Lichtenergie der Sonne aufzunehmen vermögen, einst ebenfalls freilebende Mikroorganismen. Auch die Mitochondrien, die in tierischen und pflanzlichen Zellen für die Sauerstoffatmung verantwortlich sind, und die Plasmiden, die einen Teil der Erbinformation weitergeben, waren ursprünglich Bakterien, die irgendwann in Zellen integriert wurden (Dixon 1998: 27).

Überall auf dem Planeten verdauen Bakterien und andere Kleinlebewesen die sich immer wieder ansammelnde Biomasse – um die 400 Milliarden Tonnen jährlich – und setzen die daraus entstehende Energie erneut frei. Ohne die Zellulose abbauenden Bakterien in ihren Mägen könnten Büffel, Schafe und Rinder Laub und Gras nicht verdauen. Mikroben befallen alles, was im Absterben begriffen ist und Lebenskraft verströmt: Herbstlaub, Kot, Kadaver, krankes Gewebe. Das ist ihre wichtigste Aufgabe im ganzheitlichen Gefüge der Natur: Sie bewerkstelligen den notwendigen Abbauprozess (Storl 2022: 185ff.). Diesen Prozessen entgeht auch der Mensch nicht; auch wir sind Teil des natürlichen Kreislaufs von Leben und Tod, Aufbau und Abbau. Nimmt unsere Lebenskraft durch ungünstige Lebensumstände (Alter, Fehlernährung, Umweltgifte, Bestrahlung, Medikamentennebenwirkungen, Stress oder – auch das hat eine immunsuppressive Wirkung – Verlust der Daseinsfreude und des Lebenssinns) ab, dann wird der Boden bereitet für die abbauenden Bakterien, die uns dabei helfen, uns unserer Inkarnation zu entledigen.

Billionen Bakterien – mehr als es je Menschen auf Erden gab oder geben wird – besiedeln unseren Körper. Pro Körperzelle sind das zehn Mikroorganismen (Blech 2000: 23). Da sie sich meistens als friedliche und hilfreiche Mitbewohner erweisen, sind wir uns dessen kaum bewusst. Bis zu einem Kilo

Körpergewicht geht auf ihr Konto. Freudig besiedeln sie Haut, Mund, Rachen, Verdauungstrakt und Scheide, wo sie einen Film bilden, der das Eindringen krankmachender Keime verhindert.

Im 19. Jahrhundert erkannte man im Zuge der Weiterentwicklung der Mikroskopie und später unter dem Einfluss der Mikrobenjäger, dass sich die meisten Bakterien im Darm befinden. »Der Tod sitzt im Darm!«, lautete nun das geflügelte Wort; Ärzte diagnostizierten bei ihren Patienten »intestinale Toxifikation«, »Darmsanierung« war angesagt. Inzwischen wissen wir, dass wir ohne die zig Milliarden hungriger »Tafelgäste«, ohne die rund 500 Bakterienarten, die den Darm besiedeln, gar nicht leben könnten. Die Darmschleimhaut, mit ihren über 200 Quadratmetern Kontaktfläche, ist unser größtes Immunorgan. Hier, in den Darmschleimhäuten, begegnet unser Organismus vielen verschiedenen Bakterien, die von Immunzellen, den B-Lymphozyten[11] und T-Lymphozyten[12], aufgenommen, erkannt, wieder ausgeschieden und in Erinnerung behalten werden. Auf diese Weise trainieren und stimulieren unsere winzigen Gäste unser Immunsystem. Es kommt so zur Bildung natürlicher Antikörper, die in die Lymph- und Blutbahnen abgegeben werden und den Körper schützen (Blech 2000: 37). Die Darmflora hilft uns auch beim Verdauen unserer Nahrung und liefert wichtige Substanzen an unseren Organismus: Vitamin K, das uns bei der Blutgerinnung hilft, die Vitamine B2 (Riboflavin), B6 (Pyridoxin) und B12 (Cobalamin), Biotin, Folsäure, Pantothensäure und andere. Inzwischen wissen wir auch, dass ein »gutes Darmmilieu«, gefördert durch milchsäurebildende Lactobazillen und Bifida, gegen krankmachende Mikroorganismen und wuchernde abartige Zellen schützt. Auch die weibliche Scheide enthält eine vielfältige Flora. Wenn ein Kind auf natürliche Weise geboren wird, nimmt es beim Durchgang durch die Lebenspforte die mütterlichen Bakterien auf, die sich rasch vermehren. Bei Kaiserschnittgeburten besteht das Risiko, dass krankheitserzeugende Bakterien den Darm des Kindes besiedeln (Cannon 1994: 169). Die Darmflora des Säuglings wird durch Immunglobuline (IgA) in der Muttermilch und die Mikroorganismen, die die Brustwarzen besiedeln, aufgenommen. Dadurch entwickelt sich das Immunsystem des Säuglings.

Bakterien sind seit vielen Hunderten von Millionen Jahren unsere Weggefährten. Während der langen Zeit haben sich Symbiosen eingespielt, die für beide Partner lebenswichtig sind. Die meisten Bakterien, die unseren Körper

11 B-Lymphozyten (Bursa-abhängige L.) bilden hochspezifische Antikörper (Immunglobulin) gegen unbekannte Eindringlinge (Bakterien, Pilze, Viren) und speichern die Informationen (»Gedächtniszellen«).

12 T-Lymphozyten (Thymus-abhängige L.) zerstören als »Killer-Lymphozyten« körperfremde Zellen; sie können aber auch Immunreaktionen unterdrücken, wenn die Abwehr erfolgreich ist (»Unterdrückerzellen«), oder sie speichern als »Gedächtniszellen« die Merkmale der Eindringlinge.

besiedeln, sind keine Krankheitserreger, sondern, wie Jörg Blech sagt, vor allem »Gesundheitserreger«.

Die gesunde Darmflora wird gestört oder geschädigt durch folgende Faktoren: Schwermetalle, Umweltgifte, Chemotherapie, Kortison, Impfungen, Fehlernährung (zu viel Zucker und Eiweiß, Junkfood), seelische Faktoren (Stress, Depressionen, unterdrückte Wut) sowie Antibiotika.

Antibiotika sind, wie ihr Name besagt, gegen *(anti)* das Leben *(bios)* gerichtet. Ihre Anwendung ist eine Kriegserklärung an die Welt der Mikroorganismen; sie sind erfunden worden, um diese zu zerstören. Aber da wir mit unseren Ko-Evoluten ein und dasselbe Lebensfeld teilen, schaden wir uns mit dem Angriff nur selbst. Die Schäden, die wir erleiden, sind unter anderem folgende:

- **Wiederholte Antibiotikabehandlungen stören die hochkomplexe innere Ökologie** des Organismus, lassen Krankheitsprozesse entstehen, die mit multipler Sklerose, Diabetes oder Krebs enden können (McTaggart 2000: 217).
- **Allergische Reaktionen**, von Hautausschlägen bis zum tödlichen **anaphylaktischen Schock**, sind möglich.
- Das Ökosystem der **Darmflora wird gestört**, besonders wenn Breitbandspektrum-Antibiotika eingesetzt werden. Sie dezimieren die Bakterien, die normalerweise im gesunden Darm vorherrschen und begünstigen gefährlichere Mikroorganismen, die ebenfalls im Darm leben, aber sonst in Schach gehalten werden. Der sogenannte Reizkolon, Colitis und andere Darmerkrankungen sind häufig das Resultat.
- Es können **Superinfektionen** entstehen. Das bedeutet, dass die meisten symbiotischen Einzeller zu Grunde gehen und das Feld dann frei ist für eine besonders aggressive Art. Viele schwer zu behandelnde Harnwegsinfektionen haben darin ihre Ursache.
- Seit der Einführung von Antibiotika (und der Massenimpfung) in den 1950er Jahren kam es zu einer dramatisch steigenden Zunahme von **Autoimmunkrankheiten und Allergien.** Der Verdacht liegt nahe, dass es da Zusammenhänge gibt.
- Viele Antibiotika, wie die Penicilline, basieren auf Giften, welche die Pilzorganismen absondern, um sich gegen Bakterien zu wehren. Antibiotika erzeugen ein pilzfreundliches Klima im Körper, was wiederum die Verpilzung, etwa mit *Candida albicans,* begünstigt.
- Wer Antibiotika nimmt, wird anfälliger für Infektionen, weil diese Medikamente im Darm einen Freiraum schaffen, den von außen eingedrungene Erreger besiedeln können (Cannon 1994: 156). Auch gegen Viren ist man dann weniger geschützt.

Die vermeintliche Wunderwaffe wurde von Anfang an zu oft und zu häufig eingesetzt. Kaum war man in seiner Praxis, setzte unser Dorfarzt die Penicillinspritze an. Moderne Medizin gegen jedes Leiden! Schnupfen, Muskelzerrung, Kopfschmerzen, Bauchweh, Entzündungen – gegen alles war sie gut. So war es nicht nur bei uns in Spencer, Ohio, sondern praktisch überall wurde in den fünfziger und sechziger Jahren das Wundermittel hemmungslos verschrieben. Gegen Pilz- und Viruserkrankungen wurde es verabreicht, und auch da, wo die Infektion von selbst wieder verschwunden wäre oder wo einfache Hausmittel wie Kräutertee und Bettruhe womöglich besser gewesen wären. Man schätzt, dass 40 bis 70 Prozent der Verschreibungen unnötig waren.

Inzwischen werden weltweit 50 Millionen Tonnen Antibiotika produziert, die meisten davon synthetisch (Cannon 1994: 15). Der Großteil davon wandert in die Massentierhaltung. Rinder und Schweine bekommen dreißigmal so viel Antibiotika als Menschen. Sie sollen verhindern, dass die gequälten Tiere sterben, bevor sie schlachtreif sind. Zugleich nehmen die Tiere dank der Antibiotikagaben schneller an Gewicht zu. Tetracyclin gilt als wirksamer Wachstumsbeschleuniger. Da im Netz des Lebens aber alles zusammenhängt, bleibt der Mensch nicht ungeschoren: Allein in den USA sind 6,5 Millionen Lebensmittelvergiftungen auf resistente Salmonellen zurückzuführen.

Profitabel ist der Antibiotikaeinsatz nur für die Industrie. Aus kleinen Medikamentenherstellern wurden so multinationale Giganten. In der westlichen Welt wird für Medikamente und Medizin ebenso viel ausgegeben wie für Rüstung. Es geht um Hunderte von Milliarden Dollar. Beides, Krieg und Krankheit, sind angstbesetzte Themen, und mit Angst lässt sich manipulieren und herrschen. Heutzutage geben die US-Amerikaner mehr Geld für Medikamente aus als für Wohnungen und Lebensmittel zusammen. Aber gesünder geworden sind sie dadurch nicht.

Dass die Mikroorganismen sich wehren könnten oder dass sie neue resistente Formen hervorbringen könnten, glaubte zuerst niemand. Wissenschaftler sahen keine Gefahr, denn nach der darwinistischen Evolutionslehre finden Veränderungen im Erbgut äußerst selten statt. Man errechnete eine Frequenz von Zufallsmutationen von ungefähr eins zu einer Milliarde pro Generation. Bakterien haben einen sehr schnellen Generationswechsel: Eine Bakterie bringt pro Tag ungefähr 17 000 Töchter hervor, diese haben dann wiederum jeweils 17 000 Töchter und so weiter. (Borrelien vermehren sich viel langsamer.) Aber auch in dem rapiden Generationswechsel sah man keine Gefahr, denn die meisten dieser genetischen Mutationen sind Missbildungen, sie bringen keine Überlebensvorteile, sondern enden mit dem Tod des Mutanten (Buhner 2002: 119).

Die Wirklichkeit sah jedoch anders aus. Es stellte sich heraus, dass die Anpassung dieser Kleinstlebewesen an wechselnde Umweltbedingungen äußerst schnell vor sich geht. Antibiotika bedeuten für sie extremen Umweltstress und Selektionsdruck. Schon im ersten Jahr (1945) nach der kommerziellen Anwendung des Penicillins waren 14 Prozent der *Staphylococcus-aureus*-Bakterien resistent. Rund fünfzig Jahre danach gab es die ersten Staphylokokken, die gegen jedes vorhandene Antibiotikum resistent waren. Inzwischen werden allein in den USA pro Jahr drei Millionen Patienten mit Infektionen in Krankenhäuser eingeliefert, die nicht mehr mit Antibiotika in den Griff zu bekommen sind. Zwei Millionen Amerikaner stecken sich mit schwer zu behandelnden Krankenhausinfektionen an, und trotz der 14000 amtlich registrierten keimtötenden Mittel sterben an solchen Infektionen jährlich 100000 bis 150000 Menschen (Garrett 2001: 264). In der Bundesrepublik Deutschland stecken sich jedes Jahr zwischen 450 000 und 900000 mit Krankenhauskeimen an (Blech 2000: 186).

Infektionskrankheiten sind wieder auf dem Vormarsch. Einer von sieben Tuberkulosefällen spricht nicht mehr auf Antibiotika an. Eine neue Pneumococcus-Rasse aus Südafrika, die neben Lungenentzündung auch Wundinfektion, Ohrenentzündung und Meningitis hervorruft, ist gegen Antibiotika gefeit. Die WHO spricht von acht Millionen neuen TB-Fällen; drei Millionen sterben weltweit an der vermeintlich besiegten Seuche. Tripper, Syphilis, Hirnhautentzündung, Lungenentzündung und andere Plagen nehmen wieder zu.

Wir haben den Krieg gegen die Mikroben verloren. Der erbitterte Kampf, den die Ärzte gegen die Keime führen, gefährdet die uns schützenden harmlosen Bakterien und macht uns anfälliger für Krankheiten (Cannon 1994: 125). Die neuen Keime sind gefährlicher als jene aus der Vor-Antibiotika-Zeit: Wir haben uns **Supererreger** herangezüchtet. Ehemals harmlose Mitbewohner unseres Körpers werden plötzlich zu virulenten Killerkeimen wie *Escherichia coli,* der zur normalen Darmflora gehört und kein Problem darstellt, nun aber zu *E. coli O157: H7* mutiert ist. Auch die *Candida*-Pilze sind eigentlich harmlos, und sie werden erst problematisch, wenn die Abwehrkräfte geschwächt sind und das innerkörperliche ökologische Gleichgewicht gestört ist.

Die Brutstätten für Killerkeime befinden sich überall dort, wo Antibiotika auf unnatürlich eng zusammengedrängtes Tier- oder Menschenleben treffen: Hühnerställe, Mastställe, Fischfarmen, Altenheime, Kinderkrippen, Gefängnisse, Slums, Tierheime. Hier ist die Mutationsrate besonders hoch. In den USA spritzt man Milchkühen das genmanipulierte Wachstumshormon BGH (Bovine Growth Hormone), das die Milchproduktion extrem steigert, zugleich aber zu viel häufigeren Euterentzündungen und dies wiederum zu höherem Antibiotikaeinsatz und in der Folge mehr mutierten Bakterienstämmen führt. Die Abfälle und Abwässer aus solchen Brutstätten gelangen in den Boden und in Gewässer, und da die meisten Antibiotika sich langsam oder kaum abbauen, töten sie auch dort wertvolle Kleinlebewesen oder erzwingen deren Mutation.

Die Gruppenseelen der Bakterien

Das sind wahre Hiobsbotschaften. Wie ist es so weit gekommen? Wie bringen die Mikroben dies fertig? Langsam wird erkannt, dass diese Kleinlebewesen zwar hirnlos sind und kein Nervensystem besitzen, sich aber dennoch als kluge Überlebenskünstler erweisen, dass sie wahrnehmen, was geschieht, dass sie höchst intelligent auf Antibiotika reagieren und dass sie anderen Mikroorganismen ihre »Erkenntnisse« weitervermitteln können. Ein in »Newsweek« zitierter Mikrobiologe verstieg sich sogar zur unwissenschaftlichen Feststellung, diese »germs [seien] clever little devils« (»schlaue kleine Teufelchen«).

Wie schaffen es die Bakterien, gegen Antibiotika immun zu werden? Wenn ihre Umwelt durch Gifte verseucht wird, warten sie nicht auf zufällige Mutationen, sondern stellen sich mit gezielten, auf die Umstände abgestimmten Mutationen darauf ein (Sheldrake 1993: 166). Lamarck[13] lässt grüßen! Amerikanische Wissenschaftler waren verblüfft, als sie feststellten, dass die Bakterien oft schon mutieren, bevor sie mit einem neuen Antibiotikum in Berührung kommen, als hätten sie es in einer Art Vorahnung antizipiert (Buhner 2002: 123). Sheldrake erklärt diese verblüffende Tatsache dadurch, dass die Mikroben Teil von morphogenetischen Feldern sind, und diese Felder existieren über Raum und Zeit hinaus.

In der Gegenwart von Antibiotika wird der Austausch von Informationen unter Mikroben um das Hundertfache beschleunigt. Resistente Bakterien tauschen Genmaterial (Nukleinsäureringe, Plasmiden) nicht nur durch Kopulation mit ihren Artgenossen aus, sie geben die Information auch an andere Bakterienarten weiter. Springende oder vagabundierende Gene (Transposons) werden in die Umwelt abgesondert und von anderen Bakterien aufgelesen. So etwas ist bei höheren Organismen nicht möglich, es sei denn, es wird durch aufwendige Genmanipulation erzwungen. Vancomycin[14]-resistente Enterokokken haben ihre Immunität auf diese Weise an Streptokokken und Staphylokokken weitergereicht (Garrett 2001: 266). Auch Viren, die ihrerseits Bakterien befallen, übertragen Informationen bezüglich Immunität auf ihre bakteriellen Wirte. Einige Bakterien haben gelernt, ihre äußere Struktur so zu ändern, dass sie weniger angreifbar sind, andere haben gelernt, die Gifte schneller aus ihrem System hinauszupumpen, die Antibiotika chemisch zu neutralisieren oder sie gar als Nahrung zu verwerten.

13 Jean-Baptiste de Lamarck, Naturforscher, stellte die These auf, dass die Arten veränderlich sind, weil sie auf unmittelbare Umweltreize reagieren, und dass sich diese Reaktionen im Erbgut niederschlagen. Diese als überholt geltende evolutionäre These wurde durch Darwins Theorie der natürlichen Auswahl ersetzt.

14 Vancomycin, ein Bakterizid, das in die Zellwand grampositiver Bakterien eindringt, galt lange als letzte Hoffnung bei lebensbedrohlichen Infektionskrankheiten.

Indem wir diesen Einzellern eine Intelligenz zuschreiben, befinden wir uns in gefährlicher Nähe zu alten, längst überholten, mystischen Vorstellungen, etwa zu den Gedanken des Paracelsus, der Krankheiten als geistige »Entitäten« (lateinisch *ens, entis* = »das Seiende«) sah, als Wesenhaftes, das von den Sternen, von der Natur, vom Geist oder gar von Gott ausgeht und das man weder töten noch ausrotten kann. Was wir als Bakterien ansehen, wäre demnach Ausdruck dieser geistigen Kräfte oder Entitäten innerhalb eines physikalischen Wirkfeldes.

Die sogenannten Krankheitskeime wie auch das Krankheitsgeschehen haben immer auch einen geistig-seelischen Hintergrund. Die Bakterienstämme sind – im Sinne von Rudolf Steiner – hochintelligente Wesenheiten, »Gruppen-Ichs« oder Gruppenseelen. Nur sind bei ihnen nicht wie etwa beim menschlichen Individuum die Zellen zu festgefügten Organen gebündelt und als solider Körper organisiert, sondern ihre unzähligen Zellen leben amorph, frei und ungebunden. Ihre Körperlichkeit breitet sich sozusagen über ganze Landstriche, über Kontinente oder gar über die ganze Erde aus. Und dennoch werden sie von einer unsichtbaren, arttypischen Intelligenz, etwa einem »*Staphylococcus-aureus*-Ich« oder einem »*Borreliose-burgdorferi*-Ich«, geführt. Wie eine Wolke oder eher wie ein Dunst (Miasma) breiten sie ihren formlos fließenden »Körper« aus und verrichten ihr Vernichtungswerk ausschließlich dort, wo sie das richtige Terrain, den ihnen zusagenden Nährboden, finden. Wenn Bazillen massenhaft in einem Organ oder Körperteil des Menschen auftreten, ist es nur natürlich, dass sie allerlei Entzündungen hervorrufen, so wie jeder eingedrungene Fremdkörper Reaktionen hervorruft (Steiner 1961: 329). Aber diese Entzündungen sind nicht die Krankheit an sich, sondern nur »der Rauch, der vom Feuer ausgeht« (Paracelsus 1942: 78), nur der Anzeiger, dass etwas mit dem Terrain nicht in Ordnung ist. Im christlichen Sinne könnten diese intelligenten, ja weisen Gruppen-Ichs der Bakterien als Racheengel Gottes oder als Dämonen beziehungsweise gefallene Engel gedeutet werden, die ausgesendet werden, wenn der Mensch nicht im Einklang mit dem Kosmos lebt.

Diese Engel, Dämonen oder Krankheitsgeister können von dafür begabten Menschen in Zuständen außergewöhnlichen Bewusstseins – im Traum, während einer Entrückung, in der entheogenen Bewusstseinserweiterung oder in schamanischer Trance – wahrgenommen werden. Auf seiner Wanderung durch Böhmen nach Wien nahm Richard Wagner eines Nachts in einer Herberge den Geist der Cholera wahr und unterhielt sich mit ihm. Am nächsten Morgen erfuhr er, dass in der vorangegangenen Nacht ein anderer Gast im selben Bett an der Cholera gestorben war. Er selbst wurde nicht angesteckt. Aus den Berichten der Schamanen hören wir immer wieder, dass ein bewusstes Erkennen und ein angstfreier Umgang mit solchen übersinnlichen Wesen oft Leid erspart.

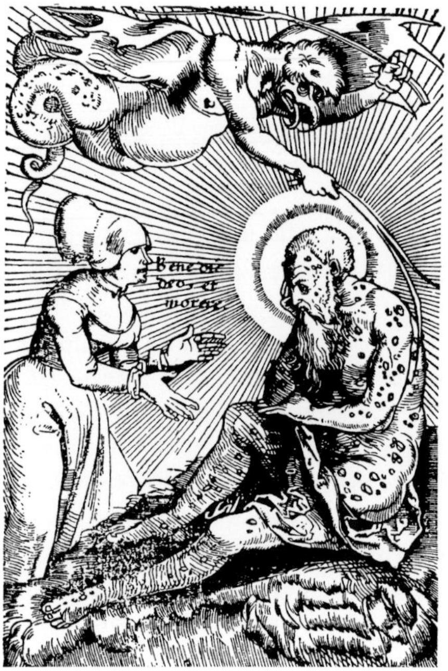

»Krankheit als Gottesgeisel«.
Holzschnitt aus dem Feldtbuch der Wundtarzney von G. v. Gerdoff, 1530.

Die oft schreckenerregenden Erscheinungsformen dieser astral-ätherischen Wesenheiten sind nicht Resultat willkürlicher, subjektiver Fantasien, sondern es handelt sich um wirkliche transzendente Wahrnehmungen. Mit den fünf Sinnen und den technischen Instrumenten, die diese Sinne erweitern und verstärken, nimmt man die materiellen Dinge der äußeren, empirischen Welt wahr. Mit den inneren Sinnen jedoch – in luziden Träumen, in Visionen, auf schamanischen Reisen – nimmt man die »Innenseite der Dinge« wahr, die nichtmaterielle »Astralwelt«, die Seelenwelt, in der sich auch die Gruppenseelen, die Archetypen der Pflanzen, der Tiere und der Mikroben befinden. Weltweit, bei allen traditionellen Völkern kennt man diese Wesen, die die Innenseite der Erscheinungen bevölkern. Märchen und Sagen berichten von ihnen, geschnitzte Masken – Falschgesichter der Irokesen, tibetische Dämonenmasken, afrikanische Voodoo-Masken, alpenländliche Perchten usw. – stellen sie bildlich dar. Und da Krankheiten Entitäten sind, kann der traditionelle schamanische Heiler mit ihnen verkehren, kann mit ihnen reden – wie Richard Wagner es tat –, kann mit ihnen verhandeln und den Kranken von ihrem Griff befreien. Ihnen, nicht den menschlichen Zuschauern – den Ethnografen, den Bilder knipsenden Touristen oder den neugierigen Journalisten –, gelten die Beschwörungen, Räucherungen, Rituale oder Gebete. Das macht eigentlich das schamanische Heilen aus: die Auseinandersetzung mit dem »Geist« der Krankheit. Die Symptome werden zwar genau wahrgenommen, aber sie sind zweitrangig.

»Das Problem mit dieser Sache ist«, wie es vor vielen Jahren mein Anthropologie-Professor an der Ohio State University, John Denton, formulierte, »dass all das elitäre Fähigkeiten voraussetzt, hellseherische Begabungen, die nicht jeder hat. Es ist wissenschaftlich nicht überprüfbar. Und das ist im Grunde genommen undemokratisch. Wenn eine Aussage nicht überprüfbar oder, wie es der Philosoph Karl Popper formulierte, nicht falsifizierbar ist, wie kann man dann echte Seher von Scharlatanen unterscheiden?« Professor Denton hat natürlich Recht. Und dennoch gibt es Menschen, die Dinge sehen, die anderen vorenthalten bleiben, es sei denn, ein heilsamer Schock, eine initiatorische Krankheit, wie etwa die Borreliose, ergreift und erschüttert sie, reißt sie aus dem alltäglichen Stumpfsinn heraus, schärft ihre Sinne und macht sie sensibler.

Genau das soll eine der bleibenden Wirkungen einer Borreliose sein. Die Krankheit hinterlässt, auch wenn sie ausgeheilt ist, beim Betroffenen eine erhöhte Empfindlichkeit. Er wird zu einer *Highly Sensitive Person (HSP),* zu einem »hoch empfindsamen Menschen« (Aron 1999). Zu diesem Aspekt des »Post-Lyme Syndroms« gehört eine erhöhte Intuition und ein feines Gespür für die Umwelt. Diese Menschen vertragen keinen Elektrosmog, wie er von schnurlosen Telefonen, Handys oder Mikrowellen ausgeht, auch keine niedrig frequente Strahlung von Fernseher, Computer oder Steckdosen. Schwermetalle und geopathische Belastungen machen ihnen zu schaffen. Dafür schätzen sie Ruhe, Meditation und den Aufenthalt in natürlicher Umgebung.

Wer weiß, vielleicht ist es die Aufgabe der Borrelien-Entität, die heutigen Menschen wieder etwas feinfühliger und empfindsamer zu machen?

Die Natur hat immer Recht,
Und die Fehler und Irrtümer sind immer die der Menschen.

Johann Wolfgang von Goethe

Und selbst jedes Käferlein,
jedes schmutzige Käferlein,
fest lass mich sie alle halten,
keines meinem Griff entfallen.
Mögen meiner Kinder Wege
allesamt Erfüllung finden …

Aus dem Lied eines Zuni-Regenpriesters

EIN GLIEDERTIERCHEN VERSETZT DIE WELT IN SCHRECKEN

Die Kleinstadt Old Lyme mit siebentausend Einwohnern liegt am Long-Island-Sund, der Meeresenge, die Connecticut von New York trennt. Der Ort mit seinen schmucken weißen Holzhäusern und alten Kirchen aus der Kolonialzeit ist umgeben von Feuchtgebieten und bewaldeten Hügeln, die im *Indian Summer* in den leuchtendsten Farben aufflammen. Schon um 1665 siedelten hier die ersten Weißen – für Amerika ist das eine lange Geschichte. Bekannt wurde der Ort aber durch etwas anderes.

Im Frühsommer 1975 machte sich eine Mutter Gedanken darüber, dass das Städtchen von einer merkwürdigen »Arthritisepidemie« heimgesucht wurde. Zwölf Kinder waren von rheumatischer Arthritis befallen. Wie konnte das sein, wo doch Arthritis meistens ältere Menschen befällt? Und vor allem, Arthritis ist doch nicht ansteckend! Außerdem ereignete sich der Befall im Frühsommer, während doch die Knochen und Gelenke sonst vor allem im feuchten, kalten Herbstwetter schmerzen. Aufmerksame Beobachtung zeigte, dass die Krankheit meistens mit einem roten, sich ausdehnenden Hautfleck anfing. Dieser Hautfleck entstand nach dem Stich der Hirschzecke[15]. Die merkwürdige Krankheit wurde nach dem Ort benannt; man sprach von nun an von der **Lyme-Krankheit** *(Lyme disease)*.

Zeckenbisse hat es in den Wäldern Neuenglands schon immer gegeben, zwar nicht in der Häufigkeit, wie sie in den letzten Jahren beobachtet wurde. Der Biss oder besser Stich war zwar lästig, aber er galt nie als ein Problem. Mit einer Streichholzflamme oder etwas Nagellack war man den Plagegeist los. Nun aber schien es, dass die Zecke doch nicht so harmlos war. Der ursprünglich aus der Schweiz stammende Willy Burgdorfer, Bakteriologe in den Rocky Mountain Laboratories (Montana), nahm sich der Sache an: Er untersuchte die Krabbeltiere und entdeckte in ihrem Magen eine **Spirochäte**, ein schraubenförmiges Bakterium, das fortan seinen Namen trug: *Borrelia burgdorferi.* Im März 1983 veröffentlichte er seinen Forschungsbericht im »New England Journal of Science«.

15 Hirschzecke, *Ixodes scapularis*, früher *I. dammini.*

Der Bösewicht

Die Zecke – auch Holzbock, Laubbock, Wald- oder Schildzecke genannt – gibt es auch bei uns. Ihr wissenschaftlicher Name ist *Ixodes ricinus* (*ricinus* bezieht sich auf die Samen des Wunderbaums, der Rizinuspflanze, denen die prall vollgesogene erwachsene Zecke ähnelt). Das Wort Zecke (englisch *tick*, plattdeutsch *Tike*) ist altgermanisch und bedeutet »Zwicker«, »zwickendes Insekt«. Als solches gehörte es zu den »elbischen Plagegeistern«, zu dem »Gewürm«, das von boshaften Zauberern und Zauberinnen den Menschen und seinen Haustieren angehext wird und alle möglichen Krankheiten bringen kann. Die Germanen glaubten, dass das Ungeziefer genauso wie Mensch und Vieh auch die Bäume plagt; übelgesinnte Hexer gingen daher in den Wald und schüttelten es von den Bäumen (Mannhardt 1875: 14).

Der Holzbock ist ein 1 bis 2 Millimeter langes Spinnentier, verwandt mit Milben und Krätzmilben. Weltweit gibt es etwa 650 Zeckenarten.[16] Die meisten Zeckenarten durchlaufen, nachdem sie aus dem Ei geschlüpft sind, drei Stadien: Larven, Nymphen und erwachsene Tiere. Die winzigen Larven und die rund anderthalb bis zwei Millimeter großen Nymphen haben sechs Beine, die Erwachsenen acht. Zecken mögen kein direktes Sonnenlicht; sie lauern im feuchten, schattigen Gebüsch oder im Gras und warten auf eine vorbeiwandernde »Blutmahlzeit«. Die winzigen Vampire klettern jedoch nicht, wie es im Volksmund heißt, auf die Bäume und lassen sich auf ihre Opfer herabfallen. Im Gebüsch krabbeln sie aber immerhin bis auf anderthalb Meter, was der Höhe eines potenziellen Wirts entspricht, und gehen in Lauerstellung, bis ein Mensch oder Tier vorbeistreift. Zwar sind sie blind, aber sie nehmen mit besonderen Organen an den ersten Beinpaaren die leichteste Veränderung in ihrer Umgebung wahr. Sie empfinden die feinste Erschütterung, die durch die Bewegung ihres unfreiwilligen Wirts verursacht wird; sie riechen seinen kohlensäurehaltigen Atem, seine Ausdünstungen, den Schweißgeruch (Milchsäure, Buttersäure, Ammoniak); sie nehmen die Lichtveränderung durch seinen Schatten wahr; sie können Wärmeunterschiede von wenigen Hundertstel Grad spüren, und dann bewegen sie sich rasch krabbelnd in die verheißungsvolle Richtung. Am meisten zieht es sie zu Menschen mit »saurem« Schweiß, also jenen, die unter Stress leiden oder die sich nicht basisch ernähren, sondern mit einem Überschuss an fleisch- und zuckerhaltiger Nahrung den Körper übersäuern.

Die winzigen Larven, die nicht größer sind als der Punkt am Ende eines Satzes, leben vom Blut vor allem von Kleinsäugern, von Mäusen, Ratten, Igeln, Siebenschläfern und gelegentlich von Eidechsen und Vögeln. Die Eier der Zecken enthalten noch keine Borreliose-Spirochäten. Erst durch diese Kleintiere,

16 https://de.wikipedia.org/wiki/Zecken.

vor allem die Nager, die so etwas wie ein Borrelienreservoir bilden, werden die Zecken mit Borrelien infiziert. Die Spirochäten, die in diesen Tieren leben, merken sofort, wenn eine Zeckenlarve an ihrem Wirt saugt. Die betäubenden, immun- und histaminhemmenden Chemikalien im Speichel, den die Zecken in den Wirt hineinspritzen, sind das Signal an die Borrelien, sofort – wie Eisenspäne zum Magnet – in Richtung Einstichstelle auszuschwärmen. Von dort aus infizieren sie die Zeckenlarve oder -nymphe und kolonialisieren deren Darm.

Auf diese Weise werden schätzungsweise etwa 1 Prozent der Larven mit Borreliosebakterien infiziert. Die Nymphen, die ebenfalls an Nagetieren saugen, sollen (in Europa) zu etwa 10 Prozent durchseucht sein. Die erwachsenen Zecken, die auf größeren Säugetieren – Rehen, Hirschen, Pferden, Hunden, Menschen – schmarotzen, sollen um die 20 Prozent mit Borreliose und zu 1,5 Prozent mit dem FSME-Virus infiziert sein. Diese statistischen Angaben sind jedoch mit größter Vorsicht zu genießen, da die Durchseuchung von Region zu Region äußerst unterschiedlich ist und die Untersuchungen keineswegs repräsentativ sind. Nach neuen Schätzungen sollen in den USA allein die Nymphen je nach Region zwischen 30 und 100 Prozent mit Borrelien infiziert sein (Buhner 2005: 19).

Der Zyklus von der Larve bis zum geschlechtsreifen Tier dauert zwei bis drei Jahre. Das erwachsene Weibchen braucht viel Blut, damit die rund 3000 Eier, die es legen wird, ausreifen können. Die Männchen, die gleich nach der Begattung sterben, nehmen eine geringere Blutmahlzeit zu sich. Wenn sie einen warmblütigen Wirt gefunden hat, nimmt sich die Zecke viel Zeit – bis zu mehreren Stunden –, bis sie die passende Einstichstelle findet. Ein befreundeter homöopathischer Arzt, Dr. med Roland Günther, vermutet, dass die Einstichstelle nicht dem Zufall überlassen wird, sondern dass es sich dabei möglicherweise um eine Akupunkturstelle handelt, an der die Zecke ihren mit Widerhaken versehenen Stechapparat in die Haut versenkt. Er meint, man solle sie ruhig gewähren lassen und ihr für die Akupunktur das bisschen Blut gönnen. Die Ansicht des unorthodoxen Mediziners widerspricht diametral jenen Untersuchungen, die besagen, dass die Gefahr einer Infektion mit der Länge der Zeit, während der der kleine Vampir saugt, entsprechend steigt. Nach US-Studien besteht nach 12 Stunden Saugzeit noch keine Ansteckungsgefahr, nach 24 Stunden beträgt die Wahrscheinlichkeit der Übertragung 30 Prozent und nach 48 bis 72 Stunden fast 100 Prozent (Lösch et al. 2006: 16).

Wenn das warme Blut aus dem angestochenen Säugetier oder Menschen in die Zecke hineinfließt, kommt es in ihrem Wanst zu einer Temperaturerhöhung und zum Absinken des pH-Werts. Das verstehen die Spirochäten sofort als Botschaft: Sie wissen, dass sie nun einen anderen Organismus besiedeln können. Mit Hilfe der genetischen Information ihrer Plasmiden analysieren sie das einströmende Blut und erkennen, ob es das Blut einer Maus, eines Hundes,

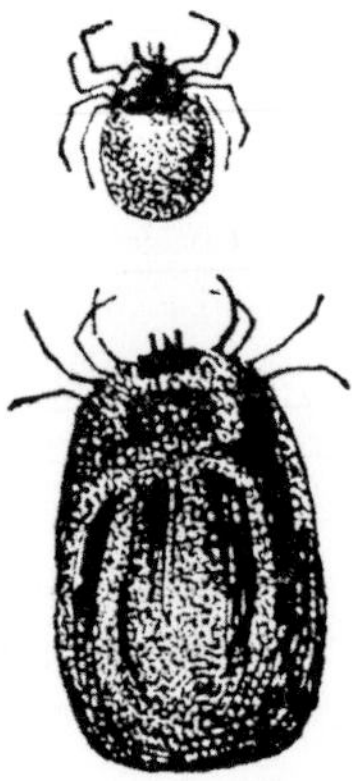

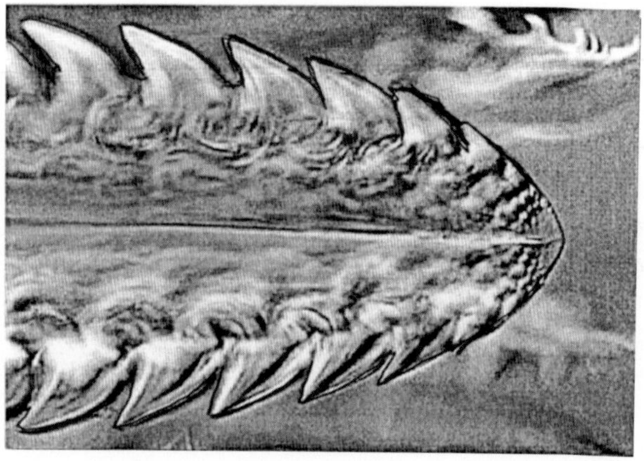

Der Stechapparat der Zecke (stark vergrößert).

eines Rehs oder eines Menschen ist. In kurzer Zeit passen sie ihren Stoffwechsel und ihre Zellmembranen dem betreffenden Organismus an. Sie verändern je nach Wirt die Oberfläche ihrer Eiweißhüllen, um dessen Immunzellen überlisten zu können. Danach wandern sie, getarnt und gepanzert, vom Darm, wo sie sich hauptsächlich aufhalten, zu den Speicheldrüsen der Zecke. Das braucht etwas Zeit. Deshalb stimmt es: Je länger die Zecke saugt, umso eher hat die Invasionsarmee der Spirochäten eine Chance, in den neuen Organismus überzusiedeln.

Der Befallene bemerkt den Zeckenstich meistens nicht, da der Speichel der Zecke schmerz- und gerinnungshemmende Substanzen enthält. Erst wenn diese wirken, senkt die Zecke ihren mit Widerhaken versehenen Stechapparat in die betäubte Haut und hinab bis zu den kleinen Blutgefäßen. Mit einer Art Klebstoff verankert sie ihr Mundwerkzeug fest in der Haut. Zwei, drei Tage, manchmal noch länger, schleckt sie nun Blut. Dabei nimmt sie das Hundert- bis Zweihundertfache ihres eigenen Gewichts auf. Wenn dann ihr dehnbarer lederiger Hinterleib prall voll ist, fällt sie ab, legt ihre Eier und stirbt.

Zecken ertragen Temperaturen unter dem Gefrierpunkt. Aber erst, wenn die Temperatur im Frühling über zehn Grad steigt, werden sie aktiv. Im Hochsommer wird es ihnen zu heiß, da verkriechen sie sich. Deswegen ereignen sich die meisten Ansteckungen mit Borreliose, wie auch mit Frühsommer-Meningoenzephalitis (FSME), im Frühsommer.

Die Zecken haben aber auch natürliche Feinde: Extrem kalte Winter dezimieren sie. Ameisen und Spinnen fressen ihre Eier und Larven. Einige Mehltauarten können sie befallen, ebenso Fadenwürmer (Nematoden). Es gibt Vögel, für die eine Zecke ein Leckerbissen ist. Und es gibt winzige parasitische Wespen *(Ixodiphagus hookeri)*, die ihre Eier auf Zecken legen; die ausgeschlüpften Wespenlarven fressen dann die Zecken von innen her auf.

Krankheiten, die durch Zecken übertragen werden können

Neben der Lyme-Borreliose kann der Holzbock eine Vielzahl von ziemlich unangenehmen Infektionskrankheiten übertragen. Manchmal, aber sehr selten, treten sie auch als Ko-Infektionen mit der Borreliose in Erscheinung. Expertenschätzungen liegen zwischen 120 bis 800 Erkrankungen, die durch Zeckenbiss übertragen werden können. Darunter befinden sich folgende:

- **Rückfallfieber** *(Febris recurrens)*, dessen Erreger ebenfalls eine Spirochäte ist. Symptome sind wiederholte Fieberschübe, Milzvergrößerung, fleckenförmige Haut- und Schleimhautblutungen, Muskel- und Gliederschmerzen und diverse Komplikationen.
- **Babesiose** (Piroplasmose), eine durch Sporentierchen (Protozoen) ausgelöste malariaähnliche Infektion vor allem bei Tieren, gelegentlich auch bei Menschen. Infolge der zerfallenden Zellen kommt es zu Symptomen wie Blutharnen, Blutarmut und Gelbsucht.
- Als **Fleckfieber, Flecktyphus, Hunger-, Kriegs-** oder **Läusetyphus** bezeichnet man eine Gruppe von typhusähnlichen Erkrankungen (Rickettsiosen), die durch Ricksettsia-Bakterien ausgelöst werden. Die Bakterien befallen die Auskleidung der Blutgefäße (Endothelgewebe) und lösen schwere Fieber, Kopf- und Gliederschmerzen, fleckenförmige Hautausschläge, eventuell Hirnhautentzündung und Kreislaufkollaps aus. Verwandt sind das **Felsengebirgsfieber** *(Rocky Mountain Spotted Fever)*, das weniger gefährliche **Fünftagefieber** und etliche andere Infektionen.
- Die **FSME (Frühsommer-Meningoenzephalitis)**, eine weitere von Zecken übertragene, vermutlich durch einen Virus ausgelöste Krankheit, hat ein grippales Vorstadium (Kopfschmerzen, Gliederschmerzen, Fieber). In seltenen Fällen entwickelt sie sich, vor allem bei älteren Menschen, zu einer Hirnhautentzündung, die aufs Gehirn übergreift.

Wir leben in einer Zeit, in der das Gehirn und die Intelligenz wie ein Götze verehrt wird. Da löst die Vorstellung von einer hirnschädigenden FSME eine regelrechte Hysterie aus. In Österreich gab es eine Kampagne, die den Bewohnern von sogenannten Risikogebieten[17] dringend eine von einem Professor in Wien entwickelte Impfung empfahl. Die im ganzen Land aufgeklebten Plakate, die den grotesk vergrößerten chitingepanzerten Kopf einer Monsterzecke samt Kieferklauen und bedrohlich ausgestreckten Vordergliedern zeigten, warben nicht etwa für den neusten Horrorthriller aus Hollywood, sondern für die »Zeckenschutzimpfung«. Das Resultat der Kampagne war, dass in Österreich

17 Als Risikogebiete gelten jene Regionen, in denen, zwischen 1985 und 2005, innerhalb eines Jahres zwei oder innerhalb einer Fünf-Jahres-Periode mindestens fünf Menschen an FSME erkrankten.

fast 90 Prozent der Bevölkerung geimpft sind. Inzwischen wurden in Österreich viele Millionen Impfdosen, auch für den Export, verkauft (genaue Zahlen sind schwer zu ermitteln) – was die Aktionäre der Herstellerfirmen sicherlich erfreut.

Die Impfung täuscht den Schutz gegen alle Zeckenerkrankungen vor, ist aber nur gegen den FSME-Virus gerichtet. **Sie macht nicht immun gegen Borreliose.** Gegen diese cleveren Spirochäten ist bis jetzt kein Impfstoff erfunden worden. (Angeblich soll es inzwischen eine Borrelioseimpfung für Hunde geben. Ich vermute allerdings, dass es sich dabei – ohne dass die Hundehalter darüber aufgeklärt werden – um ein groß angelegtes Experiment handelt.)

Im Jahr 1998 verkündete der Pharmariese GlaxoSmithKline, dass nun ein sicherer Impfstoff *(LYMErix)* erhältlich sei. Der auf der Grundlage eines der bakteriellen Oberflächeneiweißstoffe (OspA) entwickelte Impfstoff veranlasse das Immunsystem, Antikörper zu bilden. Wie es sich bald zeigte, hatte LYMErix so viele verheerende Nebenwirkungen, dass der Impfstoff in einem Sturm von Schadenersatzklagen 2002 wieder vom Markt genommen werden musste. Zu den Impfschäden gehörten unter anderem die Auslösung oder Reaktivierung heftiger Borreliosesymptome. Die körpereigenen Immunzellen (T-Zellen) griffen Gelenkknorpelgewebe an, als wären sie feindliche Fremdstoffe. Einige der Geimpften landeten im Rollstuhl; Schwangere erlitten Aborte.[18]

Zur Impfung gegen die Frühsommer-Meningoenzephalitis FSME werden als Grundimmunisierung drei Spritzen innerhalb eines Jahres empfohlen; dann im dritten darauf folgenden Jahr und alle fünf weitere Jahre Auffrischungsimpfungen. Neben inaktivierten, nicht vermehrungsfähigen FSME-Viren, die zu diesem Zweck in Hühnerzellen gezüchtet werden, enthält der Impfstoff Aluminiumhydroxid, Thiomersal, Formaldehyd und je nach Hersteller Spuren von verschiedenen Antibiotika. Die Impfung sei, so wird propagiert, für Forst- und Waldarbeiter, Landwirte, Urlauber, Jogger, Wanderer und sogar für spielende Kinder unerlässlich. Mäuse, Vögel, Rehe, Rotwild, auch infizierte Ziegen- und Schafsmilch gelten als Virenreservoir.

Bei diesem massiven Aufwand würde man meinen, man hätte es bei der Frühsommer-Meningoenzephalitis mit einer echten Epidemie zu tun. Wie sieht es aber wirklich aus? In sogenannten Risikogebieten, wie Österreich, in der Schweiz (außer dem Kanton Tessin) und in Süddeutschland, konnten FSME-Viren in einer von 900 Zecken nachgewiesen werden. Bei 60 bis 70 Prozent der gebissenen Personen hat das Virus keine Folgen; meistens wissen sie nicht einmal, dass sie gebissen wurden. Bei 20 bis 30 Prozent bleibt es bei grippeartigen Symptomen, und nur bei 5 bis 10 Prozent entwickeln sich neurologische Symp-

18 Weintraub, Pamela, »The Bitter Feud over LYMErix«, *HMS Beagle: The BioMedNet Magazine* 106, 6 (2001).

tome, die – besonders bei Kindern – fast immer von allein wieder vergehen.[19] Das Risiko einer dauerhaften Schädigung liegt bei 1 zu 78 000.

Was die Häufigkeit der Impfnebenwirkungen betrifft, schreibt das RKI (Stand 4.4.2025) Folgendes: »In seltenen Fällen (≥ 1/10 000 bis < 1/1000) wurden schwere Nebenwirkungen wie das Auftreten eines Guillain-Barré-Syndroms oder die Verschlimmerung von Autoimmunerkrankungen (wie z. B. Multiple Sklerose) nach Markteinführung berichtet.«[20] Das Arznei-Telegramm – eine unabhängige, evidenzbasierte Informationsquelle für Arzneimittelbewertung – hob schon 1991 hervor, dass bei einer unter 32 000 Impfungen Nervenschäden auftreten. Also genau die Schäden, die eigentlich durch die Impfung verhindert werden sollen![21] Das Risiko der Impfung ist also nicht zu rechtfertigen! Für Waldarbeiter und Outdoor-Sportler in den von Gesundheitsbehörden ausgemachten FSME-Hochrisikogebieten kann es jedoch sinnvoll sein, sich impfen zu lassen.

In Deutschland, einem Land mit 83 Millionen Einwohnern, wurden zwischen 2001 und 2019 jährlich im Durchschnitt 283 FSME-Erkrankungen gemeldet, wobei die Hälfte der Infektionen asymptomatisch verlief. Laut Statistiken des Robert Koch-Instituts (RKI) werden jedes Jahr zwischen 350 und 700 Menschen von FSME befallen (2021 waren es 420 Fälle; 2022 waren es 562; 2023 gab es 475 Infektionen; 2024 kam es zu 686 Infektionen). Die Letalitätsrate liegt bei 1 Prozent. Im Jahr 2023 starben in der Bundesrepublik insgesamt 9 Menschen an dieser Infektion. Das ist ein Todesrisiko von 9 zu 83 Millionen. In der Schweiz, bei einer Bevölkerungszahl von etwa 9 Millionen, gibt es gemäß der Unfallsversicherung Suva im Durchschnitt 100 bis 400 FSME-Fälle pro Jahr, mit einem Todesfall alle ein bis zwei Jahre. Auch in Österreich liegt das Sterberisiko bei Zeckenenzephalitis im unteren einstelligen Bereich. Das Risiko vom Blitz getroffen zu werden ist größer.

Noch etwas ist zu berücksichtigen: Zu Recht heben Impfkritiker hervor, dass die Symptome einer FSME-Erkrankung auch einer ganzen Reihe anderer möglicher Ursachen, wie Pestizid- oder Medikamentenvergiftung, zugeordnet werden können. Die Eindeutigkeit der FSME-Diagnose mittels Virentest ist nicht gesichert. Auch der gesundheitliche Ausgangszustand des Patienten wird bei der Diagnose kaum berücksichtigt.

Natürliche Hilfen bei FSME-Verdacht

Wie bei allen Viruserkrankungen – Grippe, Erkältung, Masern, Herpes, Denguefieber, Ziegenpeter, Windpocken – gilt es zuallererst, um die Genesung zu

19 www.impfschaden.info.
20 https://www.rki.de/SharedDocs/FAQs/DE/Impfen/FSME-Impfung/FSME-Impfung.html#entry_16870258.
21 https://impfkritik.de; Stand 15.1.2026.

unterstützen, vernünftig zu leben und die Natur zu Hilfe zu rufen: Bewegen Sie sich in frischer Luft und Sonnenschein, und nehmen Sie eine ausgeglichene basische Nahrung zu sich, essen Sie viel Vitamin-C-haltiges Obst und Gemüse. Auch Knoblauch und Zwiebel stärken die Abwehrkräfte. Dazu kommen Kuren mit Heilkräutern und Säften, die antiviral wirken (siehe auch Seite 224):

- **Holundertee** aus den Blüten des schwarzen Holunders (Sambucus nigra) sowie Holundersaft aus den reifen Beeren. Der Saft hat sich insbesondere bei Viruserkrankungen wie Gürtelrose und Herpes bewährt.
- **Schafgarbentee** wirkt schweißtreibend, harntreibend, entgiftend und stärkt die Abwehrkräfte.
- Weitere pflanzliche Mittel mit immunstärkender, antiviraler Wirkung sind die **Braunelle** und die **Zitronenmelisse** als Tee, Tinktur oder Badezusatz, **Johanniskraut** als Tee sowie **Sonnenhut** *(Echinaceae)* als Tinktur verwendet.
- Zur Entschlackung und Entgiftung bei viralen Infekten helfen **Brennnesseltee, Goldrutentee** und die frischen grünen **Frühjahrskräuter** als Salat (Storl 2020a: 15).

Schutzmaßnahmen gegen Zeckenbiss

- **Ehe man in die Natur geht**: Beine mit Zedernöl, Nelkenöl, Teebaumöl, Pfefferminzöl oder anderen ätherischen Ölen einreiben. So taten es auch die Indianer. Einen guten Schutz erzielt man, wenn man Teebaumöl, Nelkenöl und Geranienöl mit einem anderen Hautöl mischt.
- **Zecke schnell entfernen**: Bisher wurde dazu meistens eine Zeckenzange verwendet, mit der der kleine Blutsauger am Kragen gepackt und – wie es in der Anweisung meistens heißt – gegen den Urzeigersinn herausgedreht wird. Aber ob rechts oder links herum kann man ruhig seinen politischen Überzeugungen überlassen, denn weder das eine noch das andere ist richtig (Konz 2000: 1337). Zecken schrauben sich nicht in die Haut, sondern stechen. Daher ist es das Beste, sie einfach herauszuziehen. Inzwischen weiß man auch, dass Zeckenzangen zu grob sind; sie quetschen die Zecke, was zur Folge hat, dass sie dabei ihren Darminhalt in die Einstichstelle erbricht. Noch schlimmer ist es, wenn man ihr, wie es früher allgemein üblich war, mit Nagellack, Öl, Klebstoff oder einer Streichholzflamme zu Leibe rückt. Die meisten Infektionen erfolgen durch derartige unsachgemäße Versuche, die Zecke zu entfernen bzw. durch das Ausquetschen.

Die winzigen Larven oder Nymphen hebelt man am besten mit einem spitzen Messer heraus oder schabt sie mit einer Rasierklinge ab. Eine erwachsene Zecke kann man mit einer **Splitterpinzette** am

Kopf fassen und **zügig herausziehen**. Danach wird die Bissstelle mit Teebaumöl oder einem anderen ätherischen Öl desinfiziert (Borreliose SHG Kassel, März 2006).

- Wer in einer besonders stark mit infizierten Zecken bevölkerten Gegend lebt, etwa am Bodensee, kann vorsorglich drei Tage lang dreimal am Tag die **homöopathische Borreliennosode D30**[22] einnehmen.

Weitere Übertragungsmöglichkeiten

Borrelien wurden auch in anderen stechenden und blutsaugenden Insekten gefunden, in Flöhen, Mücken, Bremen; sie können höchstwahrscheinlich ebenfalls Borreliose übertragen. Auch wenn sie Träger dieser Spirochäten sind, bleibt die Ansteckungsgefahr gering, da es bei ihnen nicht zu einer Darmentleerung kommt. Dennoch soll es nachweislich in Connecticut und in der BRD zur Ansteckung durch Flöhe und in Russland durch Milben gekommen sein. Einige amerikanische Forscher glauben sogar, dass bei grasenden Tieren, Kühen und Pferden, eine Ansteckung über den Urin möglich ist, da sich zeigte, dass Spirochäten unbeschadet Blase und Harnorgane passieren (Buhner 2005: 17). Da sie auf das innerkörperliche Milieu angewiesen sind, glaube ich jedoch nicht, dass diese Bakterien im Freien, außerhalb eines Wirtsorganismus, überleben können.

Offen ist die Frage, ob die Borreliose entgegen landläufiger Behauptungen auch von Mensch zu Mensch übertragbar ist. Durch Bluttransfusionen ist es auf jeden Fall möglich, und eine Übertragung bei Organspenden oder von der Mutter auf den Embryo ist sehr wahrscheinlich. Es gibt Untersuchungen, die Borrelia-Spirochäten in Sexualsekreten, Sperma, Tränen, Urin sowie Muttermilch nachgewiesen haben. Einige Experten behaupten sogar, es gebe klinische Beweise für eine sexuelle Übertragung der Borreliose und dass die Ehepartner Infizierter immer auch serologisch positiv getestet werden (Harvey, W. T. und P. Salvato 2003: 746). Und die Forscherin Dr. Lida Mattmann, Yale-Absolventin und Direktorin eines medizinischen Forschungsinstituts in Michigan, glaubt sogar, dass schon die einfache Berührung genügt, um Borreliosekeime zu übertragen; Kugelschreiber, Händeschütteln oder das Berühren von Türklinken könnten gefährlich sein – wahrscheinlich handelt es sich dabei um den typisch amerikanischen Bazillenwahn (Patricia Kane, »Detoxifying Lyme«,

22 Nosoden (von griech. *nosos* für »Krankheit«) sind homöopathisch aufbereitete Mittel, die aus »krankem« oder pathologischem Material wie Blut, Eiter, Krankheitserregern, Krebszellen oder in diesem Fall aus infizierten Zecken hergestellt werden.

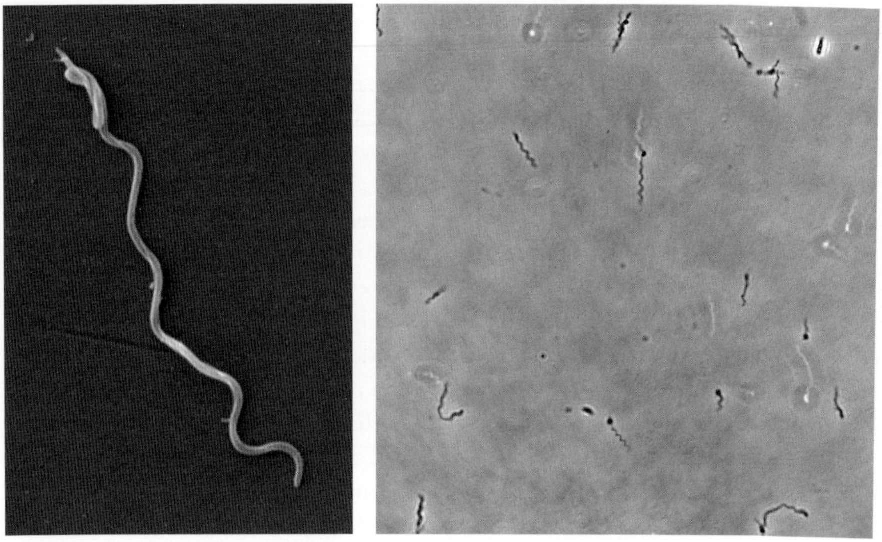

Schlangenförmige Borrelienspirochäten können sich durch jedes Körpergewebe schrauben.

2004, www.springboard4health.com). Wieder einmal sehen wir: Es wird viel gemutmaßt und wenig gewusst.

Auch unsere Haustiere – Hunde, Katzen, Rinder, Pferde und Kühe – können von der Spirochäte befallen werden. Eine Studie[23] in der Schweiz zeigte, dass ungefähr ein Drittel der untersuchten Kühe positiv auf Borrelien-Antikörper getestet wurden. Die positiv getesteten Kühe zeigten aber keine offensichtlichen Symptome. Auch die Milch enthielt die Antikörper. Daher stellte sich die Frage, ob sich die Borreliose auch durch Fleisch- und Milchgenuss ausbreiten könnte.

Es scheint also, dass Borreliose-Spirochäten seit ihrer Entdeckung in den 1980er Jahren den Kreis ihres Wirkungsfeldes auf weitere Säugetierarten erweitert haben als nur Rehe und Nagetiere. Borrelien gibt es schon lange, schon seit vielen Hunderten von Millionen Jahren. Heutzutage scheinen sie aber durch Selektionsdruck schneller zu mutieren und weitere Wirtsorganismen zu besiedeln.

Die Borrelien-Spirochäte

Schauen wir uns nun das winzige Tierchen genauer an, das von Zecken auf Mensch und Säugetier übertragen werden kann. Das nach Willy Burgdorfer

23 Novartis Foundation, Project No. 99A18.

Borrelia burgdorferi genannte schlangenförmige Bakterium ist eine mit der Syphilis *(Treponema pallidum)* verwandte Spirochäte. Ihren Gattungsnamen *Borrelia* verdankt sie dem Straßburger Bakteriologen Amédée Borrel, der sie im Jahr 1905 als Erster entdeckte.

Die Borrelien, von denen es weltweit rund 300 Stämme gibt, sind biologische Wunder. Sie sind komplizierter als ihre Vettern, die Syphilis-, Pinta-[24] oder Frambösie-[25] Spirochäten[26]: Sie sind echte »Guerillakämpfer«, die vom schulmedizinischen Pentagon aus gesehen einen asymmetrischen Terrorkrieg gegen uns führen. Hier einige ihrer verblüffenden kennzeichnenden Merkmale:

- In ihrer Zellwand befinden sich 21 Plasmiden, kleine ringförmige Gebilde, die eigene Gene besitzen und die Fähigkeit haben, den Bakterien Informationen über die Immunabwehr verschiedener Wirte zukommen zu lassen und – im zunehmenden Maß – Antibiotikaresistenz zu vermitteln. Eine derart hohe Anzahl von Plasmiden findet sich in keinem anderen Bakterium.
- Borrelien sind hochspezialisiert, lassen sich kaum im Labor züchten und daher auch schwer untersuchen.
- Sie haben drei Hüllen, wobei die äußere Zellwand, ähnlich wie bei anderen Bakterienarten, aus einer schleimigen Schicht von Oberflächenproteinen (bakterielle Lipoproteine BLP) besteht. Dieser »Schleimmantel« schützt sie vor den T-Zellen des Immunsystems. Der Mantel wirkt wie eine Tarnkappe; Antikörper und Fresszellen können sie daher nicht als fremd (als Antigen) erkennen. Bei gewöhnlichen gram-negativen[27] Bakterien sind diese Oberflächenproteine in lediglich drei Genen verschlüsselt, bei den Borrelien aber sind 150 Gene beteiligt.[28] Diese Gene erlauben es ihnen, ihre Erkennungsmerkmale, ihre Antigene, fortwährend und augenblicklich zu verändern. Die 150 Gene bewirken auch, dass die Borrelien sich an verschiedene Umweltfaktoren (z. B. Temperaturunterschiede, pH-Schwankungen, innerkörperliches Milieu der verschiedenen Organismen, die sie besiedeln) anpassen können.
- Je nach den Bedingungen ihrer Umwelt können Borrelien verschiedene Formen annehmen. Neben der normalen spiraligen Spirochätenform können sie, wenn ihre Umwelt mit Antibiotika verseucht ist, ihre Zellwand auch abwerfen und zur Kugel werden. In ihrer Kugelform (auch L-Form genannt) werden sie

24 Pinta, eine im tropischen Amerika endemische, weißfleckenartige (Vitiligo), von Treponemen-Spirochäten verursachte Krankheit, die serologisch nicht von der Syphilis zu unterscheiden ist.

25 Frambösie, »Erdbeerkrankheit« (engl. *yaws, buba*), eine durch Spirochäten verursachte ansteckende, tropische Infektion, die ähnlich wie die Syphilis verläuft, aber nicht sexuell übertragen wird. Serologisch nicht von der Syphilis zu unterscheiden.

26 https://de.wikipedia.org/wiki/Spirochaetaceae.

27 Gram-negativ, gram-positiv: Klassifizierung der Bakterien nach der Methode der diagnostischen Gram-Färbung (nach Hans Gram,1853–1938); gram-negative Bakterien färben rot, grampositive dagegen tiefblau.

28 Dr. Scott Taylor (2004), www.autoimmunityresearch.org/lyme-disease (Stand März 2006).

nicht von Immunzellen erkannt; sie haben dann sozusagen keine »Gesichtsmerkmale«, keine Antigene, an denen sie erkannt werden können. Sie können sich auch innerhalb von einer Minute verkapseln. In dieser »Kapsel- oder Sporenform« *(cystic form)* können sie wie in einem Dornröschenschlaf verharren, bis sich das Milieu für sie verbessert. In der Verkapselung sind sie, ohne Stoffwechsel und Teilung, mindestens zehn Monate lebensfähig.

- Borrelien können an Körperzellen wie auch an Abwehrzellen (B-Lymphozyten) andocken, mit Hilfe von Enzymen ein Loch in deren Zellwand bohren, deren Kern abtöten und dann die Zellhülle als »Verkleidung« oder »Maske« benutzen. Auch auf diese Weise gelingt es diesen »Terroristen« der Mikrowelt, von Immunzellen unerkannt zu bleiben.[29]
- Borrelien kopieren (replizieren) Teile ihrer Gene, bauen diese dann ihn ihre Zellwand ein, zwicken diesen Zellwandteil ab und schicken diese Splitter, sogenannte *Blebs*, im Wirtsorganismus auf Reisen. Auf diese Weise verwirren sie die Abwehrzellen des Wirts und lenken sie ab.
- Sie haben also die Fähigkeit, das Immunsystem auf verschiedene Weise zu überlisten und zu ihren Gunsten umzufunktionieren. Vermutlich spielt bei den Borrelien molekulare Mimikry eine Rolle. Das heißt, die Borrelien verändern die Moleküle ihrer Oberfläche so, dass sie körpereigenen Molekülen ähneln und gegenüber den Abwehrzellen getarnt sind. Werden sie trotzdem vom Immunsystem als Antigen erkannt, kann sich die Immunreaktion nicht nur gegen den Erreger, sondern ebenfalls gegen das ähnliche körpereigene Gewebe richten. Resultat ist eine Autoimmunerkrankung, das heißt die Abwehrzellen greifen die eigenen Körperzellen, etwa Knorpel oder Nervenscheiden, an.
- Sie steuern und manipulieren ihren Gastgeber durch die Ausscheidung von Peptiden und Stoffwechselabfallprodukten, wodurch sie ein für sich günstiges Milieu schaffen. Auf diese Weise wirken sie auch auf die Gefühle und Stimmungen ihres Wirts ein; vielleicht können sie so sogar seine Gedanken und Entscheidungen beeinflussen. Wir kennen dies von den Pilzorganismen *(Candida)*, die in ihrem menschlichen Wirt Heißhunger auf Süßes verursachen können.
- Sie können sich zwar auch in den Zellen verstecken, aber ihr Lebensraum ist vor allem zwischen den Zellen. In kolloidalen, gallertartigen Substanzen (Knorpel, Gelenkschmiere, Augenflüssigkeit, Endothelialzellen[30], Nervenmyelien, Narbengewebe) fühlen sie sich wohler als im dünnflüssigen Blut oder in der Lymphflüssigkeit. Deswegen sind sie, obwohl im Körper vorhanden, im Serum oft nicht nachweisbar.

29 www.angelfire.com/me2/StarShar/Spiros.html (Stand März 2006).
30 Endothel: die Zellschicht oder Auskleidung der Blut- und Lymphgefäße, des Herzens, der Rippen und des Bauchfells.

- Borrelien sind sehr beweglich. Mit Hilfe von Geißeln und einem dehnbaren Achsenfaden schrauben sie sich, ähnlich wie ein Korkenzieher, durch das Körpergewebe und die Körperflüssigkeiten. Auf diese Weise können sie innerhalb von Tagen den Körper durchwandern und auch in tiefere Gewebe eindringen, wo Antibiotika sie nicht erreichen. Die Spirochäten können alle Gewebe, Augen, Leber, Milz, Gelenke, Blase, Kapillarien und so weiter, durchdringen. Innerhalb von zehn Tagen nach der Ansteckung haben sie bereits die Blut-Hirn-Schranke überwunden, was nicht einmal weißen Blutzellen möglich ist (Grier 2000).
- Sie brauchen wenig Sauerstoff, um zu überleben. So können sie sich in Knorpel, Narbengewebe, Nervensträngen, den endothelialen Auskleidungen der Blutgefäße und anderen wenig durchbluteten, sauerstoffarmen Geweben vor den Abwehrzellen verstecken.
- Im Gegensatz zu anderen Bakterien brauchen sie kein Eisen (Fe), um zu überleben.
- Ebenfalls im Gegensatz zu den meisten anderen Bakterien, wie Staphylokokken oder Streptokokken, die sich alle 20 Minuten teilen, vermehren sich die Borrelien äußerst langsam. Sie teilen sich alle 12 bis 24 Stunden. Das macht sie weniger angreifbar für Antibiotika, da die meisten Antibiotika die sich neu bildenden Bakterienzellwände während der Teilungs- und Vermehrungsphase angreifen. Wenn das Milieu ihnen nicht angenehm ist, können Borrelien auch lange Zeit in Ruhephasen verharren, ohne sich zu teilen. Generell kommt es bei ihnen einmal im Monat – beziehungsweise in einem lunaren Rhythmus von 28 Tagen – zu Vermehrungsschüben. Bakterien, die sich alle 20 Minuten teilen, können mit Antibiotika innerhalb von ein oder zwei Wochen abgetötet werden; um dieselbe Wirkung bei Borrelien zu erreichen, müssten Antibiotika täglich bis zu anderthalb Jahre lang eingenommen werden (Grier 2000).
- Die Spirochäten sind chemotaxisch hochsensibel. Sie haben die Fähigkeit, antibiotische Gifte sehr schnell aus ihrem Körper auszuscheiden.
- Sie können Kälte bis 50 Grad minus ertragen. Borrelien leben sogar im Eismeer und infizieren Meeressäuger. Hitze über 42 Grad vertragen sie jedoch nicht.

Was kann man dazu sagen? Wir können nur staunen. Wir haben es mit einem wahrhaftigen Supermikroorganismus zu tun.

Borreliose – gibt es sie überhaupt?

Medical Times, 16.4.2000

Man erkennt den Novizen bei der Borrelienbehandlung daran, dass er stur Antibiotika verschreibt, die im Allgemeinen nur kurzzeitig wirken und wenig Langzeiterfolge bringen. (...) Wir haben [bei langzeitiger Antibiotikaanwendung] ernste und bleibende Nebenwirkungen beobachtet wie zum Beispiel Nierenversagen, Tinnitus, Immunsystemschwächung und andere.

Dr. med. D. Klinghardt, Borreliosespezialist, 2005

Die Resultate dreier doppelblind randomisierter, Placebo-kontrollierter Untersuchungen konnten zeigen, dass zusätzliche Antibiotikabehandlungen bei Patienten mit langwährenden subjektiven Symptomen – nach erfolgter passender Therapie im Anfangsstadium der Lyme-Borreliose – mit beträchtlichen Risiken und mit wenig oder keinem Nutzen verbunden sind.

Henry M. Feder et al. und Ad Hoc International Lyme Disease Group,
in: New England Journal of Medicine 357 (14) 4. Oktober 2007

DIE NEUE SEUCHE

Kaum eine Krankheit narrt die Ärzte so sehr wie die Borreliose. Oft wird sie gar nicht erkannt. Die meisten Zeckenbisse sind ohne Folgen, auch wenn das Gliedertierchen mit Borrelien infiziert ist. Ein gut funktionierendes Immunsystem wird in diesem Frühstadium mit den Eindringlingen schnell fertig. Gelegentlich aber kommt es doch zur Entzündung. Ein ringförmiger roter Ausschlag breitet sich zentrifugal von der Stichstelle her über den Körper aus und verschwindet nach einigen Tagen oder Wochen dann wieder. Diese »wandernde Röte« gilt als das wichtigste diagnostische Zeichen einer Infektion mit der Spirochäte; sie tritt aber nicht in jedem Fall auf. Die danach folgenden Leiden, die sich in Hunderten verschiedener Symptome äußern können, werden vom Arzt meistens falsch diagnostiziert. Eigentlich gibt es keine Leitsymptome. Die Borreliose ist ein Meister der Tarnung und kann fast jede andere Krankheit nachahmen; sie kann wandernde Gelenk-, Muskel- und Sehnenschmerzen, Ohrensausen, Kopfschmerzen, Augenprobleme, taube Glieder, große Müdigkeit, Herzrhythmusstörungen, Lähmung der Gesichtsmuskeln, Fieber, steifen Hals, Störungen des vegetativen Nervensystems, Magen- und Darmschmerzen, Gliederzittern, Schmerzen in der Brust und viele andere Störungen hervorrufen. Dazu kann es zu psychischen Ausfällen kommen, Störungen des Kurzzeitgedächtnisses, Niedergeschlagenheit, Angst und Aggressionszuständen. Wie soll der Arzt mit den vielen Erscheinungsformen zurechtkommen? Er wird Fibromyalgie, CFIDS (Chronische Müdigkeit und Immundysfunktions-Syndrom), multiple Sklerose, Lupus, Parkinson, Alzheimer, rheumatoide Arthritis, amyotrophische Lateralsklerose, multiple Chemikaliensensitivität (MCS) oder psychologische Störungen diagnostizieren und sie nach bewährter Art und Weise behandeln.

Solche falsche Diagnosen führen jedoch zu falschen Behandlungen, wodurch das Ganze noch komplizierter wird. Wer mit Gelenkschmerzen in das Sprechzimmer gehumpelt kommt, wird mit schmerzlindernden, entzündungshemmenden Kortisonpräparaten (Glukokortikosteroide) behandelt. Ein Problem dieser Wundermittel ist aber, dass sie auch das Immunsystem unterdrücken und es dadurch den Borrelien leichter machen. Auch andere, höchst unerfreuliche Nebenwirkungen sind bei lang anhaltender Anwendung von Kortisonpräparaten zu erwarten: Abbau von Muskeln und Knochen, Stoffwechselstörungen, »Mondgesicht« durch Ablagerung von Fett und Wasser im Gesicht, Blutdruckerhöhung, erhöhte Thrombosegefahr, Hautverdünnung (»Pergamentpapierhaut«), Depressionen, Schlafstörungen und bei Frauen Zyklusstörungen. Neuere Untersuchungen ergaben, dass bei 60 Prozent der Patienten, bei denen multiple Sklerose diagnostiziert wurde, Borrelien nachweisbar sind (Klinghardt 2005). Es waren also diese Spirochäten oder ihre Toxine, die bei ihnen das Myelin, den Mantel der Nervenfasern, beschädigt haben. Oft werden Patienten, deren Hirn und Nerven befallen sind, in die Psychiatrie verwiesen. Die Schreibwarenhändlerin in unserer Stadt, eine sonst nette, friedliche Frau, zertrümmerte in einem solchen Zustand ihren Schrank. »Ich erkannte mich gar nicht wieder!«, sagte sie. So etwas ist jedoch typisch für Neuroborreliose.

Zeigt sich jedoch bei einem Patienten die wandernde Röte, das *Erythema migrans*, wird der im Thema bewanderte Arzt meistens einen Blutserumtest vornehmen. Zuerst den ELISA-Test *(Enzyme Linked Immunosorbent Assay)*, und wenn dieser positiv ist, wird mit dem empfindlicheren *Western Blot*-Test weitergetestet. Zeigt der Test beim Patienten keine Borrelien-Antikörper an, wird er je nach Symptomen konventionell behandelt. Ist er jedoch positiv beziehungsweise enthält das Serum Antikörper, dann kommen in der Regel über einige Wochen Antibiotika zum Einsatz. Wenn, was oft der Fall ist, diese »Schrotflintenkur« mit Antibiotika nichts bringt, bleibt meist kein anderer Rat, als noch mehr Antibiotika zu geben. Inzwischen gibt es Patienten, denen über Monate hinweg Antibiotika – auch intravenös – eingeflößt werden.

Wenn die Symptome einige Zeit nach erfolgter (vermeintlich erfolgreicher) Antibiotikakur erneut aufflammen, spricht man vom »Post-Lyme-Syndrome« (PLS). Oder es wird dem Patienten vorgeworfen, er sei ein Simulant oder ein Hypochonder, der sich sein Kranksein nur einbildet. Im Durchschnitt dauert es 22 Monate, und der Patient durchläuft sieben Arztpraxen, ehe die Diagnose Borreliose gestellt wird.[31]

Warum Tests wenig aussagen

Viele Ärzte glauben, dass ELISA und Western Blot konkrete verlässliche Daten liefern. Aber als die Tests getestet wurden, stellte sich heraus, dass es bei bis zu 55 Prozent zu Falschaussagen[32] kam – falsch positive (wo Uninfizierte als infiziert angegeben wurden) wie auch falsch negative (wo Infizierte als uninfiziert angegeben wurden). Diese Tests haben also kaum Aussagekraft. Darüber hinaus erbrachten auch verschiedene Labors verschiedene Resultate; oft wurden sogar identische Blutproben unterschiedlich interpretiert.

31 www.reimerhbo.com/lyme_dis.htm (Stand März 2006).

32 Vergleich der Testresultate zur Feststellung von Lyme-Borreliose in 516 Laboratorien (Teilnehmer am Wisconsin State Laboratory of Hygiene/College of American Pathologists Proficiency Testing Program) in *Journal of Clinical Microbiology*, 1997, 35 (3): 537–543.

Wenn es sich wirklich so verhält, könnte der Arzt genauso gut eine Münze werfen – Kopf oder Zahl? –, um zu sehen, ob der Patient infiziert ist. Ein Arzt, der sich mit dem Thema beschäftigt, meinte, der beste Test sei, den Patienten zu fragen: »Wie geht es Ihnen?«

Doch wie kommt es zu diesen unterschiedlichen Resultaten?

- Serologische Untersuchungen, wie ELISA und Western Blot stellen lediglich den Antikörper-Titer[33] fest. Die IgM-Antikörper entwickeln sich erst in der dritten Woche nach dem Zeckenstich, erreichen Spitzenwerte in der vierten bis sechsten Woche und schwinden dann wieder nach der achten Woche. Wenn also der Test zu früh gemacht wird, sind die Resultate meist negativ, auch wenn der Patient befallen ist. Auch zu frühe Antibiose kann die Immunantwort des Körpers unterdrücken.
- Andererseits bleiben die IgG-Antikörper, die sich später entwickeln, viele Jahre im Blut; auch wenn der Patient längst geheilt ist und keine Borrelien mehr beherbergt, wird er dennoch positiv getestet.
- Falsch positive Reaktionen können auch bei Autoimmunerkrankungen, bakteriellen Infektionen (insbesondere Syphilis) und einigen viralen Infektionen, wie Herpes oder Epstein-Barr, auftreten.[34]
- Ein weiteres Hauptproblem für die Diagnostik ist, dass es viele Stämme und Rassen der Borrelien gibt, die jeweils ein abweichendes serologisches Muster hervorbringen.
- Wie wir im vorhergehenden Kapitel gesehen haben, sind die Borrelien Meister der Tarnung und Manipulation. Sie verstecken sich in menschlichen Zellen und wenig durchbluteten Geweben und verhüllen ihre Antigene, sodass Antikörper oft gar nicht erst entstehen.
- Wenn sich die Antikörper am bakteriellen Antigen befestigen, um den Eindringling zu neutralisieren, sind sie nicht mehr als Antikörper identifizierbar. Sie sind nun Teil eines Antikörper/Antigen-Komplexes. Diese Komplexe sind jedoch mit heutigen Analysemethoden nicht zu ermitteln. Das heißt, wenn viele Antigene vorhanden sind, kann es durchaus zur Verminderung der Antikörperzahl kommen: Sie waren da, sind aber nun, als Teil der Abwehrreaktion, an die Antigene gebunden. So kann es vorkommen, dass jene Patienten mit den stärksten Infektionen in den Tests niedrige Antikörper-Titer haben.
- Überhaupt ändert sich der Antikörper-Titer fortwährend und kann in verschiedenen Stadien der Erkrankung niedrig oder gar nicht existent sein. Niemand kann sagen, ob die Infektion noch aktiv oder bereits ausgeheilt ist.

33 Bei der Maßanalyse (Titration) die Bestimmung der Menge eines Antikörpers oder Antigens, die in der Verdünnung noch nachweislich eine positive Reaktion bewirken kann.
34 »Lyme-Borreliose: Merkblatt für Ärzte«, hrsg. BgVV und RKI, Köln, 1996.

Neben ELISA und Western Blot gibt es noch andere Tests, die aber ebenso problematisch sind:

• Die **Nervenwasseruntersuchung** durch Einstich mit einer Punktionsnadel ins Rückgrat bringt nicht nur 30 Prozent Falschergebnisse, sondern ist zudem auch schmerzhaft und mit Risiken behaftet.

• Der **Polymerase-Kettenreaktions-Test (PCR)** spürt genetische Sequenzen, kleine Schnipsel der Spirochäten-DNA in Blut, Haut, Harn oder Gelenksflüssigkeit auf und vermehrt sie millionenfach. Er zeigt aber ähnliche Schwächen wie Western Blot und ELISA.

• Der sogenannte **LTT** (Lymphozytentransformationstest) versucht die Erregertätigkeit festzustellen, ist aber ebenfalls unzureichend.

• Der von Dr. Jo Anne Whitaker (Bowen Research Institute, Florida) entwickelte **RIBb-Test** (Rapid Identification of *Borrelia burgdorferi*) ist eine Fluoreszenzuntersuchung der Antikörper-Antigen-Anwesenheit in Körperflüssigkeiten. Seit 1999, bestätigt die Forscherin, verläuft jeder Bluttest positiv; kein einziger war negativ. Sie kommt zum Schluss, »dass das Problem nicht nur endemisch ist, sondern inzwischen epidemische Proportionen erreicht hat« (Whitaker 2003: 11).

• Der **Visual Contrast Sensitivity Test (VCS)** misst den Befall des Nervensystems, insbesondere der Sehnerven, mit lipophilen Neurotoxinen. Die Annahme ist, dass sich die fettlöslichen Bakteriengifte an die optischen Nerven binden, was dazu führt, dass der Betroffene eine verminderte Fähigkeit hat, Grautöne zu unterscheiden. Die darauf folgende Therapie verlangt zuerst das Abtöten der Borrelien durch Antibiose (Antibiotika) und anschließend die Entfernung der Toxine durch den Lipidsenker Colestyramin (siehe Seite 105). Nachprüfungen (Hartmann, Müller-Marienburg, 2003) stellen in Frage, ob das Schwanken der Wahrnehmung von Grautönen für Borrelien überhaupt spezifisch ist.

Da die Erhebung von verlässlichen Testresultaten so schwierig ist, weiß niemand genau, wie viele Borrelioseinfektionen es überhaupt gibt. Die Schätzungen der Experten gehen weit auseinander. Wie viele Fälle werden als andere Krankheiten falsch diagnostiziert oder gar nicht einmal gemeldet? Oder diagnostizieren Ärzte die Borreliose gar zu häufig? Das schweizerische Bundesamt für Gesundheit (BAG) meldet für die Eidgenossenschaft 3000 neue Borreliosefälle pro Jahr; rechtzeitig entdeckt, seien sie leicht zu kurieren.[35] Die amerikanische Gesundheitsbehörde Center for Disease Control (CDC, Atlanta, Georgia) gibt für die USA schätzungsweise 20 000 Neuerkrankungen pro Jahr an; Studien in Harvard sprechen dagegen von 200 000 neuen Ansteckungen (Buhner 2005: 4). Das CDC schätzt die Gesamtzahl der Infizierten allein in den USA

35 Hans-Peter Zimmermann im *Tagesanzeiger*, Zürich, 25.2.2007.

auf 1,8 Millionen, Dr. med. Kinderlehrer (2002) geht gar von 18 Millionen aus. Nach Statistiken des Borreliose Bund Deutschland e. V., dem Nationalen Referenz-Zentrum Borrelien (München) und des Robert Koch-Instituts (München) gibt es in Deutschland 60 000 bis 100 000 neue Fälle jährlich.

Die Borreliose-Experten Dr. Harvey und Dr. Salvato (Diversified Medical Practices, Houston, Texas) schätzen, dass 15,5 Prozent der Weltbevölkerung, also fast eine Milliarde Menschen, mit der Spirochäte infiziert sind. Und der Arzt Lee Cowden glaubt, dass die Hälfte der chronisch Kranken wahrscheinlich an Lyme-Borreliose leiden (*Nutra News*, Oktober 2003). Aber, wie gesagt, diese Zahlen sind lediglich Schätzungen. Bei jenen Experten, die irgendein Wunderheilmittel oder eine teure Therapie zu verkaufen haben, liegen die Schätzungen meistens höher.

Krankheitsstadien[36]

Wie bei der Syphilis kann man bei einer Borrelioseinfektion drei Stufen ausmachen. Auch wenn es keine sicheren Leitsymptome gibt, so versucht man dennoch solche zu etablieren. Im ersten Stadium wäre das Leitsymptom die Wandernde Röte *(Erythema migrans)*. Im zweiten Stadium ist es die »Gesichtslähmung« (Fazialisparese) – geschlossenes Augenlid, herabhängender Mundwinkel – und das Bannwarth-Syndrom (eine begleitende Hirnhautentzündung), und im dritten Stadium gilt die chronische Gelenkentzündung (Lyme-Arthritis) und die chronische Hautentzündung *(Akrodermatitis chronica atrophicans)*, die eine sogenannte Pergamentpapierhaut zur Folge hat.

Wie die Syphilis verläuft die Borreliose in Schüben. Nach Abebben der Symptome und nach scheinbarer Heilung kann sie immer wieder erneut aufflammen.

Hier einige der Symptome mit näherer Beschreibung:

1. Die **Wandernde Röte**, ein von der Einstichstelle sich langsam ausbreitender rötlicher Ring, der in der Mitte erblasst, gilt bei vielen Ärzten als wichtigster diagnostischer Anzeiger einer Borreliose-infektion. Doch weniger als die Hälfte der Angesteckten bekommen diesen Ausschlag. Der Ring gilt als Zeichen eines funktionierenden Immunsystems. Fieber, Abgeschlagenheit, Rückenverspannung, Kopfschmerzen, Gliederschmerzen, geschwollene Lymphknoten sind weitere Symptome des ersten Stadiums.

36 Taylor, Scott: *Lyme Disease* 2004, www.autoimmunityresearch.org/lyme-disease.

2. Nach Wochen oder Monaten: **schubartige Schmerzen** in Gelenken (Lyme-Arthritis, *Arthralgien*), die oft von Gelenk zu Gelenk springen; Muskelschmerzen *(Myalgien)*, Gesichtslähmung (Faziale Parese), Hirnhautentzündung (Neuroborreliose), Zahnschmerzen, Zittern, Zucken *(Bell's Palsy)*.

3. **Chronisches Spätstadium**: Die Lyme-Borreliose, der »große Nachahmer« von vielen anderen Krankheiten, kann in diesem Stadium als multiple Sklerose, rheumatoide Arthritis, Dauermüdigkeitssyndrom, Spätsyphilis, Alzheimer, Reizdarm, Lupus, Skleroderma, Fibromyalgie usw. falsch diagnostiziert werden.

Die häufigsten Symptome sind:

- Gelenkentzündung, meistens in den Knien, wobei es bei 11 Prozent der Betroffenen zur Zerstörung des Knorpels kommt.
- »Pergamentpapierhaut« *(Akrodermatitis chronica atrophicans)*, die ebenso wahrscheinlich als Nachwirkung langfristiger Kortisonbehandlung gedeutet werden kann: eine zigarettenpapierdünne, bläulich gefärbte, zerknitterte Haut, mit Ödemen und Schwund des Unterhautfettgewebes
- Karditis, Herzmuskelentzündung
- Lähmungen, mentale Dysfunktionen (Neuroborreliose)
- Chronic fatigue immune dysfunction syndrome (CFIDS)
- Psychose

Trotz korrekter biomedizinischer Behandlung (mit Antibiotika) beklagen 50 Prozent der Behandelten Spätkomplikationen.

Wo kommt die Borreliose plötzlich her?

Lyme-Borreliose ist eine neue Krankheit. Erst 1975 wurde sie in der Kleinstadt Lyme entdeckt. In der medizinischen Literatur tritt sie im Jahr 1982 erstmals auf. Zwar gab es anfangs des 20. Jahrhunderts sporadische Berichte etwa über die »wandernde Röte«, die sich von der Einstichstelle des Holzbockbisses ausbreitet; und 1902 beschreiben die Mediziner Herxheimer und Hartmann die verfärbte, zerknitterte Zigarettenpapierhaut *(Akrodermatitis chronica atrophicans)*, die man heute als eine Hauptmanifestation der Lyme-Borreliose zuordnet. 1930 beobachtete ein schwedischer Arzt, wie eine solche Hautrötung in eine chronische Meningitis mündete. Außer solchen einzelnen Fällen war die rezidive Multisystemerkrankung, die diese Spirochätengattung auslöst, unbekannt.

Wie entstand sie, und wo kam sie plötzlich her? Es gibt viele Vermutungen. Einigen der Theorien, die man am häufigsten zu Ohren bekommt, wollen wir hier kurz nachgehen:

- Ist die Borreliose **eine alte Krankheit**, die zuvor einfach nicht wahrgenommen wurde?

Die britische Ärztezeitschrift *Lancet* (Oktober 1995) berichtet von vertrockneten Zecken an Füchsen, die man in Österreich 1884 ausgestopft hatte und im Museum verwahrte. Zwei der konservierten Zecken enthielten Spuren von Borrelien-DNA. In den Ohren von konservierten Weißfußmäusen aus dem Jahr 1894 aus Massachusetts fand man ebenfalls genetische Spuren dieser Spirochäten. Waren diese Bakterien damals noch nicht so virulent? Oder wurden die einzelnen Symptome einfach als verschiedene Krankheiten gedeutet?

- Ist es eine **Mutation**, die den Kreis der potenziellen Wirte erweiterte? Unter anderem auch auf den Menschen?
- Ist es eine **Mutation**, eine Gegenoffensive jener Bakterien und Kleinstlebewesen, denen wir mit unserer massiven Antibiotikaoffensive den Krieg erklärt haben?

Haben diese winzigen Kreaturen nicht doch einen intelligenten übergreifenden Geist, der sich für den Frevel an der Natur rächt? Ist es Gaia, der Erdorganismus selbst, der auf diese Weise eine überbordende, aus dem Ruder gelaufene Menschheit zügeln will?

- Handelt es sich gar um einen aus den Labors der **Gentechniker** oder der Produzenten **biologischer Waffen** entkommener Organismus? In den USA geht das Gerücht um, dass die Borreliose von Nazi-Wissenschaftlern als biologische Waffe geschaffen wurde. Wie Raketenwissenschaftler (z. B. der Weltraumpionier Werner von Braun) und Düsenflugphysiker seien auch Biowaffenexperten im Rahmen des Geheimunternehmens *Operation Paperclip* nach Amerika verschleppt worden. Auf der Insel Plum Island, die nur neun Meilen von Lyme entfernt liegt, sollen sie im Auftrag des Pentagons beauftragt gewesen sein, ihre Experimente an Bakterien und Viren weiterzuführen. In den fünfziger Jahren hätten sie mit bakterieninfizierten Zecken experimentiert, die dann mit Flugzeugen auf die Russen oder auf Fidel Castros Kuba abgeworfen werden sollten. Leider habe es aber undichte Stellen und Unfälle gegeben.

Immer wieder wurde beobachtet, dass bei Ebbe Rehe vom Festland (Connecticut) zur Insel schwammen und dort grasten. Haben sie sich dort mit den manipulierten Zecken infiziert? Zugvögel machten regelmäßig auf Plum Island Rast. So soll 1967 wahrscheinlich von der Insel die sogenannte *Dutch Duck Plague* ausgegangen sein, ein Wildentensterben, das sich zuerst im nahegelegenen Long Island zeigte. Ungefähr zur selben Zeit müssen sich die Borreliosemutanten verbreitet haben, die inzwischen außer Kontrolle geraten sind.

Plum Island ist inzwischen außer Betrieb, aber dafür wurde ein neues »Forschungszentrum für Bioterrorismus« an der University of Texas in San Antonio eröffnet, in dem Milzbrand, Hasenpest (Tularämie), Gallenbrechdurchfall (Cholera), Lyme-Borreliose, Desert Valley Fever – nach Expertenmeinung alles potenzielle Bioterrorwaffen – und weitere von Parasiten und Pilzen ausgehende Seuchen erforscht werden (*Bionia, World War 4 Report,* Februar 2007).[37] Solche abstrusen Informationen, die massenweise im Internet kursieren, haben natürlich mehr mit Hollywood zu tun als mit der Realität und sind ein gefundenes Fressen für Paranoiker jeglicher Art.

• Haben die Folgen der massiven **Störung des natürlichen Gleichgewichts** durch menschliche Einwirkungen im Ökosystem die Zeckenbisskrankheit erst zum Problem werden lassen?

Der auf Borreliose spezialisierte Arzt Dietrich Klinghardt vermutet, dass wegen der ansteigenden Temperaturen durch den Treibhauseffekt die Population der Stechinsekten und Parasiten, die als Vektoren der Krankheit wirken, rapide zunimmt (Klinghardt 2005: 10). (Siehe auch Seite 60, »Rehe und Mäuse«.)

• Ist die Borreliose-Spirochäte womöglich nicht der Verursacher der Borreliose, sondern nur ein opportunistisches Mikrolebewesen, das sich einfindet, wenn das **Immunsystem** sowieso durch chronische Vergiftung – Schwermetalle, Amalgam, Medikamentenvergiftung, Elektrosmog, Spätfolgen von Impfungen und dergleichen – in Mitleidenschaft gezogen ist?

Vielleicht lässt sich so erklären, warum unter den Tieren besonders Hunde, Kühe und Pferde befallen werden. Denn diese Haustiere erfahren zweifellos eine erhebliche Schwächung ihres Immunsystems durch ständige Desinfizierungsmaßnahmen, Impfungen, Entwurmungskuren und Antibiotikaeinsätze. Oder ist die Borrelie gar ein **Symbiont**, der schon immer relativ friedlich in uns lebte und erst jetzt entdeckt wurde und nun für diverse Leiden verantwortlich gemacht wird?

• Oder ist die Borreliosepanik vielleicht gar eine Verschwörung der mächtigen Hintermänner des **Medizin- und Pharma-Establishments**?

Obwohl einige Ärzte in der Borreliose lediglich eine einfache bakterielle Infektion sehen, die sich relativ schnell mit Antibiotika beseitigen lässt, sprechen andere medizinische Experten von einer unerkannten Pandemie, die inzwischen Hunderte von Millionen Menschen erfasst hat. Sie zeigen auf, wie die Borrellien nicht nur das Immunsystem, sondern auch die praktischen Ärzte täuschen, indem sie sich als andere Krankheiten tarnen und sich kaum durch Tests ermitteln lassen. 50 Prozent der Krankheiten – Sarkoidose, Lupus, multiple Sklerose, Parkinson, amyotrophische Lateralsklerose (ALS), Autismus, chronisches Müdigkeitssymptom, Fibromyalgie, multiple Chemikaliensensibilität (MCS), Gelenkarthritis, Immunschwäche, Alzheimer, Schizophrenie und viele andere psychische Erkrankungen – seien eigentlich verkappte Borreliosen. Nach Aussage von Prof. L. H. Mattmann lassen sich bei über 80 Prozent aller Amerikaner mikroskopisch im Blut Borrelien nachweisen (Klinghardt 2005: 2).

37 www.ww4report.com.

Eine Pandemie, die sich kaum eindeutig durch Tests ermitteln lässt und die unzählige Masken trägt, ist ein potenzielles Milliardengeschäft. Krebs, AIDS, SARS und ähnliche Schreckensinszenierungen verlieren allmählich ihre Schockwirkung. Eine heimtückische, kaum fassbare Spirochäten-Invasion kommt da gerade recht, um Angst zu schüren und massive finanzielle Mittel locker zu machen. Staatliche Gesundheitsfunktionäre und Pharmaunternehmer stecken nun ihr Terrain ab, die Medienpropaganda gegen die widerliche Zecke und die böse, heimtückische Bakterie läuft an, und gewiefte Mediziner springen auf den abfahrenden Zug auf.

- Oder handelt es sich bei dieser neuen Krankheit vielleicht sogar um eine unerkannte **Invasion von Außerirdischen**, etwa von Mars oder Pluto oder gar von einer fernen Galaxie, wie es einige meiner »abgefahrenen« Freunde, Traumtänzer und Techno-Freaks zu wissen glauben?

Kaum aufspürbare fremde Intelligenzen benutzen die Spirochäten als Fahrzeug, um in unseren Körper und Geist zu gelangen und um diese zu instrumentalisieren. Sie überlisten das Immunsystem, funktionieren den Stoffwechsel um, was wiederum die Gefühle und Emotionen der Menschen verändert. Die Invasoren befallen das menschliche Informationssystem (Nervensystem) und beeinflussen auf diese Weise unweigerlich das Denken der Menschen. Menschen, die in dieser Weise besetzt werden und nicht die geistigen und moralischen Kräfte haben durchzuhalten und ihr Leben bis in den innersten Kern zu wandeln, werden zu Instrumenten dieser Wesen – etwa so wie diejenigen, die vom Vampir gebissen werden und selbst zu Vampiren werden.

Auch bei Rüdiger Dahlke, dem bekannten Psychosomatiker, Fastenarzt und Reinkarnationstherapeut, sind bei der Ansteckung mit der Borreliose Mars und Pluto im Spiel, aber nicht als ferne feindliche Planeten, sondern in der Form von Urbildern oder Urprinzipien, die aus der Tiefe unseres psychosomatischen Wesens wirken. In seinen Büchern, »Krankheit als Symbol« (Dahlke 2007) und »Aggression als Chance« (Dahlke 2006), spricht er von der Innenwelt, dem inneren psychischen Raum, in dem Mars das männliche und Pluto das weibliche Aggressionsprinzip vertritt. Die Zecken, diese »hinterhältigen kleinen Vampire«, und die Spirochäten, wie widerwärtig und gnadenlos sie auch sein mögen, geben uns die Chance, dieses Aggressionsprinzip in uns selber zu konfrontieren. Sie fordern uns auf, uns mit unserer eigenen Hinterhältigkeit und Rücksichtslosigkeit auseinanderzusetzen. Wir sollten prüfen, »inwieweit man wie eine Zecke in jemandes Pelz sitzt oder anderen erlaubt, sich wie Zecken an einen zu heften. Welches Gift wechselt dabei den Besitzer? Und in welchem Bereich fließt es, welchen hindert es? Wie wird die eigene Beweglichkeit davon in Mitleidenschaft gezogen?«

Für Dahlke hat diese Krankheit in der heutigen Zeit also eine pädagogische Aufgabe. Indem wir sie bewältigen, gibt sie uns die Chance, seelisch über uns hinauszuwachsen. Um das zu tun, müssen wir die Kraft und den Mut des draufgängerischen Mars in uns aufrufen, wie auch die Unerbittlichkeit des Pluto.

Rehe und Mäuse: Ökologische Faktoren

Seuchen und epidemische Krankheiten entstehen nicht in einem leeren Raum. Gesellschaftliche und geistige Faktoren, Siedlungsdichte, Hygiene, Lebensgewohnheiten oder Ernährung, spielen als Vektoren ansteckender Krankheiten eine wesentliche Rolle. Zu den wichtigsten Entstehungsgründen zählen jedoch Umweltfaktoren. Als die ersten neolithischen Bauern Tiere einpferchten und Samen säten, entstanden Probleme, die sich die frei herumstreifenden Jäger und Sammler nie hätten träumen können. Die neue Sesshaftigkeit machte eine Bevölkerungszunahme auf das Zehn- bis Hundertfache möglich. Überschüsse konnten als Vorräte angelegt werden, neue Machtstrukturen regelten die Verteilung. Die Vorratskammern und -lager zogen jedoch Ratten und Mäuse an, samt den von ihnen mitgebrachten Läusen, Flöhen und anderem Ungeziefer, das sich als Überträger von Keimen eignet. Die in größerer Menge anfallenden Abfälle und Fäkalien wurden zu Brutstätten von Fliegen, Schimmelpilzen und Bakterien. Schon in vorhistorischer Zeit schufen Bantubauern in Zentralafrika ideale Bedingungen für die Malaria übertragenden Mücken, indem sie Teile der Urwälder kahl schlugen. Bis heute verursachen die in Bäche, Teiche und Bewässerungskanäle gelangten Fäkalien Krankheiten wie Hepatitis, Cholera und – vor allem in Ägypten, im tropischen Afrika und Südamerika – Bilharziose *(Schistosomiasis)*, die nach der Malaria zu der am weitesten verbreiteten tropischen Krankheit wurde. Die Wasserschnecken, die sich von den Fäkalien ernähren, sind Zwischenwirte für die *Schistosoma*-Egel, die bei den Badenden oder im Wasser Watenden die Haut durchbohren und bis in die inneren Organe, Leber und Gehirn, vordringen.

Seit dem Neolithikum teilen domestizierte Tiere den unmittelbaren Lebensraum der Menschen. Viele der Mikroben, die die Haustiere besiedeln, haben sich an den menschlichen Organismus angepasst und in ihm einen neuen Wirt gefunden. So verwandelte sich das Virus der Rinderpest zum Masernvirus und der inzwischen abgemilderten Form der Kinderkrankheit. Pocken und Tuberkulose scheinen eine weitere Mitgift der Rinder zu sein. Die Grippe haben wir wahrscheinlich den Enten zu verdanken, Brucellosen den Kühen, Schafen und Ziegen, und unser bester Freund, der Hund, hat uns den Keuchhusten geschenkt (Diamond 1999: 207). Für die Mikroorganismen sind die Säugetiere ein riesiges Spielfeld, sofern sie nicht wie in freier Natur artgerecht leben, sondern eng gedrängt, falsch ernährt und von ihren eigenen Fäkalien umgeben.

Ökologen sind überzeugt, dass Änderungen in der natürlichen Umwelt auch bei der Entstehung und Verbreitung der Borreliose eine wesentliche Rolle spielten. Um 1990 wurde man sich bewusst, dass sich die Lyme-Arthritis, die 1975–76 zuerst in Neuengland entdeckte Krankheit, in allen US-Bundesstaaten und auch in Europa epidemieartig ausbreitete. 90 Prozent der Borreliosefälle wurden jedoch in Neuengland gemeldet, und zwar in ländlichen Gebieten, die einst vollständig gerodet worden waren. Zwischen 1982 und 1990 verdoppelte sich die Zahl der Ansteckungsfälle in diesen zwischen New York und Maine gelegenen Küstenregionen. Der Harvard-Professor Art Spielman und seine Kollegen sind diesem auffallenden Befund nachgegangen; sie machen die vom Menschen degradierte Umwelt für die neue Krankheit verantwortlich (Garrett 1995: 554).

Im späten 18. Jahrhundert brauchte man den Wald als Energiequelle für die Eisenindustrie und als Baumaterial. Im 19. Jahrhundert war es so weit gekommen, dass Brennholz eingeführt werden musste. Die Urwälder waren für immer verschwunden und mit ihnen die Wölfe, Kojoten und Pumas. Allmählich wuchs Gebüsch nach, das nicht viel Schatten wirft. Lichtes Ahorn- und Birkengestrüpp bedeckte nun die ehemals entblößten Hügel. Ohne Raubtiere fürchten zu müssen, vermehrten sich die Rehe, Opossums (Beutelratten) und Nager wie Grauhörnchen, Streifenhörnchen (Chipmunk), Wühlmäuse und Weißfußmäuse, bis sie fast zur Plage wurden. Allmählich drangen sie ungeniert bis in die Ortschaften vor. Bambi und niedliche Erdhörnchen äsen nun ungestört auf den weitläufigen, gepflegten Rasen, Gärten, Spielwiesen und Golfplätzen der ins ursprünglich freie Land vorrückenden Vorstädte. Im selben Biotop tollen Hunde und Katzen, krabbeln Kinder, spielen Jugendliche Fußball und Softball und genießen Familien ihr Sonntagspicknick. Die Hirschzecken (*Ixodes dammini* oder *I. scapularis*), die an den Rehen und Nagetieren hängen, dringen auf diese Weise in den menschlichen Lebensraum vor. Auch wenn man alle Rehe abschießen würde, so Professor Spielman, würde das kaum einen Unterschied machen, da das Langzeitreservoir der Borrelien die Weißfußmäuse sind, die vor allem den Larven und Nymphen der Hirschzecke als Futterquelle dienen. Nicht nur sind die Raubtiere, die diese Nagetiere einst in Schach hielten, ver-

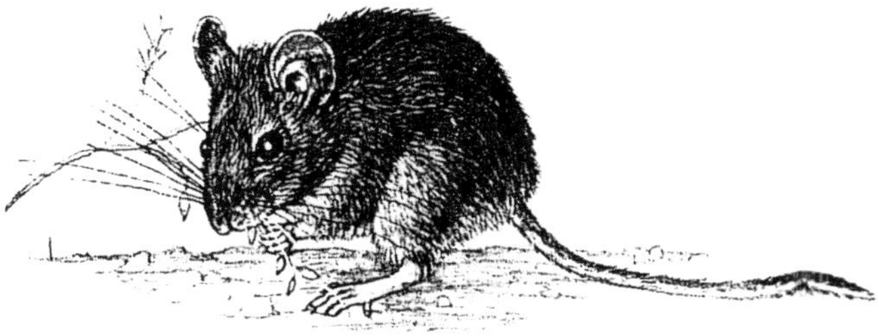

Amerikanische Weißfußmaus.

schwunden, sondern auch die mächtigen Eichen und Lärchen, deren Schattenwurf im Sommer so tief war, dass die Zecken nicht gut gedeihen konnten.

Gravierend wirkte sich auch die seit den fünfziger Jahren betriebene massive Anwendung von sogenannten Pflanzenschutzmitteln in den Gärten und Feldern aus. Die hemmungslos versprühten Insektizide und Pestizide töteten Ameisen, Spinnen und Wespen, aber auch die Vögel, die sich über die Eier, Larven, Nymphen und geschlechtsreifen Zecken hermachten.

Die Lyme-Krankheit beschränkt sich inzwischen nicht mehr nur auf das ländliche Gebiet von Neuengland. Seit den achtziger Jahren werden auch Menschen in Kalifornien mit Borreliose infiziert. Dort am Pazifik gibt es weder Hirschzecken noch Weißfußmäuse, die als Spirochätenreservoir herhalten könnten, dafür aber gibt es die Dunkelfüßige Buschratte, die als Wirt für zwei verschiedene Zeckenarten dient. In Texas und den Staaten des Südostens gilt die Lone-Star-Tick *(Amblyomma americanum)* als der Bösewicht, der Borrelien in sich trägt. In Australien ist es wiederum ein anderer Wirt, eine andere Zeckenart *(I. holocyclus)* und ein anderer Borrelienstamm, der für borrelioseähnliche Symptome verantwortlich gemacht wird. In Japan sind es die *Borrelia japonica, B. tanukii, B. myamoto* und *B. turdae,* in China *B. sinica,* die alle als *B. burgdorferi* im erweiterten Sinn *(sensu lato)* gelten.

In Europa ist der Überträger der Borreliose nicht die Hirschzecke, sondern, wie wir gesehen haben, die Schildzecke *(Ixodes ricinus)*, und die Spirochäte ist nicht unbedingt die *Borrelia burgdorferi,* sondern kann auch *B. afzelii, B. garinii, B. spielmani* oder in Portugal *B. lusitaniae* sein. Auch in Europa spielen ökologische Faktoren eine Rolle. Die geläufige Theorie besagt, dass Schildzecken zwar tiefe Temperaturen ertragen, aber lange, sehr kalte Winter lassen die meisten von ihnen absterben. Wahrscheinlich hat die Klimaerwärmung, die uns seit den 1960er Jahren ungewöhnlich milde Winter beschert hat, die explosionsartige Vermehrung der Zecken begünstigt. Mit dem milderen Klima dringen auch Krankheitserreger, die es vormals nur in südlichen Breiten gab, weiter nach Norden vor. Eine durch Winterfütterung künstlich hoch gehaltene Population an Rehen und Hirschen – den bevorzugten Wirten der geschlechtsreifen Zecken – kommt dieser Zeckenvermehrung entgegen. Neben dem Überbestand an Wild ist möglicherweise auch die Dezimierung der Füchse, die sich vor allem von Kleinnagern ernähren, ein weiterer Faktor.

Gegen die oben erwähnte Theorie sprechen die Beobachtungen des »Zeckenpapstes« Dr. Norbert Satz: Zecken verhungern, wenn die Winter warm sind. Zecken brauchen gefrorenen Boden, damit sie in Winterstarre verfallen und Energie sparen können. Nach warmen Wintern gibt es tatsächlich weniger Zecken und weniger gemeldete FSME-Fälle (*Neue Zürcher Zeitung*, 7. Mai 2008).

Immer wieder hört man klagen, dass es so viele Zecken wie heutzutage früher nicht gegeben habe. Im Bodenseegebiet kann man sich im Sommer nicht mehr ungestört auf eine Wiese oder unter einen Baum legen. Und wie mir ein Förster erzählte, habe er Rehe gesehen, an denen Hunderte von Zecken hingen.

Eine Alibikrankheit?

Trotzdem ist es irgendwie rätselhaft, dass sich zeitgleich in Europa, Amerika und Australien die Zeckenbisskrankheit, die vor den achtziger Jahren praktisch unbekannt war, epidemieartig verbreitet.

Monika Falkenrath, die selbst von der Krankheit schwer betroffen war, glaubt nicht ganz, dass da nur ökologische Faktoren im Spiel sind. In ihrem lesenswerten Buch »Volkskrankheit Borreliose« (2003) beschreibt die ehemalige Lehrerin ihren Leidensweg, der zu ihrer frühzeitigen Pensionierung führte. Sie fragt sich, wann und wo eigentlich jemals ein wissenschaftlich einwandfreier Beweis dafür erbracht worden ist, dass Borrelien tatsächlich all die der Borreliose zugeordneten Symptome auslösen? (Falkenrath 2005: 34)

Es gibt Menschen, in denen Spirochäten oder die Antikörper nachgewiesen wurden, die aber noch nie Symptome der Borreliose hatten. Zugleich gibt es Patienten, die an Lähmungen, Muskelschmerzen, Gelenkproblemen, neurologischen Ausfällen und einem ganzen Spektrum weiterer Beschwerden leiden und bei denen Borreliose diagnostiziert wird, obwohl die Tests für Spirochäten nicht eindeutig sind. Wenn man andererseits »bei identischen Symptomen jedoch keine Borrelien, sondern andere Bakterien oder Viren oder gar nichts als Krankheitsursache identifiziert hat, heißt die Krankheit plötzlich Chronisches Müdigkeitssyndrom (CFS) oder Fibromyalgie oder MS (Multiple Sklerose) oder Epstein-Barr oder Ehrlichose oder, oder … Und wenn ein Lehrer unter derartigen Symptomen leidet, dann heißt das plötzlich ›Burn-out-Syndrom‹« (Falkenrath 2005: 34).

Weiter fragt sich die Autorin, womit man überhaupt die plötzliche Entstehung so vieler schwer diagnostizierbarer, »neuartiger« Krankheiten und ihrer identischen Symptome erklären kann? Als sie im Jahr 1993 mit partiellen Lähmungen, Muskelkrämpfen, Gelenkschmerzen und massiven Gedächtnis- und Konzentrationsstörungen zum Arzt ging, wurde bei ihr Polio diagnostiziert. Tatsächlich lag ihr Polio-Titer[38] weit über dem Grenzwert. Wie konnte das sein? War sie nicht als Kind gegen Kinderlähmung geimpft worden? Und wo hätte sie die Viren auflesen können? Aus verseuchten Gewässern? Bekanntlich wurde in der Bundesrepublik bis 1998 mit Lebendviren geimpft, die dann vermutlich über den Stuhl in die Kläranlagen und in die Gewässer gelangten. Später jedoch wurde die ehemalige Lehrerin trotz des hohen Polio-Titers von den acht Ärz-

38 Siehe Fußnote 33.

ten, die sie konsultierte, zum Borreliosefall erklärt. Polio kam nicht mehr in Betracht. Laut WHO-Statistik gibt es in der westlichen Welt dank des beeindruckenden Erfolgs der Massenimpfungen keine Kinderlähmung mehr. War dieser verkündete Sieg über die Polio in Wirklichkeit eine Definitionsmogelei?

Es ließ ihr keine Ruhe. Am Robert Koch-Institut in Berlin erfuhr sie, dass die Schluckimpfung mit Lebendviren 1998 eingestellt worden war, unter anderem, weil zwanzig bis dreißig Jahre nach erfolgter Erstimpfung zu viele an Polio erkrankt seien. Als sie das hörte, schoss es ihr durch den Kopf: In den fünfziger und sechziger Jahren – Ende der fünfziger Jahre in den USA, Anfang der sechziger Jahre in Europa – bekamen in der gesamten westlichen Welt die Kinder Schluckimpfungen verabreicht.

Nun, nach drei bis fünf Jahrzehnten, also seit den achtziger Jahren treten gehäuft neuartige Krankheiten wie Borreliose, chronisches Müdigkeitssyndrom, multiple Sklerose, Fibromyalgien und dergleichen auf. Bei den Betroffenen handelt es sich hauptsächlich um Vierzig- bis Sechzigjährige, also genau die Generation, die dieser massiven Schluckimpfkampagne ausgesetzt war. Dieselbe Symptomatik hat auch das Post-Polio-Syndrom (PPS), das angeblich ebenfalls nach drei bis fünf Jahrzehnten als Spätwirkung einer einstigen Kinderlähmung Betroffene heimsucht: Müdigkeit, Muskelschmerzen, Muskelschwäche und Muskelschwund, Arthrosen, Gelenkschmerzen, Kälteintoleranz, Abgeschlagenheit, Schlaf- und Atembeschwerden und Neuropathien.[39]

Die gleichen Symptome befielen auch viele Veteranen des Golfkriegs; sie litten am sogenannten Golfkrieg-Syndrom. Diese Soldaten hatten massive Schutzimpfungen über sich ergehen lassen müssen, ehe sie in Arabien einrückten. Für Monika Falkenrath drängt sich der Verdacht auf, dass es sich bei all dem in Wirklichkeit um ein einziges Krankheitsbild handeln könnte: Chemikalienvergiftung, Impf- und Medikamentenschäden, insbesondere Spätschäden durch die Polioimpfung.

Wäre das eindeutig beweisbar, könnte sich die Pharmaindustrie kaum mehr vor einer Lawine von Schadensersatzklagen retten! Also richtet die einflussreiche Pharmalobby die öffentliche Aufmerksamkeit in eine andere Richtung: Mit einer Medienoffensive und Werbekampagne lenkt man die Aufmerksamkeit der Mediziner und der Öffentlichkeit auf eine ganze Reihe von durch verschiedene »Erreger« verursachten Multisystemerkrankungen. »Was anfangs erst nur Insider- und Spezialistenwissen ist, spricht sich allmählich herum, bis endlich auch jeder Betroffene mit seiner Vielzahl von eigenartigen, vielschichtigen und komplexen Beschwerden ›seine‹ passende Schublade gefunden hat: CFS, MS, Fibromyalgie oder Borreliose. Diese ekelhaften Zecken sind schuld! Die kann man gar nicht oft und widerlich genug den Leuten vorführen, so was

39 de.wikipedia.org/wiki/Post-Polio-Syndrom.

prägt sich ein, macht Angst und eine richtig schön geschürte Zeckenhysterie hält die Leute beschäftigt, von der Natur fern und vom Nachdenken ab.« (Falkenrath 2005: 37)

Vielleicht hat Monika Falkenrath mit ihrer Hypothese Recht. Vielleicht sind es Schwermetallvergiftung, Medikamenten- oder Impfschäden, die für die komplexen Symptome der neueren Multisystemerkrankungen verantwortlich sind und nicht diese oder jene Mikroorganismen. Vielleicht sind diese einfach vorhanden, wenn das Immunsystem sowieso geschädigt ist. So wie Fliegen in unaufgeräumten, schmutzigen Zimmern vorhanden sind, ohne die Unordnung und den Dreck verursacht zu haben?

Eine notwendige Fußnote zum Thema Polio

Persönlich kann ich mich an die massive Impfkampagne gut erinnern, an die Bilder von Kindern an Krücken, von Kindern in der Eisernen Lunge und an die Angst, die mit der Kinderlähmung verbunden war. In meiner Schulklasse schluckten wir alle fleißig die Impfflüssigkeit, und ich war froh, dass es nicht piekste und weh tat wie andere Impfungen oder wie die Penicillinspritzen.

Dr. Jonas Salk, der die Polioviren auf zerhackten Affennieren züchtete – nach seinen eigenen Angaben verbrauchte er allein in seinem Labor 17 000 Rhesusaffen –, galt als Retter der Kinder und Held der Medizin. Weniger bekannt war die Tatsache, dass Polio schon vor der Schluckimpfung am Abebben war, und zwar um 47 Prozent in den USA und um 55 Prozent in Großbritannien (Engelbrecht 2006: 57).

Vor dem 20. Jahrhundert war Polio eine harmlose Krankheit, die ausschließlich ohne die gefürchteten Lähmungen verlief. Im Ersten Weltkrieg begann in der Nähe von New York die massive Produktion von Chlorbenzol. Die giftige Chemikalie war die Basis für Pikrin-Säure-Sprengstoff, für Giftgas für den Kriegseinsatz und später für Herbizide, Bakterizide und Insektizide in der Landwirtschaft und im Haushalt. Die plötzliche und massive Produktion des Giftstoffs stimmt in Ort und Zeitpunkt exakt mit einer Epidemie überein, die das zentrale Nervensystem vieler Menschen, vor allem von Kindern, rund um New York befiel.[40] 1942 kam es wieder zu einer Polioepidemie, wieder nach einer massiven Produktion von Chlorbenzol als Hauptbestandteil von DDT. Die Überschüsse der riesigen Mengen des Giftes, die für einen eventuellen Chemiewaffeneinsatz produziert worden waren, wurden nach dem Zweiten Weltkrieg von der Regierung für die Landwirtschaft zur Schädlingsbekämpfung, zum Besprühen der Kuhställe gegen Fliegen, zum flächendeckenden Einsatz in Sümp-

40 www.initiative.cc/Artikel/2004_08_23%20Polio%20und%20Pestizide.htm.

fen und Gewässern zur Ausmerzung von Malariamoskitos, als Hausspray gegen Küchenschaben, Motten und Hausfliegen für den öffentlichen Markt freigegeben. Der Höhepunkt der DDT-Anwendung in den USA zwischen 1950 und 1955 deckt sich mit dem Höhepunkt der Poliomyelitis-Epidemie.

In diesen Jahren galt DDT als Wundermittel, als Teil des unaufhaltsamen Fortschritts, der in eine goldene Zukunft führen würde: Wenn bei uns die ganze Familie zur wöchentlichen Einkaufstour zum Shopping Center aufbrach, wurden zuhause, ehe wir wegfuhren, die Fenster geschlossen und sämtliche Zimmer mit DDT aus einer Sprühdose eingenebelt. Wenn man nach ein paar Stunden wieder nach Hause kam, rochen die Zimmer zwar unangenehm nach Chemie, aber sämtliche Fliegen und Käfer waren tot. Die Nachbarn hüllten ihre Gärten in ganze Wolken von DDT, um die Krabbelviecher abzutöten, die sonst am Obst und Gemüse knabberten. Der DDT-Einsatz erfolgte hemmungslos und unmittelbar: Bettdecken und Textilien wurden besprüht, selbst Menschen gegen Läuse und Mücken; Haushunde, Katzen und Stalltiere wurden gegen Flöhe, Bremen und anderes Ungeziefer gründlich bestäubt, sodass sie aussahen, als wären sie mit Puderzucker bedeckt.

Aus heutiger Sicht wird klar, dass die Ausbreitung der Kinderlähmung nach dem Zweiten Weltkrieg in der westlichen Welt – die Entwicklungsländer blieben damals davon verschont – eine Massenvergiftung als Ursache hatte. Dabei hätte man es wissen können. Mitte der vierziger Jahre zeigte die amerikanische Gesundheitsbehörde *(National Institutes of Health)*, dass DDT bei Tieren offenbar den selben Teil des Rückenmarks schädigt, der auch bei der Kinderlähmung defekt ist (Engelbrecht 2006: 63). 1952 und 1953 wurden Studien in den USA und in der Schweiz veröffentlicht, die belegen, dass die Ursache für eine Lähmung bei Kälbern DDT in der Milch war. Allmählich wurde man sich dessen bewusst, dass DDT hoch toxisch ist; man begann die Anwendung einzuschränken und an seiner Stelle Organophosphate zu verwenden. Mit der Kinderlähmung brachte man das Gift aber nicht in Verbindung; man ließ sich nicht davon abbringen, einen Erreger, einen Virus, als Ursache zu suchen.

Ich kann mich auch an die Aufregung und den öffentlichen Jubel erinnern, als Jonas Salk am 12. April 1955 den Impfstoff gegen Polio bekannt gab. Der Entdecker bekam von Präsident Eisenhower persönlich die höchste Ehrenauszeichnung überreicht. Der Krieg gegen die Seuche war nun gewonnen. Es dauerte jedoch nicht lange, bis es unter den geimpften Kindern zu einem dramatischen Anstieg an Poliofällen kam.

Die Polio-Schluckimpfung bestand eigentlich aus nichts anderem als der Flüssigkeit, die aus zerhackten, mit Polioviren inokulierten Affennieren herausgefiltert wurde. Der Filter war groß genug, um Bakterien, aber nicht um andere Viren abzufangen. Aus Versehen wurde so die Schluckimpfung mit einem Affenvirus (Simian Virus 40) kontaminiert (Buhner 2002: 133). Hunderte von Millionen Menschen, darunter 98 Millionen Amerikaner, wurden zwischen 1955 und 1963 mit SV40-verseuchten Dosen geimpft. Bei 30 Millionen Amerikanern kam es zu Ansteckungen und verschiedenen Krankheiten, darunter auch Krebserkrankungen.

Du wirst kein Buch finden, wo du der göttlichen Weisheit mehr inne werden könntest, als wenn du auf eine grünende und blühende Wiese gehst, da wirst du die wunderbare Kraft Gottes sehen, riechen, schmecken.

Jakob Böhme

Borreliose muss klinisch diagnostiziert werden, denn es gibt gegenwärtig keinen einzigen Test, der die Infektion mit diesem Pathogen eindeutig beweisen oder ausschließen kann oder aussagen kann, ob die Symptome des Patienten ihre Ursache in der Infektion haben.

Joseph J. Burrascano Jr. MD, 2000

ANGST VOR DER NATUR

Der Krieg war vorbei, aber der unstillbare Hunger trieb die Städter aufs Land, um zu »hamstern«. Auch wir fuhren mit dem Bummelzug zu den Bauern und trieben Tauschhandel: Silberbesteck und Tuch gegen Mehl, Eier und Wurst. Die Familie Dienert kannten wir gut. Die hatten eine »Klitsche«, ein kleines, heruntergekommenes Bauerngut, ein paar Kühe und Hühner und Getreide vom Feld. Und am Wochenende gabs bei ihnen auch immer wieder mal sächsischen Hefekuchen. Meistens wusste man beim bloßen Anschauen nicht, ob Streuselkuchen, Zwetschgenkuchen oder Quarkkuchen auf dem Blech war, denn eine Schicht Stallfliegen bedeckte die Oberfläche. Wenn der Muckefuck (Kaffee-Ersatz) fertig war, scheuchte die beleibte Bauersfrau die Fliegen weg, schnitt die Kuchenstücke und teilte sie aus. Es schmeckte wunderbar. Ich kann mich nicht erinnern, dass die Fliegen irgendjemand störten.

Die Kinder balgten sich damals viel, und oft verletzten sie sich bei wilden Spielen bis aufs Blut. Geschürfte Knie oder Platzwunden waren keine Seltenheit. Wo man heutzutage gleich zur Tetanusspritze und zu Antiseptika greifen würde, nahmen die Kinder ein paar Blätter des stark blutstillenden Breitwegerichs, zerkauten sie, bepflasterten die Wunde damit, und das wars dann auch. Vielleicht gab es auch mal eine Zecke, ich kann mich aber nicht erinnern, denn auch das wäre nichts gewesen, was einen beunruhigt hätte.

Je ferner die Natur, umso bedrohlicher erscheint sie

Heute ist das anders. Für die heutigen Menschen erscheint die Natur zunehmend bedrohlich. Ich war einmal in Vorarlberg auf Besuch. Als mein Gastgeber feststellte, dass sich eine Zecke in seine Haut gebohrt hatte, sprang er hastig ins Auto und fuhr in die Stadt, um sich beim Arzt eine Antibiotikaspritze verpassen zu lassen.

Eine der Koryphäen unserer Zeit, Carl Djerassi, der Vater der Anti-Babypille, Entwickler neuer Vorgehensweisen in der Schädlingsbekämpfung und Pionier der Kortisonforschung, sagte in einem Interview, er könne die Leute nicht verstehen, die von der Natur oder von einer sogenannten natürlichen Lebensweise schwärmen. Wo es doch nichts Gefährlicheres gebe als die Natur! Man müsse sich vor ihr schützen, und sie völlig unter Kontrolle bringen.

Kaum jemand traut sich, die schmackhaften Beeren – Himbeeren, Brombeeren, Heidelbeeren oder Preiselbeeren –, die der Wald einem bietet, zu essen. Als bei einem Waldspaziergang mit einer Frau und ihrem kleinen Töchterlein das Kind glückstrahlend nach den reifen roten Erdbeeren griff, die am Wegrand wuchsen, schrie die Mutter mit panischer Stimme: »Weg da! Fuchsbandwurm!« Tränen halfen nichts, die Kleine musste auf die süßen Leckerbissen verzichten. Armes Kind, dachte ich, ihm wird das Urvertrauen genommen, und es kann nur ein gestörtes Verhältnis zur Natur bekommen. Dabei ist die Wahrscheinlichkeit, dass ein Flugzeug einem aufs Haus fällt höher als die, vom Fuchsbandwurm befallen zu werden. In ganz Europa mit seinen rund 700 Millionen Einwohnern werden pro Jahr im Durchschnitt 28 Menschen vom Fuchsbandwurm befallen. Im Zeitraum von 1982 bis 2000 sind europaweit 559 Fälle bekannt geworden. Nicht ein einziges Mal konnte die Übertragung der Echinokokkose (Fuchsbandwurmerkrankung) von Wildkräutern oder -früchten auf den Menschen dokumentiert werden.

Der Wald, in dessen rauschenden Wipfeln unsere Vorfahren das Raunen der Götter vernahmen, ihre Visionen und Inspirationen empfingen, ist uns ziemlich fremd geworden. Viele Zeitgenossen verlieren sich eher in den virtuellen Welten hinter dem Bildschirm. Nach Tschernobyl hatten viele Angst, Beeren und Heilkräuter zu sammeln, Pilze sowieso, denn die waren doch verstrahlt, oder? Die Natur wurde zunehmend eine Projektionsfläche für vage Ängste. Was ist, wenn man einem tollwütigen Fuchs begegnet? Seit der Vogelgrippe-Hysterie, an der – bei einer damaligen Weltbevölkerung von über 6 Milliarden – vermutlich 61 Personen vor allem in Ostasien gestorben sind und bei denen nicht einmal eindeutig bewiesen ist, ob es wirklich Vogelgrippe war, ist man noch vorsichtiger geworden. Man bekam Angst, beim Spazieren eine Vogelfeder aufzuheben. Als die Massenmedien sich des Themas bemächtigten, entsorgten viele Leute ihre Katzen in Tierheimen oder ließen sie gar einschläfern. Denn Katzen fressen doch Vögel und könnten mit dem Virus H5N1 angesteckt sein. Dabei gibt es bis heute keinen wirklichen Beweis für die Existenz des Virus oder dessen krankmachende Wirkung (Engelbrecht/Köhnlein 2006: 190). Es ist eher die Massentierhaltung, die das Geflügel, die Hühner und Enten krank macht. Die zum Schutz vor Nagern ausgestreuten Gifte raffen die Wildvögel dahin; und trotz Vogelgrippe war die Sterblichkeit der Schwäne und Enten auf Rügen bisher nicht höher als in anderen Jahren (Engelbrecht/Köhnlein 2006: 198).

Auch Pflanzen werden als zunehmend bedrohlich empfunden. Der Riesenbärenklau, die Herkulesstaude, verursacht Verbrennungen; Neophyten wie das Drüsige Springkraut oder der Japanische Staudenknöterich ersticken die lokale Flora; die Kanadische Goldrute und das Beifußblättrige Traubenkraut verursachen Heuschnupfen – so klingt es täglich aus den Medien. Gegen diese Unkräuter hilft nur ein konsequentes Vorgehen mit Herbizid und Flammenwerfer.

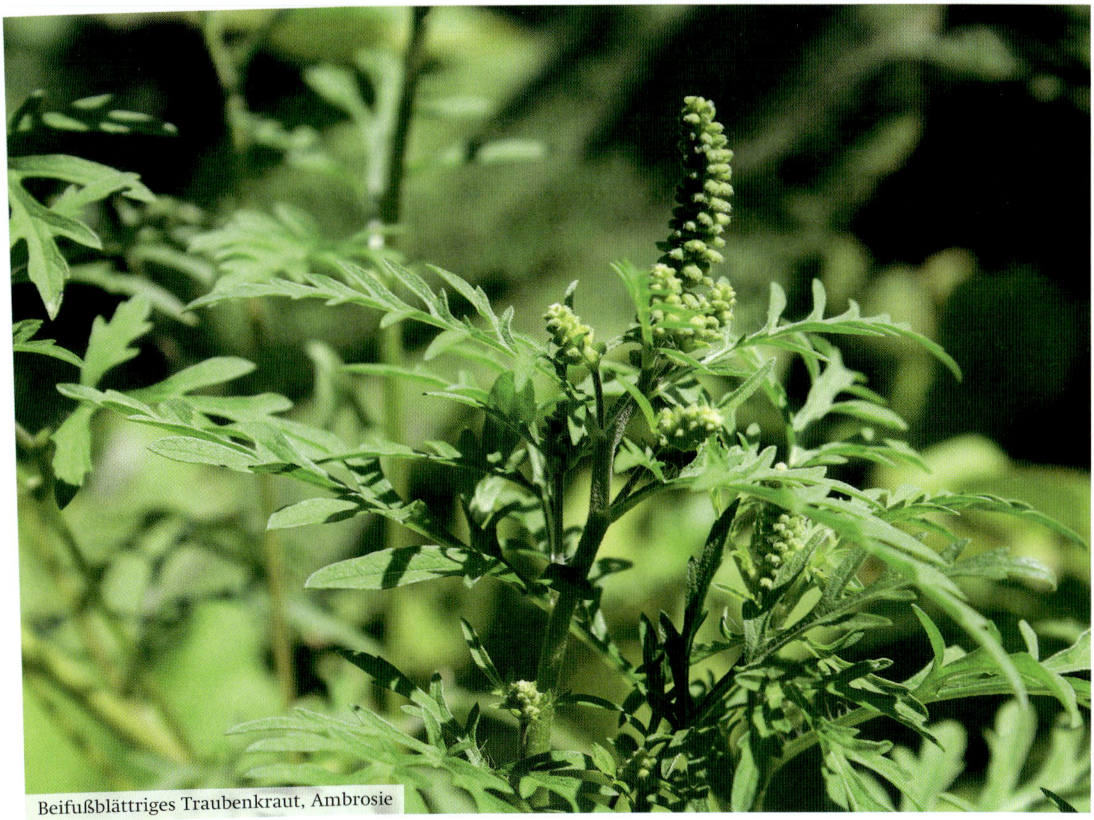
Beifußblättriges Traubenkraut, Ambrosie

Beifußblättriges Traubenkraut, Ambrosie

(Ambrosia artemisifolia, engl. *ragweed)*

Diese gegenwärtig ganz besonders verteufelte Pflanze kommt aus Nordamerika. In meiner Kindheit in Ohio war die kräftige Wildpflanze ein ständiger Begleiter für mich. Inzwischen ruft die Regierung Bayerns, nachdem sie den »Schadbär« Bruno erfolgreich abgewehrt hat, zur Ausrottungskampagne gegen die »Beifußblättrige Ambrosie« auf. Ihre Pollen gelten als einer der Hauptverursacher von Heuschnupfen. Für gesunde Menschen ist sie zwar kein Problem, aber wir leben in einer Zeit, in der es immer mehr immunschwache und von Autoimmunreaktionen betroffene Menschen gibt – dies wahrscheinlich, weil aufgrund der weitverbreiteten Antibiotika und der Massenimpfungen das Immunsystem nicht mehr richtig funktionsfähig ist. Die Wildpflanze Ambrosia gibt es vereinzelt schon seit rund zweihundert Jahren bei uns, und sie ist bisher niemandem besonders aufgefallen. In Osteuropa, wo ein kontinentales Klima mit kalten Wintern und heißen Sommern herrscht, findet man sie häufiger als in Westeuropa mit seinem feuchten atlantischen Klima.

In Ungarn habe ich sie häufig angetroffen, auch da war sie eigentlich kein Problem. Dass sich die Pflanze gegenwärtig in Westeuropa ausbreitet, scheint ein Anzeichen des Klimawandels zu sein. Für die Indianer ist sie übrigens ein Heilkraut: Die Prärieindianer stellten aus dem Kraut eine Abkochung her, die bei Magen-Darm-Krämpfen und blutigem Stuhl eingesetzt wurde. Bei Hautproblemen, Geschwülsten und Furunkeln wurden die aufgebrühten Blätter als Umschlag verwendet.

Es scheint Teil der gegenwärtigen, lebensfeindlichen Strategie staatlich sanktionierter Bewusstseinsmanipulierer zu sein, jedes Jahr eine andere Pflanze oder ein anderes Tier zu verteufeln. Vor der Ambrosie wurde wegen dem Jakobskraut *(Senecio jacobaea)* eine Hysterie geschürt. Dadurch wird die Menschheit letztlich von ihren Wurzeln und von der Natur abgeschnürt. Das Gefühl von Geborgenheit und Sicherheit sollen allein staatliche Institutionen – Versicherungen, Renten, Polizei, Fürsorgeinstitutionen, Beamte, Schulen und dergleichen – vermitteln, nicht aber das Eingebettet-, Verwurzelt- und Zuhausesein in der natürlichen Umwelt, die uns nährt, und in Familienbanden, die uns tragen. Was die neuen Wildpflanzen betrifft, die uns die Erde schenkt: Besser wäre es, man nähme sich die Zeit, mit ihnen zu meditieren, um zu erfahren, was sie uns sagen wollen!

Je ferner die Natur rückt, umso bedrohlicher erscheint sie uns. Die Natur scheint gefährlich, insbesondere der Wald. Für die meisten Menschen ist er die Projektionsfläche ihrer unterbewussten Ängste. Was wild ist, lässt sich schwer kontrollieren. Was sich nicht kontrollieren lässt, macht Angst. Vertrauen ist gut, Kontrolle besser – hatte das nicht der Menschheitsverbesserer Lenin einmal gesagt? Im Wald lauert die Tollwut, der Fuchsbandwurm, verstrahlte Pilze, Ungeziefer jeglicher Art – und nun sind auch die Borreliose übertragenden Giftzecken auf dem Vormarsch! Da flüchten wir uns doch lieber in die virtuelle Welt der Unterhaltung.

So viel Angst vor der Natur wie heute hatten die Menschen noch nie. Warum? Weil sie sich noch nie so weit von ihr entfernt hatten. Ist die heute geschürte Angst vor den Borrelien und vor den Zecken vielleicht übertrieben? Ist es vielleicht eine Hysterie? Liefern uns Zecke und Bakterie vielleicht nur einen Fokus, an den sich die vielen diffusen, sonst undefinierbaren, unbewussten Ängste, die uns in unsicheren Zeiten plagen, anhängen lassen? Vielleicht machen wir wieder einmal aus einer Mücke einen Elefanten!

Modekrankheiten

Das Thema der Lyme-Borreliose ist »in«. Mit 800 000 Einträgen geistert die neue Infektionskrankheit 2007 durch das Internet. Borreliose ist ein beliebtes *Chat-Room*-Gesprächsthema – jeder hat hier die Möglichkeit, »seine« Borreliose öffentlich darzustellen. Ganze Berge von seriösen wie auch pseudowissenschaftlichen Büchern, Publikationen, Schriften und gelehrten Beiträgen gibt es inzwischen dazu. Ärzte diagnostizieren die Krankheit immer öfter. Einige Mediziner rühmen sich, als Borreliose-Sachverständige einer Elite anzugehören.[41] Im Gegensatz zu gewöhnlichen, Borreliose-unkundigen Ärzten glauben sie, privilegierten Zugang zu differenziertem Wissen bezüglich der neuen Krankheit zu haben und befähigt zu sein, hinter der Vielzahl von Symptomen die wahren Ursachen zu erkennen. Zugleich mehren sich die Therapieangebote, und immer mehr Mittel und Medikamente kämpfen um eine Marktnische.

Könnte es vielleicht sein, dass die Borreliose vor allem eine Modeerscheinung ist? Das gab es ja immer wieder, dass irgendwelche, meist nicht klar definierbare Leiden zur Modekrankheit avancierten. Krankheiten sind nicht nur biologische Prozesse, sondern auch kulturelle Erscheinungen. Die Ethnomedizin stößt immer wieder auf das Phänomen, dass Beschwerden, die in einer Gesellschaft als schwerwiegende Krankheiten behandelt und therapiert werden, in anderen Gesellschaften praktisch ignoriert werden. Auch in unserer Kultur gibt es immer wieder Leiden, die sozusagen Kultstatus erlangen, die zur Mode werden, neue Symptomkomplexe, die – wie Fettleibigkeit (Adipositas), Wechseljahre, Internetsucht oder das Zappelphilipp-Phänomen bei Schulkindern (ADHS, Aufmerksamkeitsdefizit/Hyperaktivitätsstörung) – als therapiebedürftige »Krankheiten« definiert werden.

Die Medizingeschichte kennt viele solcher Modekrankheiten und Modediagnosen. Im Mittelalter waren es Dämonenbesessenheit oder »schlechte Säfte«, im 18. Jahrhundert waren Grippe und Darmträgheit ein beherrschendes Thema, im 19. Jahrhundert Hypochondrie, Hysterie und als »allgemeine Nervenschwäche der Frauenwelt« die Neurasthenie. Im 19. Jahrhundert und bis zum Ersten Weltkrieg wurde die Lungenschwindsucht (Tuberkulose, TB) als das Schicksal der »feinfühligen, vergeistigten Naturen«, der Künstler, romantisiert. Thomas Mann diente diese Modekrankheit als Thema in seinem Roman »Der Zauberberg«.

Nach dem Ersten Weltkrieg wurde, vor allem in Amerika, häufig Eisenmangelanämie (sideropenische Anämie) diagnostiziert. Wenn ein blasser, besonders magerer Patient in die Praxis kam und sich über chronische Müdigkeit, Appetitlosigkeit, Schwindelanfälle und mangelnden Antrieb beklagte,

41 In der amerikanischen Literatur werden sie als *Lyme Wise Medical Doctors*, LWMD, bezeichnet.

sonst aber keine klinischen Beschwerden zu finden waren, konnte nur ein Eisenmangel vorliegen. Frauen waren besonders gefährdet, da bei ihnen bei der monatlichen Menstruation mit dem Blut viel Eisen ausgeschwemmt wurde. Jugendliche brauchten aufgrund häufigen Onanierens ebenfalls Eisen; Schwangere ebenso, da ihnen die Föten in ihrem Bauch das Eisen wie kleine Vampire wegsaugten. Der Doktor verschrieb in diesen Fällen dann immer Eisenpräparate und mahnte, viel Spinat aus der Dose zu essen. Hinter dem Eisen- und Chlorophyllwahn steckte eigentlich die Gemüseagrarindustrie, die gerade Hunderte von Millionen Dollar in bewässerte Anbauflächen und Konservenfabriken investiert hatte. Mit dem kleinen Muskelprotz Popeye, der seine Kraft aus Spinatdosen zog, sollten die Kinder zum Spinatessen motiviert werden. Zugleich wurden Forschungen in Auftrag gegeben, die beweisen sollten, wie gesund Spinat ist. Und die an Ratten, denen im Labor Spinat verfüttert wurde, festgestellten positiven Ergebnisse ließen nicht lange auf sich warten. Der Glaube, dass das Gemüse viel Eisen enthält, beruht auf einem Tippfehler, bei dem das Komma um eine Stelle nach rechts rückte, wodurch sich der Eisengehalt verzehnfachte. In Wirklichkeit enthält Spinat wegen seines hohen Oxalsäuregehalts kaum für den Körper verfügbares Eisen (Storl 2020b: 166).

In den fünfziger Jahren hieß die Modediagnose »Fokalinfektion«, »Fokalsepsis« oder landläufig »Infektionsherd«. Irgendwo versteckt im Körper, meistens unter den Zähnen oder an den Mandeln, schwelte eine Infektion, die ständig Bakteriengifte ausschickte mit der Folge, dass der Mensch antriebslos, müde, blass und missmutig war, kalte Hände und Füße hatte und sich allgemein unwohl fühlte. Vorbeugend entfernte man die Mandeln, zog Zähne und gab Penicillin.

Als ich zur High School ging, war Pfeiffersches Drüsenfieber *(Mononukleose)* das magische Wort. Für Teenager ein Graus, denn die Krankheit wurde durch Küssen übertragen. Das Pfeiffersche Drüsenfieber – wissenschaftlich eine Infektionskrankheit, verursacht durch das Epstein-Barr-Virus – macht schlapp und chronisch müde. Unter dem Namen *Chronisches Müdigkeitssyndrom* (CFS, *chronic fatigue syndrome*) ist es noch immer eine beliebte Diagnose, die sich leicht stellen lässt, denn das Virus ist in 90 Prozent der Menschen nachweisbar (Blech 2000: 27). In den achtziger und neunziger Jahren des 20. Jahrhunderts kam es in der Medizin zu einer regelrechten Cholesterinhysterie (Langbein et al. 2004: 651). Herzkreislaufbeschwerden – Schlaganfall, Herzinfarkt und durch Bluthochdruck verursachte Nierenerkrankungen – gelten als die Haupttodesursache in den westlichen Ländern, und dafür wird das Blutfett (Cholesterin) verantwortlich gemacht. Um der »Arterienverkalkung« vorzubeugen, versuchte man bei älteren Menschen einen gesunden Cholesterinspiegel herzustellen, indem man sie routinemäßig medikamentös mit blutfettsenkenden Mitteln behandelte – für die Pharmaindustrie ein Milliardengeschäft. Viele dieser Lipidsenker haben unangenehme Nebenwirkungen, von Kopfschmerzen und Schlafstörungen über Muskel- und Gelenkbeschwerden bis hin zu Leber- und Nierenschäden (Langbein et al. 2004: 654). Sie senken nicht nur das »böse« LDL-Cholesterin[42], sondern auch das »gute« HDL-Cholesterin und schwemmen fettlösliche Vitamine aus.

Neuere Studien zeigen inzwischen, dass es gar keinen Zusammenhang zwischen Cholesterin und Herzinfarkt gibt (Pollmer/Warmuth 2003: 83). Das bestätigt auch der ethnologische Vergleich: Eskimos essen traditionell vor allem fettiges Fleisch, haben aber trotzdem einen niedrigeren Cholesterinspiegel. Auch die ostafrikanischen Hirtenvölker nehmen Unmengen tierischer Fette zu sich, leiden aber – so lange sie sich an ihre überlieferte Kost halten – nicht an Herz-Kreislauf-Erkrankungen. Nicht nur das. Der Körper braucht Cholesterin und stellt Cholesterin selbst her. Die Aufgabe dieser fettähnlichen Substanz ist es, die Zellmembran zu stabilisieren. Es schützt die roten Blutkörperchen vor dem Zerfließen, wird für den Neuaufbau von Immunzellen gebraucht, hält die Isolierschicht der Nervenzellen zusammen und ist ein wichtiger Bestandteil der Muttermilch; aus Cholesterin werden wichtige Hormone hergestellt, die Sexual- und Stresshormone, Vitamin D, die Gallensäuren zur Fettverdauung und die Lipoproteine für den Fetttransport im Blut (Pollmer/Warmuth 2003: 69). Kein Wunder, dass bei Naturvölkern Fett als das köstlichste aller Nahrungsmittel gilt. Vielleicht sind es also gar nicht die Cholesterine, die unser Herz-Kreislauf-System kaputt machen, sondern der Dauerstress, das Gehetztsein in dem sich immer schneller drehenden Hamsterrad der Konsumgesellschaft, das uns aus unserem Rhythmus bringt.

Es könnten noch weitere Beispiele von Modekrankheiten und Modediagnosen angeführt werden. Die erst kürzlich entdeckte Borreliose eignet sich vorzüglich als Modekrankheit. Sie ist äußerst schwer zu diagnostizieren. Sie kann eigentlich nur klinisch von einem Borreliose-Sachverständigen diagnostiziert werden. Kein Test ist eindeutig; viele Testergebnisse sind falsch oder widersprüchlich; die Spirochäte tarnt sich und kann sich in unendlich vielen Symptomen äußern. Vielleicht ist es tatsächlich eine Modekrankheit, die schließlich das Schicksal einer jeden Mode ereilen wird, nämlich, dass man sie vergisst.

42 LDL = Lipoproteine mit niedriger Dichte (Low Density Lipoprotein).

Antibiotika haben enttäuscht in der Behandlung der chronischen Lyme-Borreliose als Monobehandlung. Antibiotika werden uns nicht helfen mit den Seuchen, die auf uns zukommen, fertig zu werden.

Dr. med. D. Klinghardt, Borreliosespezialist, 2005

Die wiederholte Anwendung antibiotischer Therapie ist beim Weiterbestehen von Symptomen nach einer Lyme-Borreliose, einschließlich der damit zusammenhängenden Müdigkeit und kognitiven Dysfunktion, nicht angezeigt.

L. B. Krupp et al., »Study and treatment of post Lyme disease«, in: Neurology 60, 2003

Suche den Funken, der das Feuer
Deiner Heilkraft in dir entzündet!

Paracelsus

NATURHEILKUNDLICHE HILFSMITTEL

Für mich war die Borreliose weder Modekrankheit noch Einbildung. Sie war ganz und gar real. Ich litt unter echten Symptomen. Der Ausschlag wanderte, ringförmig sich erweiternd, über Bauch und Unterkörper. Mir war unwohl, wie bei einer Grippe. Dazu kamen starke Kopfschmerzen, sodass ich mir, obwohl ich sonst Kopfbedeckungen meide, eine Wollmütze überstülpte. Gelenkschmerzen, Sehstörungen und Schlaflosigkeit plagten mich. Was sollte ich nur tun?

Noch wusste ich nicht viel über diese Infektionskrankheit. Ich wusste zum Beispiel nicht, dass man – wenigstens theoretisch – eine sehr gute Chance hat, die Borreliose-Spirochäten zu eliminieren, wenn man gleich in den ersten Tagen, sobald sich der wandernde Ausschlag zeigt, Doxycyclin[43] schluckt.

Doxycyclin gehört zur Gruppe der Breitbandantibiotika der **Tetracycline**. Diese haben eine bakteriostatische Wirkung. Sie greifen nicht die Zellwand der Bakterien während der Teilungsphase an, sie töten diese auch nicht gleich ab, sondern sie hemmen die Produktion von Eiweißstoffen, sodass die Bakterien sich nicht vermehren können. Doxycyclin durchdringt die Gewebe und bleibt lange im Körper (Maxen *et al.* 2000: 97). Die meisten Experten gehen davon aus, dass bei Borreliose eine zwei- bis dreiwöchige Einnahme nicht genügt, sondern dass es mindestens zwei Monate lang eingenommen werden muss. Die Therapie sollte beginnen, sobald sich die Wandernde Röte zeigt. Erfolgreich dosiert wird mit bis zu 600 mg pro Tag.

Wie bei anderen Antibiotika, kommt es als Nebenwirkung der Tetracyclin-Behandlung zu Pilzbefall und Durchfall – ein Zeichen, dass die symbiotische Mikrobenflora in Mitleidenschaft gezogen wird. Fieber und Hautausschlag sowie Überempfindlichkeit gegen Sonnenlicht (Ausschlag auf Hautpartien, die der Sonne ausgesetzt waren) sind weitere mögliche allergische Reaktionen auf das Medikament. Symptome, für die jedoch meistens die Borrelien verantwortlich gemacht werden. Bei langfristiger Anwendung, wie es bei der

43 Neben Doxycyclin sollen auch Minocyclin (dringt leicht ins Fettgewebe ein und wird daher bei Akne verschrieben) und Amoxillin bei Borreliose wirksam sein.

Zeckenbisserkrankung empfohlen wird, kommt es zudem zur Zahnverfärbung. Der Zahnschmelz wird geschädigt, die Zähne werden anfälliger für Karies. Kinder unter zwölf Jahren sollten deshalb nicht mit diesen Antibiotika behandelt werden (Maxen et al. 2000: 98). Bei Zuckerkranken stellt sich bei der Tetracyclin-Behandlung eine leichte Unterzuckerung ein. Bei Herzpatienten, die Fingerhutpräparate (Digitalis) einnehmen, bewirkt es eine Erhöhung des Digoxinspiegels im Blut. Bei Schwangeren und Stillenden kommt es zur Schädigung der Knochen und Zahnanlagen des ungeborenen Kindes.

Doch für mich kamen Antibiotika nicht in Frage. Ich hatte schlechte Erfahrungen mit den Mikrobentötern gemacht, war sozusagen ein gebranntes Kind. Gegen Denguefieber hatte mir in Indien ein in westlicher Medizin geschulter Arzt Chloramphenicol verschrieben, mit dem Resultat, dass ich mich über zwei Jahre lang mit einer Superinfektion herumschlagen musste (Storl 2021: 248). Ich vertraute meiner Intuition und war überzeugt, dass es die beste Kur wäre, die Abwehrkräfte so gut wie nur möglich zu stärken. Die folgenden Maßnahmen würden dabei auf jeden Fall hilfreich sein.

Genügend Schlaf

Schlaf ist des Menschen Pflanzenzeit,
Wo Nahrung, Wachstum baß gedeiht,
Und selbst die Seel', vom Tag verwirrt,
Hier gleichsam neu geboren wird.

Christoph Wilhelm Hufeland, »Lebensregeln«[44]

Schlaf regeneriert, baut auf, lässt uns Lebenskraft tanken. Daher nimmt auch bei schwerer Krankheit, bei Wundheilung, in der Rekonvaleszenz, nach Strapazen wie auch nach geistiger und körperlicher Überanstrengung das Schlafbedürfnis zu. Kinder, deren Lebensorgane im Wachstum und in der Entwicklung begriffen sind, brauchen mehr Schlaf als Erwachsene, Kleinkinder und Säuglinge noch mehr, und der Embryo im Mutterleib am meisten. Schlaf ist Labsal; Schlafentzug ist eine der übelsten Foltermethoden.

Das Wachbewusstsein, die ständige Bombardierung mit unzähligen Sinnesreizen, erschöpft und zehrt an unseren Kräften. Auch der ständige Denk-

44 Christoph Wilhelm Hufeland, »Lebensregeln. Eine Makrobiotik in Merkversen«, gedichtet auf seinem Sterbelager im August 1836 (Kurth 1974: 188).

prozess, der diese Reizüberflutung begleitet, zehrt wie eine Flamme am Wachs. Unsere Seele muss alle Eindrücke und Erlebnisse verdauen, sonst wird sie krank und kann sich nicht im Körper halten. Unverdautes wird, wie Paracelsus sagt, zu Gift. Im Schlaf kehrt sich unsere Seele von der äußeren Welt ab, sinkt in die Tiefe der Innerlichkeit, lässt sich in die Traumwelt, in die geistige Welt fallen, geht zum Urquell. Nun wird die geistige Innenwelt zur Umwelt der Seele. Wie ein im Mutterschoß geborgenes Kind, geschützt vor äußeren Eindrücken, schöpft sie erneut Lebenskraft. Derweil finden im Körper vegetative Aufbauvorgänge statt, die in Form von fortschreitender Muskelentspannung, Absinken der Körpertemperatur, Verlangsamung der Hirnströme, des Atems und des Herzschlags, Veränderung der Drüsenaktivität und so weiter naturwissenschaftlich messbar sind. In Mitleidenschaft gezogene, ermüdete Gewebe werden regeneriert. In den Worten Rudolf Steiners anders ausgedrückt: »Während der Nacht arbeiten die Engel am Ätherleib des Menschen.«

Im Schlaf sinkt der Mensch in einen Zustand, der demjenigen der Pflanze ähnelt. Passiv wie die Pflanze das nährende Licht der Sonne und die Lebenskraft der Erde empfängt, so empfängt er das Licht der Urbilder (Götter). Auch das Urbild des gesunden archetypischen Leibes strahlt auf ihn gestaltend und heilend ein. Aus der Tiefe der inneren Welt leuchten ihm die Sterne der Weisheit. Deshalb sagt das russische Sprichwort: »Der Morgen ist weiser als der Abend«, das heißt, nicht nur der Körper erneuert und erfrischt sich, sondern auch die Seele findet notwendige Unterweisung und Rat.

Der Rhythmus von Schlafen und Wachen steht im Einklang mit dem kosmischen Rhythmus von Tag und Nacht, dem Gang von Sonne und Erde. Auch wenn wir uns zu einem gewissen Grad von den Naturrhythmen emanzipiert haben und uns ein gewisser Spielraum gegönnt ist, ist es doch vernünftig und heilsam, nachts zu schlafen und tagsüber zu wachen. Besonders bei Krankheit ist das zu beachten. »Der beste Schlaf ist der vor Mitternacht!«, mahnte meine Oma immer. Auch das Mittagsschläfchen, die Siesta, ist eine natürliche körperlich-seelische Reaktion auf den kosmischen Rhythmus und markiert den Punkt, wenn die Sonne den Tageszenith überschritten hat.

Heilung bedeutet, sich immer wieder in Einklang zu bringen mit dem Ursprung, mit den webenden Rhythmen des Makrokosmos.

Frische Luft und Sonnenschein

Die Luft, du Mensch, ist dein Element,
Du lebest nicht von ihr getrennt;
Drum täglich in das Freie geh'
Und besser noch auf Berges Höh'.
Christoph Wilhelm Hufeland, »Lebensregeln«

Ich nenne die Sonne
die ordnende Hand des Lebendigen.
Hans Peter Dürr, Physiker am Max-Planck-Institut

Die Sonne bestimmt mit ihrem Lauf den Jahres- und Tagesrhythmus der gesamten Natur. Sie bestimmt und ordnet auch unser biologisches wie auch unser kulturelles Leben. Die täglichen und die jahreszeitlichen Rituale – Momente der Andacht oder des Gebets, Mahlzeiten, Feste – richteten sich vor allem nach dem Sonnenlauf. Das Himmelsgestirn gibt den Takt an, schafft eine Ordnung. Nicht nur uns, sondern allen Lebewesen schenkt sie den Lebensrhythmus. Den Pflanzen verleiht sie die Kraft, sich aufzurichten, Blättern und Blüten ihre harmonische, geometrische Gestalt. Man schaue sich nur die im dunklen Keller im Frühjahr austreibende Kartoffel an: Die blassen Triebe schlängeln sich formlos (amorph) dahin, bis sie auf einen Lichtstrahl treffen; dann werden sie sofort grün, richten sich auf und nehmen die arttypische Geometrie an. Die meisten Tiere leben im Einklang mit dem täglichen und jährlichen Sonnenrhythmus. Ein Stallkaninchen, das nie direktes Sonnenlicht zu sehen bekommt, geht ein.

Die Macht der Sonne und ihre gestaltende Wirkung auf das Leben kann nur als göttlich beschrieben werden. Als mächtige Gottheit wurde sie auch in allen traditionellen Kulturen gefeiert. Die Kelten nannten den Sonnengott Bhel oder Belenos, die Skandinavier Baldur. Er ist der Gefährte der Pflanzengöttin; er lockt sie jeden Frühling aus der Tiefe hervor, bringt sie zum Grünen, Blühen und Gedeihen und weckt in den Kräutern die Heilkräfte. Sein Licht galt als das Prinzip, das dem materiellen Chaos Form und Gestalt gab (Storl 2010: 21). Auch der Heiland, der all unser Leid und unsere Krankheiten tilgt und in dessen Namen im Mittelalter die Heilpflanzen gesammelt wurden, erscheint im Volksglauben als die »Sonne, die das Dunkel vertreibt«. Bei den bekehrten keltischen und germanischen Völkern erscheint Christus als Sonnenhirsch. Für die Megalithbauern war die Sonne eine liebende Mutter der Geschöpfe.

Sonnenlicht ist heilend. Der Körper braucht das unmittelbare Sonnenlicht in seinem ganzen Spektrum, ungefiltert durch Fensterglas, Sonnenbrillen oder die großstädtische Dunstglocke. Über die Augen, die Fenster der Seele, wirkt das Licht auf den Hypothalamus ein. Der Hypothalamus, das »Hirn des Gehirns«,

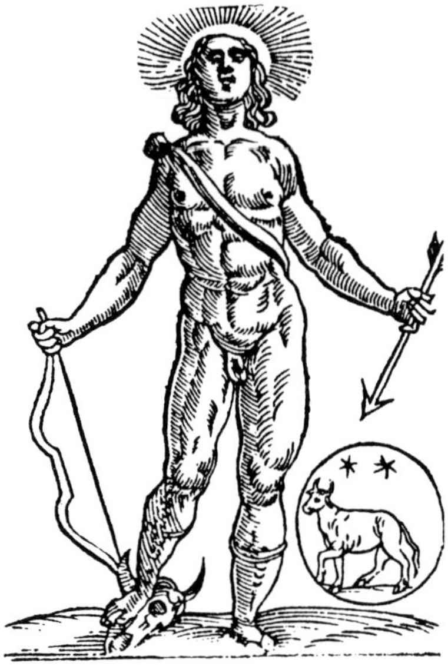

Apollo, der antike Sonnengott.

ist die Verbindungsstelle zwischen der Großhirnrinde, die mit erlerntem Verhalten (Kultur, Zeit, Ego) und mit den äußeren Sinnen zu tun hat, und dem alten Reptilienhirn, das die Herrschaft über Reflexe und Instinkte (Aggression, Geschlechtstrieb, Esstrieb, territoriale Kontrolle) ausübt. Der Hypothalamus verbindet innen und außen, koordiniert seelische und körperliche Reaktionen. Er reguliert Körpertemperatur, Blutdruck, Hunger- und Durstgefühl, Lust, Schlaf-Wach-Rhythmus, er steuert das vegetative Nervensystem (Sympathikus/Parasympathikus) und gibt Anweisungen an die Hirnanhangdrüse (Hypophyse), die ihrerseits die endokrinen Drüsen beherrscht. Der Hypothalamus ist an der Bildung von Neurohormonen, wie etwa Oxytocin, das unter anderem die Euphorie während des Geschlechtsverkehrs hervorruft, und an der Aufrechterhaltung des Serotoninspiegels (»Glückshormon«) beteiligt.

Impulse von der Netzhaut des Auges werden von der Hirnanhangdrüse an die Zirbeldrüse weitergeleitet: Mit zunehmender Dunkelheit am Abend schüttet diese Drüse Melatonin aus, das uns müde macht. Gegen drei Uhr nachts – zu der Zeit verabschieden sich die meisten Sterbenden aus dem Leben – ist die Melatoninkonzentration am höchsten. Sonnenlicht hemmt die Melatoninbildung. Im Winter, wenn die Tage kurz und die Nächte lang sind, kommt es häufig zu einem Melatoninüberschuss, der sich als Winterdepression, in Müdigkeit und Schlafstörungen äußert. Auch da hilft es, sich zur Mittagszeit ins Freie zu begeben und Sonne zu tanken. Oder aber man trinkt Johanniskrauttee *(Hypericum perforatum)*, denn diese Heilpflanze vermittelt Sonnenlicht. Sie blüht üppig zur Hochsommerzeit und verwandelt das aufgenommene Licht in ein rotes Öl, Hypericin, das sie in den Blättern festhält. Kurz gesagt, Sonnenschein bringt Lebenslust.

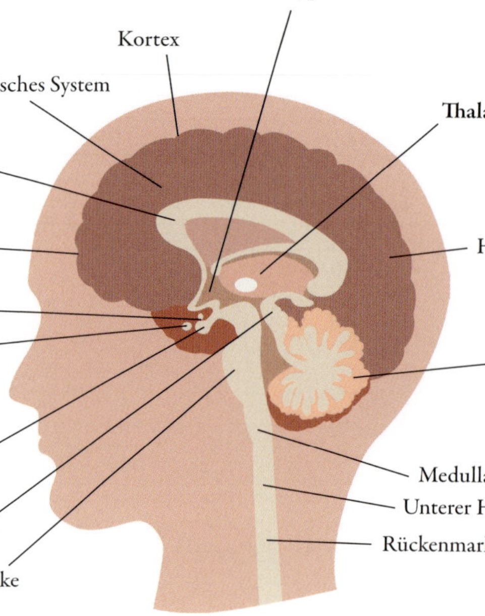

Hypothalamus und Zwischenhirn.

Die Sonne wirkt wohltuend nicht nur über die Augen, sondern auch direkt auf der Haut. Dort regt sie die Produktion von Vitamin D an, die für die Aufnahme von Kalzium zur Stärkung der Knochen und Zähne wichtig ist. Das Sonnenbad hilft daher, Knochenbrüchen, Osteoporose, Tuberkulose und Rachitis vorzubeugen. Die Ultraviolettstrahlung des Tageslichts trägt zur Hautgesundheit bei; sie wirkt antibakteriell, antiviral und antimykotisch (pilzwidrig), sie steigert die Abwehrkraft, stimuliert Gewebshormone und regt die Lymphozyten an. »Untersuchungen ergaben: Wer an der frischen Luft arbeitet, ist weniger gefährdet als ein Stubenhocker. Sonnenlicht senkt den Cholesterinspiegel, den Blutdruck sowie den Blutzuckerspiegel, steigert die Ausdauer, vermehrt die Sexualhormone und hebt die Widerstandsfähigkeit gegen Infektionen« (Konz 2000: 726). Franz Konz rät daher, sich so oft wie möglich nackt in der freien Natur zu bewegen (das künstliche Sonnenlicht im Solarium ist dafür kein Ersatz). Heutzutage wird aber davor gewarnt. Man schürt die Angst, dass starke Sonnenbestrahlung zu Hautkrebs führen kann. Das kann sie tatsächlich, aber nur bei Menschen, die sich nicht richtig ernähren, deren Immunsystem geschädigt ist und die sich unvernünftigerweise stundenlang am Ferienstrand in den Sand legen, ohne sich allmählich zu akklimatisieren. Wahrscheinlich sind die Chemikalien in den modernen Sonnenschutzcremen (Sun Blocker) viel gefährlicher als das Sonnenlicht selbst.

Krankheit kann man als Unordnung begreifen, als Unordnung in den Körperfunktionen, als Verlust des Lebensrhythmus. Sonnenlicht ist eine ordnende Kraft in der äußeren Natur ebenso wie in unserem Leib und unserer Seele.

Diese ordnende Kraft können wir direkt mit der Haut und durch die Augen aufnehmen; wir können sie auch in der Nahrung aufnehmen, indem wir biologisch gewachsene Freilandgemüse und -getreide zu uns nehmen. Oder wir können beim Schlafen die Sonnenkraft indirekt aufnehmen, indem wir auf Strohmatten oder Strohbetten schlafen. Denn, wie der Berner Arzt Jürg Reinhard sagt: »Stroh und Strohhalme sind nichts anderes als goldenes Sonnenlicht, goldene Sonnenstrahlen.« (Reinhard 1992: 111)

Körperliche Bewegung

Bewege täglich deinen Leib,
Sei's Arbeit oder Zeitvertreib;
Zu viel Ruh macht dich zum Sumpf,
Sowohl an Leib und Seele stumpf.
Christoph Wilhelm Hufeland, »Lebensregeln«

Bewegung tut gut. Laufen, Rennen oder Schwimmen stärkt und lockert verspannte Muskeln, beruhigt die Nerven und kräftigt das Herz und die Lungen. Besonders aber das Lymphsystem – Thymusdrüse, Milz, Rachenmandeln, Lymphknoten und Lymphbahnen –, das die anatomische Grundlage unseres Immunsystems bildet, profitiert von körperlicher Tätigkeit. Die Lymphbahnen haben nämlich keine eigene »Pumpe«, wie sie der Blutkreislauf hat; es ist unsere körperliche Tätigkeit, welche die Lymphflüssigkeit strömen lässt. Bei Borreliose ist körperliche Bewegung, Holz hacken, den Garten umgraben, Wandern und andere Aktivitäten, die uns heftig schwitzen lassen, ein wahrer Segen.

Lymphe

Die aus dem Blut stammende helle, gelbliche Lymphflüssigkeit nimmt Fett und Eiweiß aus dem Darm und Schlacken aus dem Blut auf. Sie transportiert Abfallstoffe, tote Mikroorganismen, geschädigte Zellen – etwa die toten Spirochäten und die giftigen **bakteriellen Lipoproteine**, die bei der Borreliose entzündliche Reaktionen in allen Organen auslösen können – ab und entsorgt sie. Lymphflüssigkeit enthält **Lymphozyten**, Zellen des Immunsystems, die eingedrungene **Antigene** (Infektionserreger, fremdartige Eiweiße, die zur Bildung von Antikörpern anregen) aufspüren und erkennen. Sie haben ein »immunologisches Gedächtnis«, das heißt, sie können sich an unfreundliche Eindringlinge »erinnern«. Sie können mehr als hundert Millionen Antigene unterscheiden.

Zu den Lymphozyten, die Teil der Immunreaktion sind, gehören folgende:

- **B-Lymphozyten** (Bursa-Abhängige): Diese weißen Blutkörperchen bilden Antikörper und tragen auf ihrer Oberfläche Immunglobuline. Sie funktionieren auch als immunologische Gedächtniszellen. Sie erkennen ihre Gegner, so wie ein Schlüssel das dazugehörige Schloss »erkennt«.
- **T-Lymphozyten** (Thymus-Abhängige): Diese Abwehrzellen entstehen im Knochenmark und werden in der Brustdrüse (Thymusdrüse) auf ihre Aufgaben vorbereitet. Als Killerzellen (Makrophagen) vernichten einige von ihnen erkrankte, von Viren oder Bakterien infizierte Zellen, auch Krebszellen, die sich in jedem lebenden Organismus immer wieder spontan bilden.

  Sie können aber auch überreagieren und nicht mehr zwischen körpereigenen und fremden Stoffen unterscheiden, sodass es zu Autoimmunreaktionen kommt, wie etwa bei der rheumatoiden Arthritis, wo die eigene Immunabwehr Knorpel und Knochen angreift, oder bei der multiplen Sklerose, wo die Nervenscheiden von den eigenen Abwehrzellen zerfressen werden.

  Oft maskiert sich die Borreliose als Autoimmunkrankheit. Es kommt auch vor, dass ein gestörtes Immunsystem auf an sich harmlose Substanzen in der Nahrung und in der Luft (etwa Blütenstaub) oder auf Insektenstiche überreagiert, sodass es zu allergischem Schnupfen, Heuschnupfen, Nesselfieber, Dermatitis, Ekzemen und Nahrungsmittelallergien kommt. In der heutigen Zeit nehmen beide, Autoimmunkrankheiten wie auch Allergien, dramatisch zu. Das Immunsystem der modernen Menschen ist geschwächt. Die Ursachen sind vielfältig: unnatürliche Lebensweise, Elektrifizierung, Mikrowellen, Stress, Schadstoffe oder Lebensmittelzusätze, auch Antibiotika und Impfungen, die das Immunsystem »arbeitslos« machen.
- **T-Helferlymphozyten** kontrollieren die Antikörpersynthese wie auch Entzündungsreaktionen, wie etwa die Ausschüttung von Zytokinen, die die Intensität und Dauer der Immunabwehr regulieren.
- Sogenannte **T-Unterdrückerzellen** beenden die Immunabwehr.

Zu den Organen des Lymphsystems gehört die Thymusdrüse. Sie ist das »Gehirn der Abwehr«. Sich öfter, wie es die Gorillas tun, auf die Brust klopfen, soll sie anregen. Interessant ist, dass oft Heilkräuterbeutel oder Steinamulette über dieser hinter dem Brustbein liegenden Drüse getragen werden. Im fortgeschrittenen Alter, bei Stress, Bestrahlung und Chemotherapie schrumpft

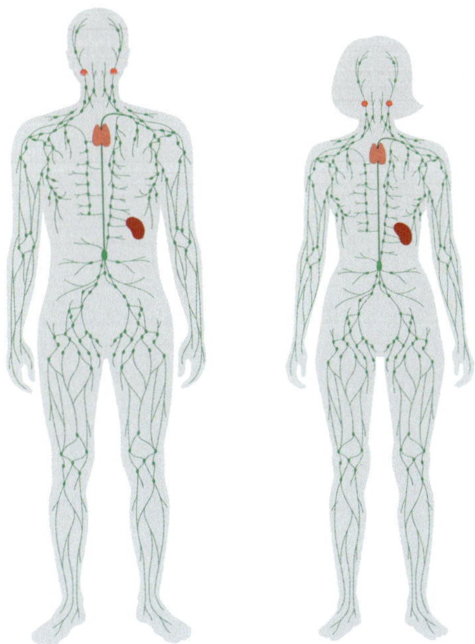

Die Lymphbahnen.

der Thymus. In den fünfziger Jahren, bevor man ihre Funktion als Immunorgan kannte und sie noch als bedeutungsloses Überbleibsel der Evolution galt, wurde bei Kindern mit einer besonders großen Thymusdrüse »Thymushypertrophie« diagnostiziert und das Organ konsequent radioaktiv bestrahlt, um es zu schrumpfen. Auch die Mandeln wurden den Kindern als Vorbeugung gegen Mandelentzündung hemmungslos herausoperiert. Mit dem Lymphsystem außerdem verbunden sind: die Milz, die Lymphknoten und der Dickdarm.

Bei lymphatischen Störungen und auch zur Unterstützung eines gestressten Immunsystems, etwa bei Borreliose, kann man auf lymphreinigende pflanzliche Mittel zurückgreifen. Zu den wichtigsten Lymphmitteln zählen **Mistel**, **Braunwurz**, **Labkraut**, **Milzkraut** und **Eberesche** (siehe Anhang, »Lymph- und Milzpflanzen«). In der Achselhöhle befindet sich ein wichtiges Zentrum des Lymphsystems. Chemische Produkte, wie Deodorantien, werden dort leicht von den Lymphbahnen aufgenommen und wandern durch alle Körperregionen, wo sie sich mit Eiweißen zu Molekülkomplexen verbinden können, die ihrerseits zu Lymphstauungen und anderen Beschwerden führen können. Betroffene sollten überhaupt vorsichtig mit Deodorantien, Sprays, Make-up, Haarfestiger und dergleichen umgehen (Mauch 2007: 47).

Vernünftig essen

Dein Tisch sei stets einfacher Art,
Sei Kraft, mit Wohlgeschmack gepaart (…)
Iss mäßig stets und ohne Hast,
Dass du nie fühlst des Magens Last,
Genieß es auch mit frohem Mut,
So gibt's dir ein gesundes Blut.

Christoph Wilhelm Hufeland, »Lebensregeln«

Essen soll Freude machen. Der Tisch soll schön gedeckt sein und darf gerne mit einem Blumensträußchen oder einer Kerze geschmückt sein. Essen schafft eine Verbindung mit dem Kosmos, es ist nicht nur ein Auftanken der Körpermaschine. »Nahrung ist Brahman. Nur wer sich gewahr ist, dass er Gott isst, der isst wirklich«, so heißt es in der Taittireya-Upanischade. Das richtige Essen ist für Kranke eine der wichtigsten Therapiemaßnahmen.

Es gibt natürlich griesgrämige Ernährungspäpste, die verbissen irgendeine Ernährungsaskese vertreten. In dem therapeutischen Dorf bei Genf, wo ich einst als Gärtner arbeitete, hielt man sich eisern an Ernährungsgebote, trotzdem litten die Leute an Verdauungsbeschwerden und Blähungen. Als der Bauernphilosoph Arthur Hermes einmal auf Besuch kam, musste er lachen: »Zum Glück gibt es noch Instinkte, die uns sagen, was uns schmeckt und was wir brauchen. Manchmal ist der Bauch weiser als der Intellekt.« (Storl 2023: 15)

Das gilt wohl auch für die Borreliosediät. Man esse, was einem schmeckt und gut tut. Selbstverständlich sollte man auf Fertig-, Schnellgerichte und Mikrowellengerichte, auf Essen vor dem Fernseher, Design-Food und anderes, mit Antibiotika-, Pestizidrückständen, künstlichen Aromastoffen und Konservierungsmitteln belastetes, genmanipuliertes und in der Werbung aggressiv angepriesenes, industriell produziertes Massenfutter verzichten.[45] Es ist immer am besten, wenn man weiß, wo die Nahrungsmittel herkommen, zum Beispiel aus dem eigenen Garten und dem eigenen Hühnerstall. Lebensmittel tragen Informationen für unseren Körper und für unsere Seele. Kranke oder lebensschwache, mit Kunstdünger und Insektengiften aufgepäppelte Gemüse, Knollen und Getreide oder solche, die in ihrem Wesen durch Genmanipulierung chaotisiert und verfremdet sind, geben falsche, verwirrende Informationen an unsere Organe ab. Ebenso verhält es sich mit Fleisch, Milch oder Eiern von gequälten, unnatürlich gehaltenen und ungeliebten Tieren: Die Information ihres Leidens geht auf uns über. Ihr Leiden wird zu unserer Krankheit!

45 Weiterführende Literatur dazu: Hans-Ulrich Grimm, *Die Suppe lügt* (Knaur 1999) und *Aus Teufels Topf* (Klett-Cotta, 1999), Volker Angres et al., *Futter fürs Volk* (Knaur, 2002).

Natürliche Nahrungsmittel schicken uns dagegen heilende Informationen. »Wir informieren uns mit kosmischer Ordnung, indem wir gesunde Nahrung zu uns nehmen«, sagt Fritz Albert Popp, der Physiker, dem es gelungen ist, die Lichtquanten (Photonen) in der Nahrung zu messen (Popp 1999). Voller lichthafter Lebensenergie und unverfälschter Information sind Wildpflanzen und Wildkräuter. Ihnen wurde keine Vitalität weggezüchtet. Wenn wir sie zu den entsprechenden Jahreszeiten, im Einklang mit den Rhythmen von Sonne und Mond, ernten und verspeisen, dann helfen sie uns auch wieder, in Einklang mit der großen Natur zu kommen. Alle essbaren Wildkräuter sind Heilkräuter. Viele Naturvölker machen keinen Unterschied zwischen Heilpflanzen und Nahrungspflanzen, denn sie haben alle irgendeine Wirkung auf unsere Organe und unser Empfinden (Storl 2020b: 10). Wenn man die Mengen der Nähr- und Vitalstoffe – den Gehalt an Vitaminen, insbesondere Vitamin C oder Provitamin A, an Mineralien (K, P, Mg, Ca, Fe) und Spurenelementen – bei Kulturpflanzen und Wildpflanzen vergleicht, schneiden die Wildpflanzen eindeutig besser ab. Dazu enthalten sie wertvolle Bitterstoffe, die den Stoffwechsel anregen, die Magensekretion stimulieren, die Gallebildung und die Leberfunktion unterstützen, außerdem ätherische Öle, die Pilze und Bakterien hemmen und in verschiedener Weise unsere Körperabläufe unterstützen, sowie Ballaststoffe, die den Darm gesund halten. Wildkräuter regen die Drüsen an und entschlacken unser Blut (Fleischhauer 2004: 11). Die Mehrzahl der Garten- und Ackerunkräuter sind essbar und wurden seit je vom Menschen gesammelt und verzehrt.

Wichtig für jene, die an Borreliose leiden, ist vor allem eine **ausgewogene Diät** mit viel frischem Obst und Gemüse, vor allem Karotten und Rote Bete mit ihrem hohen Gehalt an Carotinoiden, die in der Bekämpfung von Infektionen eine bedeutende Rolle spielen. Ebenso viel **Knoblauch**, **Bärlauch** oder **Zwiebeln**, deren schwefelhaltiges ätherisches Öl *(Allicin)* eine antimikrobielle Wirkung aufweist und zugleich die Aktivität der Killerzellen erhöht. Auf Zivilisationskost und viel Zucker sollte man verzichten.

Bei uns wachsende immunstärkende Kräuter

Dein Geist und mein Geist,
zusammen mögen wir einen Geist der Heilung bilden.

Worte eines Ojibwaheilers an die Heilpflanze

Bei meiner Borreliose-Erkrankung erschien mir die Stärkung des körpereigenen Abwehrsystems durch die kurmäßige Anwendung von immunstärkenden Kräutern sinnvoll. Der bekannte amerikanische Phytotherapeut Dr. James A. Duke verschreibt neben Diät und entsprechenden naturheilkundlichen Maßnahmen als Unterstützungstherapie im Anfangsstadium der Borrelioseinfektion eine dreiwöchige Kur mit dem **purpurnen Sonnenhut** *(Echinacea)*. Pro Tag sollen 6 Kapseln zu je 450 mg des abwehranregenden Wurzelpulvers eingenommen werden (Duke 1997: 90). Die Anwendung sollte höchstens 3 Wochen dauern, sonst schlägt die Wirkung um und führt zu einer reduzierten Abwehr.

Die Abwehrkräfte stärkt auch der bitter schmeckende Aufguss aus den Blättern und Wurzeln des einheimischen **Kunigundenkrauts** (Wasserdost, Wasserhanf, *Eupatorium cannabinum*). Der Tee regt das Immunsystem an, wirkt harntreibend, schweißtreibend und gallefördernd. Da man darin inzwischen leberschädigende Pyrrolizidinalkaloide gefunden hat, warnt die mit der Prüfung pflanzlicher Drogen befasste Kommission E des Bundesgesundheitsamtes vor der Anwendung. Experten wie Professor Dr. Rudolf Fritz Weiß vertreten jedoch die Ansicht, dass in therapeutischer Dosierung diese Alkaloide überhaupt kein Problem darstellen. Ähnlich, aber noch stärker wirkt ein nordamerikanischer Verwandter des europäischen Wasserdosts, der **Durchwachsene Wasserhanf** *(Eupatorium perfoliatum*, engl. *boneset)*. Die Indianer setzen den daraus hergestellten ebenfalls bitteren Tee bei Grippe und anderen fiebrigen Erkrankungen ein. Ich selbst habe bei verschiedenen Erkrankungen verblüffend gute Erfahrungen mit dem stark schweißtreibenden, tonisierenden Tee gemacht. Polysaccharide (Heteroglykane) sollen für die resistenzsteigernde Wirkung zuständig sein; sie stimulieren die Aktivität der B- und T-Lymphozyten und regen die Bildung von Interferon an, eine von körpereigenen Zellen gebildete Substanz, die die Vermehrung von Viren, Tumoren wie auch von Bakterien und Protozoen blockiert.

Auch Heilpflanzen und Wildfrüchte wie Hagebutten, Holunderbeeren, schwarze Johannisbeeren *(Ribes nigrum)* oder Sanddorn *(Hippophae rhamnoides)*, die viel Vitamin C enthalten, unterstützen das Immunsystem. Sanddorn, »die Multivitaminkapsel vom Strauch«, ist auch ein Radikalenfänger, fördert die Zellatmung und hat eine antioxidative Zellschutzwirkung (Bühring 2005: 204). (Weitere immunstärkende Pflanzen, siehe Anhang, Seite 218.)

Harntreibende, »blutreinigende« Kräutertees, die den Körper entschlacken und Toxine ausschwemmen, schienen eine vernünftige unterstützende Therapie. An erster Stelle steht da der **Brennnesseltee** *(Urtica dioica)*. Schafgarbentee, Ackerschachtelhalmabkochung oder auch Birkenblättertee oder Birkenelixier (Weleda) leisten ebenfalls hervorragende Dienste (siehe Anhang, Seite 224).

Lebensfreude, Lebenssinn

Am besten ist es, wenn man den Sinn hat,
alles Geschehene mit freudigem Herzen
wie eine Wohltat Gottes hinzunehmen.
Durch Gebet erlangt man alles.
Gebet ist eine universale Arznei.
Novalis, »Im Einverständnis mit dem Geheimnis«

Lebensbejahung und Lebensfreude wirken sich positiv auf das Immunsystem aus. Das zeigen sogar klinische Studien. Lebensfreude lässt sich aber nicht verordnen oder erzwingen; sie muss erbeten werden. Sie fällt einem zu wie eine göttliche Gnade, und man muss sie zulassen können. Am besten geht man in die freie Natur, riecht den Duft der Blumen, lässt die Seele mit dem Bussard durch den blauen Himmel schweben oder mit den weißen Wolken treiben, stimmt sich auf Vogelgezwitscher, Grillensymphonien oder das Murmeln des Baches ein, geht barfuß und fühlt die Haut der Mutter Erde. Nimm dir Zeit dazu, lass dich deiner Lebenszeit nicht berauben! In all den Schönheiten der Natur wirken die heilenden Urbilder, tönt der Gesang der Götter, die Harmonie der Schöpfung. Besonders der Kranke hat es nötig, sich auf diese Symphonie des Seins einzustimmen und seinen Platz darin zu finden.

Um zu genesen, muss der **Gesundungswille** unbedingt vorhanden sein. Der beste Arzt und die besten Heilmittel nützen nichts, wenn der Patient nicht wirklich gesund sein will. Oft ist Krankheit eine »Sprache«, mit der ein unzufriedener Mensch etwas einfordert oder sich beschwert, ein Mittel, um Frust, Angst oder Ärger zu demonstrieren, wenn es auf andere Art nicht möglich ist. So erzwingt der vernachlässigte Ehepartner, die einsame Großmutter, das frustrierte, unverstandene Kind Zuwendung, die sie sonst nicht bekämen. Auf diese Weise zahlt sich Krankheit aus, sie wird zum Druckmittel, zu einem Gewicht in der Gemeinschaft.

Krankwerden kann auch ein Aufstand sein, eine Rebellion gegen unwürdige, langweilige Routine und sinnlose Arbeit, gegen Unterdrückung. Es ist ein Weg der Verweigerung. Der Schüler bleibt einfach im Bett liegen, um dem Schulstress zu entgehen, die Frau bekommt das prämenstruelle Syndrom, und wer sein Leben nicht mehr in den Griff bekommt, flüchtet sich möglicherweise unbewusst in chronische Leiden, wie Muskelschwund, multiple Sklerose, CFS, Rückenprobleme (= »Ich kann es nicht mehr ertragen!«) oder lässt die Borreliose nicht mehr los, da er sie gut gebrauchen kann. Die Spirochäten sind dann bereit, ihm zu dienen.

Voraussetzung für Heilung ist Lebenssinn, ein Grund zu leben, eine Aufgabe, eine wahrhafte Berufung. Diese zu finden, ist nicht immer einfach.

Besonders in einer Kultur, die das Metaphysische leugnet und vorgibt, der Sinn des Lebens sei lediglich zu arbeiten, um Macht und Geld anzuhäufen, Verbrauchsgüter zu ergattern und zu konsumieren, Spaß zu haben, sexy und cool zu sein – und das alles in einer Welt, wo Tier- und Pflanzenarten aussterben, Rohstoffkriege über die Bühne gehen, Gletscher schmelzen, Steuern steigen, Familien auseinanderbrechen, Arbeitslosigkeit droht, Dekadenz die Kultur zerfrisst. Wie soll man da nicht krank werden?

Wenn der Mensch von Lieblosigkeit und Sinnlosigkeit umgeben ist und der Karneval der Konsumgesellschaft nicht mehr zieht, dann kommt die Krankheit als Helfer. Sie zwingt uns, tiefer in uns hineinzugehen, zu unseren Wurzeln, um in der Dunkelheit den wegweisenden Stern, das eigene *Dharma,* die ureigene Lebensaufgabe zu erkennen. In diesem Sinn ist Krankheit heilend.

So kann die Borreliose als eine Aufforderung an unsere Seele verstanden werden, wesentlich zu werden, ihren tiefen göttlichen Grund wieder zu finden. Sie ist ein Vollstrecker des Karmas und kann für verirrte Seelen ein unerbittlicher Lehrmeister, ein Guru, sein. »Krankheiten sind Lehrjahre der Lebenskunst und der Gemütsbildung«, sagt uns der weise Dichter Novalis (Novalis 1980: 98). Im wahren Sein sein, das ist Gesundheit.

Urlaub: Zeit zur Besinnung

Reisen: Ihr Nutzen ist unbeschreiblich.
Am gesündesten und zweckmäßigsten
sind Reisen zu Fuß oder noch besser zu Pferde.

Christoph Wilhelm Hufeland, »Hausarzneimittel«

Ich ließ naturheilkundliche Vernunft walten und hielt mich an diese Regeln. So konnte ich zwar meinen Verpflichtungen nachkommen, war aber dennoch ständig erschöpft und müde, Schmerzen sprangen von einem Gelenk zum anderen, von einem Knie zum anderen, und immer wieder rutschte ich in tiefe, dunkle Täler der Depression. Da sagte mir die innere Stimme: Spann mal völlig aus, nimm dir Zeit zur Besinnung, mache Urlaub in der Sonne am Meer.

Auf die innere Stimme soll man immer hören; also schaute ich im Internet nach einem *Last-minute*-Flug Richtung Südindien – Indien kann man sich leisten; es ist wie eine Mutter, und hier sind die Götter nahe. Bald fand ich mich in einem einfachen Zimmer bei einfachen Bauern wieder, unter Kokospalmen unmittelbar an einem heißen Sandstrand am Meer mit seinen hohen türkisfarbenen Wellen, weit weg von jeglichem Trubel. In der ersten Nacht hatte ich einen starken Traum. Ich träumte, ein fast unsichtbarer hautfarbener Parasit klebe auf meiner Haut. Nur an seinen Umrissen konnte ich andeutungsweise erkennen, dass er da schmarotzte. Ich versuchte ihn mit den Fingernägeln abzukratzen, was mir schließlich gelang. Er fiel auf den Strand und verschwand im Sand. Der erste Traum an einem neuen Ort, an dem man vorher noch nie war, hat meistens prophetischen Charakter. Und so deutete ich ihn auch. Was immer mich plagte, würde mich verlassen. Es war die richtige Eingebung gewesen, hierher zu kommen!

Tag für Tag lag ich schweißtriefend im heißen Sand unter der tropischen Sonne. Da ich durchs Gärtnern Sonnenlicht gewohnt war, konnte ich dies wagen, ohne einen Sonnenbrand und die anschließende Hautabschälung zu riskieren, die Touristen normalerweise heimsucht. Wohltuende Hitze durchglühte jeden Tag meinen Körper. Wie Franz Konz sagte, »ahnen wir gar nicht, wie viel Sonnenkräfte die Sandkristalle im Verlaufe der Jahrtausende, in denen sie an den Küsten liegen, in sich gespeichert haben und an uns weiterreichen! Also auf zum Sandbad!« (Konz 2000: 727)

Wenn die Hitze unerträglich wurde, sprang ich ins kühle Meer und spielte voller Ekstase mit den Wellenjungfrauen. Schwimmen, Wellenreiten ist Vollkörpermassage, ist Liebkosung. Es stärkt das Herz, fördert die Durchblutung und lässt die Lymphe zirkulieren. Das salzige, mineralreiche Meereswasser reinigt und nährt die Haut. Das Meer ist die Mutter des Lebens. Geschwängert vom Licht des Kosmos, von dem Strahlenphallus der Sonne durchdrungen, hat es all die unzähligen Lebewesen, die Bakterien, Pflanzen und Tiere, die heute die Erde besiedeln, hervorgebracht. Noch immer gleicht die Salzkonzentration unseres Blutes derjenigen des Meeres. Wir tragen das Meer in uns, sind selbst das Meer, auf welches das Meer von außen her blickt.

Teil der Meereskur war auch eine leichte, gesunde Diät. Ich lebte von Kokosmilch, Fisch, Reis und Obst. Eine vernünftige Ernährung, ganz ähnlich der Diät, welche die karibischen Indianer bei der Syphilis, ebenfalls eine Spirochätenerkrankung, einsetzen (siehe Seite 155ff., 225). Kokosnussmilch ist wirksam bei Übersäuerung der Körpergewebe, wirkt harntreibend, erhöht den Nierentonus, fördert den Stoffwechsel und – was ich damals nicht wusste – erhöht dank der in ihr enthaltenen Polysaccharide (Glykane) die Widerstandskraft gegen Tuberkulose und andere bakterielle Erreger (Upada 1983: 64).

Die frühmittelalterlichen Kirchenväter empfahlen zur Heilung menschlicher Gebrechen vor allem Gebet, Kommunion und Wallfahrt. Bei Heilkräutern waren sie lange zurückhaltend, denn diese galten als die Domäne ihrer Rivalen, der Heidenpriester und der wilden weisen Frauen. In der Synode von Liftinae (743 n. Chr.) verbot der angelsächsische Missionar Winfred (St. Bonifazius) sogar das Sammeln des traditionellen Heilkräuterbüschels. Später bauten Mönche in den Klostergärten biotopfremde, mediterrane Kräuter an. Erst mit Hildegard von Bingen wurden auch einheimische Heilkräuter – nicht nur die in der Bibel erwähnten – wieder in die westliche Heilkunde aufgenommen.

Um Heilung zu erlangen, unternahm man damals Wallfahrten. Diese Pilgerreisen führten zu Gnadenorten, wo Heilige gelebt hatten oder Wunder geschehen waren. Schon lange bevor man an solchen Orten Kirchen, Kapellen oder gar Dome erbaute, waren sie den heidnischen Kelten oder Germanen und vor diesen den Megalithbauern als Orte göttlichen Wirkens heilig gewesen. Es handelt sich nämlich um Kraftorte. An diesen Orten, bei heiligen Bergen, Seen oder Quellen, wirken meistens geomantische, erdmagnetische Kräfte, die heute mit Instrumenten messbar sind und die auf unseren Organismus, auch auf den Ätherleib (Kräfteleib, feinstofflichen Körper) und auf unser Bewusstsein energiespendend, belebend oder beruhigend einwirken. Auch wer an Borreliose leidet, kann an solchen Orten Kräftigung erfahren. Wie das Meer und das Hochgebirge haben diese Orte die Fähigkeit, uns über unsere Grenzen hinauszutragen.

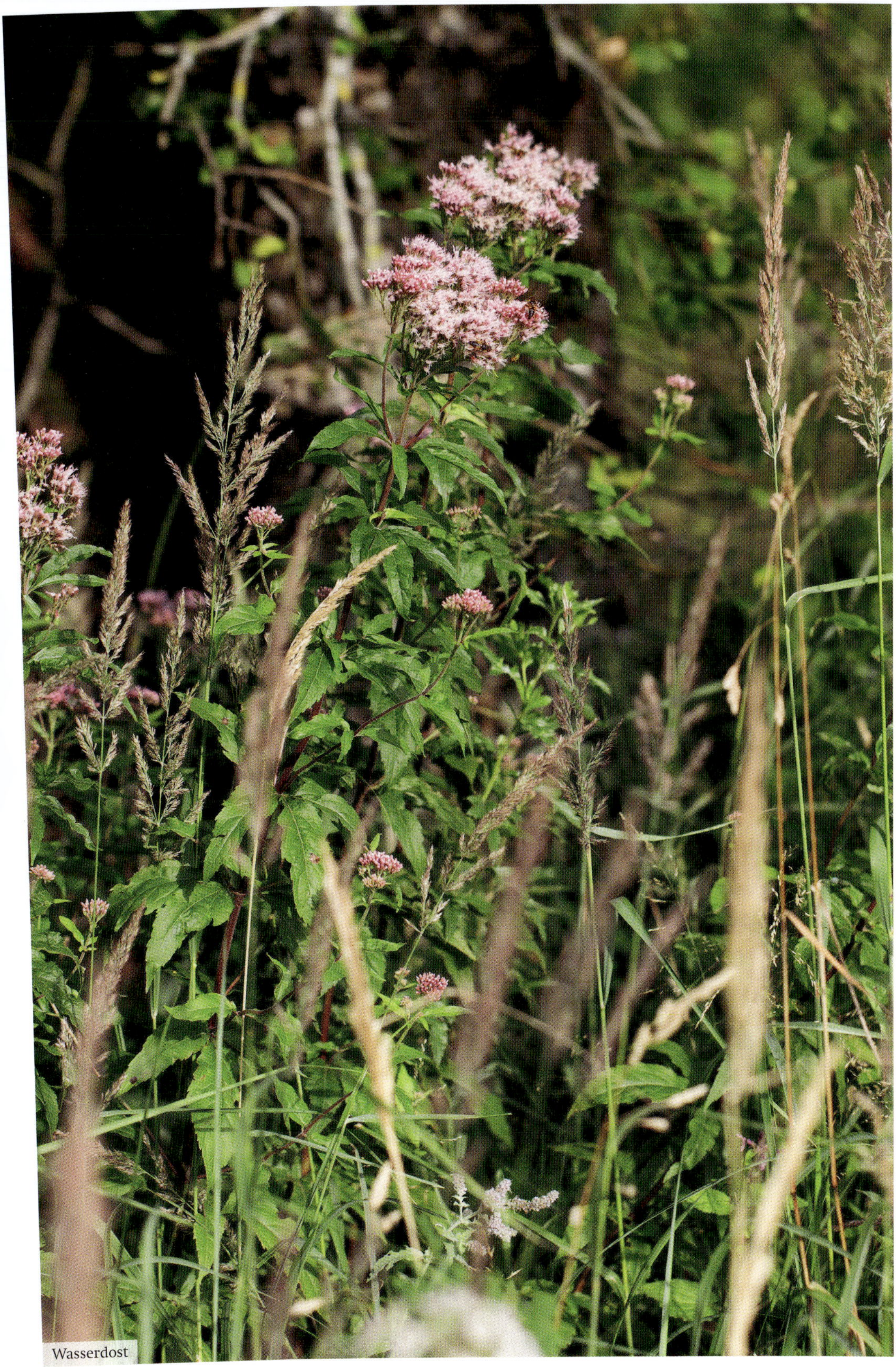

Wasserdost

Er ist nicht der Doktor im langen Kleide,
der uns vom Katheder herab belehrt;
es ist der Mensch, der herumwandelt, aufmerkt, erstaunt,
von Freude und Schmerz ergriffen wird
und uns davon eine leidenschaftliche Mitteilung aufdringt.

Johann Wolfgang von Goethe, Gesamtwerk, Bd. 16: 400

EIN DOKTOR AUS ECHTEM SCHROT UND KORN

Die naturheilkundlichen Maßnahmen waren vernünftig und brachten mich weiter. Dennoch fühlte ich mich nicht ganz auf der Höhe. Mir fehlte noch etwas. Daher ging ich zu meinem inzwischen verstorbenen Freund und Nachbarn, dem eher unorthodoxen, aber erfolgreichen Naturheiler, Dr. rer. nat. Gerhard Orth. Er wohnte auf einem Hof am Rand eines winzigen Weilers unten im Tal. Sein Arbeitszimmer erinnerte an das Labor eines Doktor Faust, »mit Gläsern, Büchsen rings umstellt, mit Instrumenten vollgepfropft, Urväterhausrat dreingestopft«. Bücher, gekritzelte Notizen, Heilkräuterbündel, Instrumente verschiedenster Art, Reagenzgläser und Mikroskope bedeckten die Tische und Regale seiner Heilwerkstatt.

Er nahm seinen Oberbachschen Biotensor zur Hand und bewegte ihn über meinen Körper. Dieser »Biotensor« ist eine Art moderne Wünschelrute; über Wasseradern dreht er sich links herum und über allen anderen Störungen rechts herum. Dr. Orth benutzte den Biotensor, um elektromagnetische Störfelder in der menschlichen Umgebung, in Wohn- und Arbeitsräumen aufzuspüren. Da aber auch der menschliche Körper ein schwaches elektromagnetisches Feld besitzt, benutzte er dieses Instrument auch, um Krankheiten und Störungen in den Organen aufzuspüren. Die Schulwissenschaft steht diesen radiästhetischen Diagnosen selbstverständlich skeptisch gegenüber. Bei mir als Ethnologen war die Skepsis jedoch etwas gemildert. Hatte ich nicht indianische Heilseancen miterleben können, wo ein Medizinmann mit Hilfe einer Adlerfeder den Körper eines Patienten abtastete, die gestörten Muster wieder zurechtstrich und zurechtsang und dadurch langwieriges Leiden beendete? Südamerikanische *Curanderos* können solche gestörte Energiefelder mit Hilfe von Ayahuasca und anderen bewusstseinserweiternden Substanzen »sehen« und mit Gesang, Berührung und eventuell dem richtigen Heilkraut wieder in Ordnung bringen. Warum sollte das bei uns nicht auch möglich sein?

»Ja«, sagte er, nachdem er mich befragt und mit dem Biotensor untersucht hatte, »eindeutig Borreliose. Da helfen auch keine Antibiotika. Ich habe schon eine ganze Reihe Patienten gehabt, die sich, trotz hochdosierter Behandlung mit Tetracyclin, Amoxicillin, Erythromycin, Cephalosporin und was sonst nicht alles im Rollstuhl in meine Praxis schleppten. Einige hatten es sogar schon intravenös bekommen!« Als er sah, wie erschrocken ich war, fügte er schnell hinzu: »Keine Sorge, so weit braucht es nicht zu kommen! Wir werden die Biester schon erledigen.«

Berufung zum Heiler

Dr. Gerhard Orth ist kein studierter Arzt, aber ein berufener Heiler. Das Schicksal, sein Dharma oder, wie er selbst sagt, der »Herrgott«, hat ihn dazu berufen. Bis Anfang der achtziger Jahre war er als Chemiker in einer Führungsposition bei Siemens tätig. Er leitete ein Labor und erforschte neue Produkte. Als Naturfreund wanderte er gerne und paddelte leidenschaftlich im Kajak durch wilde Gewässer. Und eben weil er naturverbunden war, ärgerte er sich über die allgegenwärtige Umweltzerstörung, die Wasserverschmutzung und den Raubbau, den ein außer Kontrolle geratenes Wirtschaftssystem verursachte. Befreundet mit Herbert Gruhl, dem Autor des wegweisenden Buches *Ein Planet wird geplündert* (1975), schloss er sich der grünen Bewegung an und wurde Ökoaktivist. Als »Ökoguerillakämpfer« zog er nachts im Tarnanzug los. Nicht um Strommasten umzusägen oder Sabotage zu betreiben, sondern um Proben zu nehmen von Flüssen und Seen, die offiziell als »sauber« erklärt worden waren. Er analysierte die Wasserproben in seinem Labor und veröffentlichte die Ergebnisse. Die nächtlichen Streifzüge blieben aber nicht unentdeckt. Die Analysen konnten ja nur aus seinem Labor stammen. Von Seiten der Firma wurde ihm nahegelegt, seine außerbetrieblichen Tätigkeiten zu unterlassen, sonst würde man ihn dazu bewegen müssen, seine Stelle zu kündigen. Der grüne Chemiker machte jedoch weiter, und es kam, wie es kommen musste.

Er verlor seine Anstellung und stürzte dadurch auch seine Familie in eine Krise, denn sie waren gerade dabei, einen Hof im ländlichen Allgäu zu kaufen, wo sie giftfreies, gesundes Gemüse und Obst anbauen wollten. Unglück kommt selten allein, sagt das Sprichwort. Und so war es auch: An einem Tag im Juni 1983 verspürte er leichtes Kopfweh mit Ziehen im Hinterkopf, das sich ins Unerträgliche steigerte. Am nächsten Morgen kroch er, wie er erzählt, halbblind auf dem Fußboden der Stube herum, wo ihn sein Sohn fand. Der sofort gerufene Notarzt konstatierte eine »Hirnhautentzündung«. Bald hing er im Krankenhaus am Antibiotikatropf. Die Schmerzmittel, mit denen er vollgepumpt wurde, hatten keine Wirkung. »Wie eine ungeheure Faust presste die Krankheit das Leben aus mir heraus«, schreibt er in seinem Buch *Unheilbare Krankheiten* (Orth 1996: 26). Am zehnten Tag gestand der zuständige Neurologe, dass die Ärzte alles getan hätten, was sie tun konnten; sie seien mit ihrer Kunst am Ende.

Orth blieb nichts anderes übrig, als den Herrgott um einen Wink zu bitten. Da fiel ihm plötzlich das Buch *5 × 20 Jahre leben* ein, in welchem der Landarzt Dr. D. C. Jarvis die Volksmedizin seiner Heimat Vermont (Neuengland, USA) aufgezeichnet hatte.[46] In der dortigen volkstümlichen Tier- und Menschenheilkunde spielt der Apfelessig eine zentrale Rolle: Er wird getrunken und als Kompresse bei Gelenkschmerzen, Gedächtnisschwund, Haarausfall, Hautekzemen, Kopfschmerzen, Krampfadern, Magenschmerzen, Nasenbluten, Verletzungen, gegen Altersflecken, Schweißfuß, Fußpilz und vieles mehr verwendet; bei Hals- und Zahnfleischentzündung wird damit gegurgelt. Als Chemiker hatte Orth kein Problem mit der Überlegung, dass der einfache Apfelessig ihm helfen könnte. Es war logisch: Indem man den Apfelessig zu sich nimmt, wird das innere Säure-Basen-Gleichgewicht verschoben. Im Körper zerfallen organische Säuren in Kohlendioxid und den basischen Restteil. So bringt man damit den Säurespiegel ins Basische (Alkalische); das Blut wird süß, was wiederum das Milieu für die Bakterien ändert. Mikroben und Pilze gedeihen besser im sauren Gewebe und Blut als im basischen.

Sofort schickte er seine Frau los, um eine Flasche Apfelessig zu kaufen. Bis tief in die Nacht hinein wusch er sich an diesem Abend mit Apfelessig und trank zwischendurch fünfmal einen Becher warmes Wasser mit jeweils zwei Esslöffeln Apfelessig und etwas Honig. Dabei merkte er, dass sich etwas im Körper veränderte. Das ganze Zimmer roch nach Apfelessig, und essiggetränkte Lappen lagen herum. Am Morgen standen Krankenschwestern und Ärzte in der Tür und starrten ihn sprachlos an. Zu den verblüfften Ärzten sagte er: »Ich verlasse das Krankenhaus, mir fehlt nichts mehr!« Selbstverständlich dauerte es einige Zeit, bis er wieder völlig bei Kräften war. Er zog mit seiner Familie auf den neu erstandenen Hof und versuchte sich als Biogärtner.

Als wir seine Nachbarn wurden, half er mir mit seinem uralten Schlepper, dessen Auspuff schwarzen Qualm ausstieß und der ständig absoff, das Brennnesseldickicht beim Haus umzupflügen, damit ich einen Selbstversorgergarten anlegen konnte. »Wir werden den Allgäuern zeigen, wie man richtig biologisch und giftfrei gärtnert!«, erklärte er keck. Kurz darauf kam einer seiner Nachbarn aus dem Dorf und begutachtete neugierig mein Gartenprojekt: »Hier oben wird nichts wachsen. Ich weiß es, ich bin kein Zugezogener. Kauft Euch lieber Euer Gemüse bei Aldi, das ist billiger und macht weniger Arbeit. Das habe ich auch Gerhard Orth gesagt. Als ich ihn kürzlich besuchte, fragte ich ihn: ›Na, wie stehts mit der Ernte?‹ Gerhard antwortete: ›Meine Kartoffeln

46 Das Buch erschien 1958 unter dem Titel *Folk Medicine* und hatte bereits nach einem Jahr eine Auflage von einer halben Million Exemplare erreicht. Es war zu jener Zeit das einzige in den USA erhältliche Werk zum Thema Volksmedizin. In einer Zeit des absoluten Fortschrittglaubens galt die Volksmedizin wie auch die Kräuterkunde, die verächtlich als »Indian medicine« bezeichnet wurde, als längst überwundener primitiver medizinischer Aberglaube. Als wissbegieriger High-School-Schüler kaufte ich mir sofort die erste Taschenbuchausgabe, die damals übrigens für 50 Cent zu haben war.

verkaufen sich wie warme Semmeln!‹ – ›Wo hast du denn dein Kartoffelfeld?‹, fragte ich. ›Na, hier, siehst dus nicht, wir stehen auf dem Kartoffelfeld!‹, antwortete er. Ich schaute umher, aber da war nur Unkraut. Da nahm er den Spaten und grub einige murmelgroße Kartöffelchen aus.« Er lachte und fügte noch den wohlmeinenden Rat hinzu: »Hier, bei diesem Klima und auf dieser Höhe kann man nicht vom Gärtnern leben.«

Der Einheimische hatte schon Recht. Mit dem biologischen Gartenbau hatte Gerhard Orth wenig Erfolg; er sah sich schließlich gezwungen, damit aufhören. Dafür hatte er umso mehr Erfolg als Heiler. Sein Erlebnis mit der akuten Hirnhautentzündung war so etwas wie eine Einweihungskrankheit. Es war ein Berufungserlebnis, wie es auf viele Schamanen und Heiler bei den traditionellen Völkern zukommt oder auch auf Heilerpersönlichkeiten wie Sebastian Kneipp, die Kräuterfrau Maria Treben oder den Entdecker der Blütenessenzen, Edward Bach (Scheffer/Storl 2012: 14). Der Schmerz und die Todesnähe läutern und brennen das Unwesentliche von der Seele, sie machen sensibel und öffnen für das Licht der Inspiration, für Eingebungen jenseits der Ratio.

Bald kamen, zuerst aus dem näheren Umkreis und später von weither, immer mehr Leidende zu ihm, fragten nach seinem Rat, und es wurde ihnen geholfen. Zuletzt waren es vor allem Aids- und Krebskranke, die als »austherapiert« galten, die den ganzen Spießrutenlauf von Chemotherapie, Chirurgie und Antibiotika hinter sich hatten und denen nicht mehr geholfen werden konnte. Er nahm sich ihrer an. Seine Initiationskrankheit hatte ihm die Angst vor Hölle, Krankheit, Tod und Teufel genommen. Er war selbst den Weg bis an den Rand des Lebens gegangen, und so konnte er seine Patienten psychisch an die Hand nehmen und ihnen Mut zusprechen. Es gibt keine unheilbaren Krankheiten! Pathologische Prozesse können umgekehrt werden! Davon war er überzeugt. Diese Überzeugung wirkte ansteckend, wirkte wortwörtlich überzeugend. Rigoros befahl er seinen Patienten, ihre Essgewohnheiten zu ändern, ihre Betten auf strahlenunbelastete Stellen umzustellen, Wasser- und Luftkuren zu machen, um die Selbstheilungskräfte anzuregen, und Kräuterpräparate und Kräutertees einzunehmen. Hervorragende Erfolge hatte er mit leberstoffwechselfördernden, schlackenausleitenden Kräuterpillen, besonders mit »Multiplasan«. Hergestellt aus mehreren zu Pulver verriebenen und zu Pillen gepressten Kräutern, war Multiplasan ursprünglich – ich sage es nur hinter vorgehaltener Hand – ein Mittel der Veterinärmedizin zur Behandlung von Verdauungsstörungen bei Pferden. Da ich skeptisch war, schaute ich mir den Inhalt dieser »Pferdemedizin« genauer an. Die Pillen bestehen fast ausschließlich aus den Leberstoffwechsel anregenden, ausschwemmenden und das Blut entschlackenden Pflanzen. Das ist zweifellos eine sinnvolle Therapie: Es ist richtig, bei Infektionskrankheiten die Leber in ihrer entschlackenden, stoffwechselfördernden Funktion zu unterstützen.

Orth baute sich ein Labor, untersuchte Plasma und Blut mit dem Dunkelfeldmikroskop und arbeitete mit verschiedenen Naturpräparaten und mit der Bioresonanztherapie.[47] So hat er vielen das Leben verlängern und einigen sogar einen neuen Lebenssinn geben können.

Die Orthsche Kur für Borreliose

Dr. Orths Therapie bestand aus folgenden Maßnahmen:

1. Zweimal täglich 5 Tabletten **Multiplasan® H33** und zweimal täglich 5 Tabletten **Multiplasan® Gl 17** mit reichlich Flüssigkeit einnehmen. Zwischen den Mahlzeiten muss viel getrunken werden – Goldrutentee, Lebertee oder reines Wasser –, da die in den Pillen enthaltenen Kräuter stark entwässernd wirken.

Multiplasan® H33 (ausschwemmend, entschlackend, stoffwechselanregend) besteht aus:

- **Wacholder** *(Juniperus communis)*: Die Beeren sind antiseptisch und wirken harntreibend und entwässernd (Achtung, sie können die Nieren reizen!).
- **Hauhechel** *(Ononis spinosa)*: Die Wurzel wirkt harntreibend (ohne Elektrolyten auszuschwemmen); Anwendung bei Gicht, rheumatischen Beschwerden, Hauterkrankungen, Harnsteinen.
- **Brennnessel** *(Urtica dioica)*: Wird verwendet zur Durchspülung und Ausleitung von Chloriden und Harnstoffen, zur Behandlung von rheumatischen Beschwerden und Hautleiden.
- **Pfefferminze** *(Mentha piperita)*: Das Kraut wirkt krampflösend, desinfizierend, den Gallenfluss anregend.
- **Kalmus** *(Acorus calamus)*: Die Wurzel wirkt beruhigend, schweißtreibend, fiebersenkend und regt die Bauchspeicheldrüsenfunktion an.
- **Anisfrüchte** *(Pimpinella anisum)*: Die ätherischen Öle der Samen wirken leicht krampflösend, blähungswidrig und regen die Drüsen, vor allem die Galle, an.
- **Kümmel** *(Carum carvi)*: Die Samen regen die Verdauungsdrüsen an und haben eine krampfstillende und blähungswidrige Wirkung.
- **Fenchel** *(Foeniculum vulgare)*: Die Samen wirken schleimlösend,

47 Näheres dazu im Buch von Gerhard Orth, *Lebenssaft reines Blut – Vorbeugung von Übersäuerung und Verpilzung*, Ritterhude: Fit fürs Leben Verlag 1998.

auswurffördernd, krampflösend, blähungstreibend, leicht harntreibend, galletreibend und antibakteriell.

Hinzu kommen basische Mineralsalze, die den Elektrolythaushalt und den pH-Blutwert bei 7,35 stabilisieren (Orth 1998: 107):
• **Natriumsulfat:** Das sogenannte Glaubersalz kommt natürlich im Meerwasser wie auch in der Heilquelle im böhmischen Karlsbad vor; innerlich wirkt es als Abführmittel.
• **Natriumbicarbonat:** Dieses »Soda«, das auch in Backpulver oder Limonadenpulver enthalten ist, ist ein Antazidum, das gegen Magenübersäuerung wirkt.
• **Magnesiumcarbonat:** Das weiße Pulver ist ein Antazidum und Laxans, es fördert den Stuhlgang.
• **Natriumchlorid:** Kochsalz

Multiplasan® GL 17 (abführend, die Bauchspeicheldrüse, Leber und Galle fördernd) besteht aus:
• **Löwenzahnwurzel und -kraut** *(Taraxacum officinale)*: Wurzel und Kraut wirken stark harntreibend, verdauungsfördernd, schützen die Leber, regen Galle und Bauchspeicheldrüse an.
• **Odermenningkraut** *(Agrimonia eupatoria)*: Die Wurzel wirkt adstringierend und entzündungshemmend; traditionell bei Leber- und Galleerkrankungen verwendet. Benannt nach König Eupator von Pontes, der in der Antike als Kenner der Leberheilpflanzen galt.
• **Mariendistel** *(Silybum marianum)*: Die Samen gelten als das beste Mittel bei toxischen Leberschäden, chronisch entzündlichen Lebererkrankungen, Gallenbeschwerden und Leberzirrhose.
• **Kardobenediktenkraut** *(Cnicus benedictus)*: Die Wurzel wirkt als Bittermittel, regt Galle, Speichel und Magensaft an und gilt als hervorragendes Lebermittel. Die Pflanze wurde in früheren Zeiten dem heiligen Benedikt geweiht, der angeblich vor Vergiftungen schützt (Storl 2018: 16).
• **Engelwurz** *(Angelica archangelica, A. sylvestris)*: Die Wurzel wirkt verdauungsfördernd, krampflösend und immunmodulatorisch. Anwendungsbereiche sind Grippe, Pfeiffersches Drüsenfieber, Enteritis, Gastritis, Gallen- und Leberleiden, Darmpilz und Bauchspeicheldrüsenschwäche (Storl 2018: 59).
• **Artischockenblätter** *(Cynara scolymus)*: Die Extrakte dieser Distel haben eine starke antioxidative Wirkung auf die Leber; ein hervorragendes Mittel bei Leber- und Gallenstörung, senkt den Cholesterin- und Triglyceridspiegel (Schönfelder 2001: 276).

- **Pfefferminzblätter** (siehe oben)
- **Schafgarbenkraut** *(Achillea millefolium)*: Blüte und Kraut wirken heilend bei Leberstörungen, Gallenkrämpfen, Darmgeschwüren, Dystonie des kleinen Beckens (bei zu schwacher oder zu starker Menstruation), harntreibend, entschlackend, blutstillend (bei inneren und äußeren Verletzungen), immunstärkend und antiviral (Storl 2018: 178).
- **Schöllkraut** *(Chelidonium majus)*: Dieses wichtigste Heilkraut des berühmten Phytotherapeuten Maurice Mességué ist ein besonderes Lebermittel. Es heilt Gelbsucht, Leberentzündungen, Krämpfe und Verschleimungen der Gallenwege (Mességué 1994: 265).
- **Fenchel** (siehe oben)
- **Bitterkleeblätter, Fieberklee** *(Menyanthes trifoliata)*: Als Bitterdroge regt der Tee die Verdauungssäfte an und fördert den Leberstoffwechsel.
- **Kamillenblüten** *(Matricaria recutita)*: Die Blüten haben, innerlich wie äußerlich, eine entzündungshemmende, wundheilende, antibakterielle und krampflösende Wirkung. Der Tee ist besonders im Magen-Darm-Bereich wirksam.
- **Enzianwurzel** *(Gentiana lutea)*: Die Bitterstoffdroge regt den gesamten Verdauungsapparat an.
- **Kalmuswurzel** (siehe oben)
- **Baldrianwurzel** *(Valeriana officinalis)*: Die Wurzeldroge wirkt beruhigend bei nervösen Erregungszuständen, bei nervös bedingten Herzbeschwerden und Verkrampfungen im Magen-Darm-Bereich.
- **Traubenzucker** (Glukose)

Das ayurvedische Präparat **Liv-52**, bestehend aus Kräutern aus dem hohen Himalaja, welche die Leberfunktion unterstützen, ist meines Erachtens ebenso gut geeignet wie Multiplasan. Auch **Schafgarbentee** (3 Tassen pro Tag), **Löwenzahnwurzel**-Aufguss, Tee aus den Stängeln der **Wegwarte** *(Cichorium intybus)* oder **Mariendistelpräparate** entfalten angemessene leberanregende Wirkungen.

Liv-52, ayurvedisches Leberpräparat

Das ayurvedische Präparat (nach Rezept der Himalaya Drug Co., Bangalore) gilt als »Geheimtipp für Säufer«, da es der Leberzirrhose vorbeugt und bei Hepatitis hervorragend wirkt. Es enthält folgende Kräuter, Rinden und Wurzeln:
65 mg *Capparis* spp., **Kapernstrauch** (Hindi *kanthari* oder *kapra*)
65 mg *Cichorium intybus*, **Wegwarte** (Hindi *kasni*); Samen, Wurzeln als Lebertonikum

32 mg *Solanum nigrum*, **Schwarzer Nachtschatten** (Hindi: *makoi*); frischer Extrakt bei Leberzirrhose
32 mg *Terminalia arjuna*, **Almendbaum** (Hindi *arjun*); Rinde blutdrucksenkend, harntreibend, lebertonisch
16 mg *Cassia occidentalis*, **Sennes** (Hindi *kasondi*); Rinde für die Leber
16 mg *Achillea millefolium*, **Schafgarbe** (Hindi *gandana*); leberwirksame Bitterstoffe
16 mg *Tamarix gallica*, **Tamariske** (Hindi *jhau*)
33 mg *Mandur bhasma*, **medizinische Asche**
Diese Ingredienzien werden verarbeitet mit *Eclipta alba, Phyllanthus amarus, Boerhavia diffusa, Tinospora cordifolia, Berberis aristata, Raphanus sativus, Phillanthus emblica, Plumbago zeylanica, Embelia ribes, Terminalia chebula, Fumaria officinalis.* Die genauen Mengen werden – wahrscheinlich um das Herstellungsgeheimnis zu wahren – bei diesen Heilpflanzen nicht preisgegeben.

2. Neben den Leberpillen sollte der Patient jeden Tag bis zu **1 Liter Goldrutentee** trinken – am besten eine Mischung der europäischen *(Solidago virgaurea)* und der kanadischen Goldrute (*S. canadiensis* oder *S. gigantea*). Der Tee (1 EL pro Liter) wird heiß aufgebrüht oder als Kaltwasserauszug 8 Stunden in kaltem Wasser ziehen gelassen, bevor man ihn trinkt. Er regt die Nieren an und schützt das Nierengewebe vor Reizungen, die durch die Wacholderbeeren in der Multiplasan-Mischung entstehen können.

3. Morgens 5 Tropfen **Mucokehl® D5** einnehmen.

Ganz im Sinne von Claude Bernard, dem Gegenspieler von Louis Pasteur, geht diese Therapie davon aus, dass es vor allem auf das körpereigene Milieu ankommt – »Le microbe n'est rien, le terrain est tout« – und dass Viren, Bakterien und Pilze den Körper nur befallen, wenn ihnen die ökologischen Bedingungen im Körper passen.

Dieses Präparat beruht auf einer heute umstrittenen Theorie, die Professor Günther Enderlein in den Jahren 1915/16 veröffentlichte: Er hatte mit Hilfe der Dunkelfeldmikroskopie winzige »pflanzliche Endobionten« entdeckt, die an sich harmlos sind, aber bei ungünstigen Milieubedingungen (Absinken des pH-Werts des Blutes, Schadstoffe, Sauerstoffmangel usw.) aufgrund von Fehlernährung, zu viel Fett und Zucker sowie einer unnatürlichen Lebensweise, ineinander verklumpen, zu anderen Formen (Bakterien, Pilzen) mutieren und dann Krankheiten verursachen können. Endobionten sind aber auch in der Lage, die pathogenen, parasitären Mikroorganismen wieder zu neutralisieren, indem sie sich mit ihnen verbinden (kopulieren). Daraus entstehen sogenannte

Chondriten, die über Harn und Stuhl sowie über die Haut wieder ausgeschieden werden können. Das Präparat Mucokehl enthält primitive Endobionten in pharmakologisch zubereiteter Form, die ihrerseits die pathogenen Mutanten unschädlich machen. Das Präparat, das auch Milchsäure enthält, verbessert das Milieu in den Körperflüssigkeiten und Bindegeweben und bewirkt die Entgiftung (Rosen 1993: 2). Am besten bewährt sich Mucokehl, wenn die Therapie von vegetarischer Rohkost begleitet wird (Rosen 1993: 2–5).

4. Den Körper 3-mal täglich, vor allen in den Kniekehlen und Armbeugen, mit dem aromatischen **H-14-Öl** einreiben.[48]

Das Öl besteht zu 3 Teilen aus **Olivenöl** und 2 Teilen aus **ätherischen Ölen** (Wacholderbeeren, Pfefferminze, Kalmus, Anis, Rosmarin, Geranium, Kümmel, Fenchel, Eukalyptus, Zitrone, Melisse, Salbei, Citronella, Thymian, Zimt, Nelken, Lavendel). Das Öl wurde von Dr. Orth auf der Grundlage der Forschung des französischen Mediziners und Pioniers der Aromatherapie **Dr. Jean Valnet** entwickelt. Über die Haut aufgenommen, entfalten diese ätherischen Öle im Körper u. a. eine bakteriostatische (keimhemmende) Wirkung (Valnet 1992). Sie hemmen auch die Vermehrung der Borrelien. Das Öl ist übrigens auch ein wertvolles vorbeugendes Mittel gegen Infektionen bei Reisen in die Tropen.

5. Zusätzlich verschreibt Dr. Orth 0,5 g **Propolispulver** (Bienenharz, reich an Benzencarbon- und Phenylacrylsäuren, Benzyl- und Phenylalkoholen sowie Flavonoiden) mit 0,5 g **Zimt**, unter geriebenen Apfel oder in Joghurt gerührt einzunehmen. Auch dadurch wird eine antimikrobielle Wirkung erzielt.

Ich folgte Dr. Orths Rat und merkte, dass es mir bald besser ging. Ich war beschwerdefrei. Dennoch hatte ich das Gefühl, dass die Borrelien noch immer in mir lauerten und auf den passenden Moment warteten, wenn meine Immunlage wieder einmal geschwächt wäre, sodass sie sich erneut ausbreiten könnten. Der Körper ist weiser als der Verstand: Er weiß, ob ihm etwas fehlt und ob noch ein Krankheitsdämon in ihm lauert.

48 H14-Öl ist in einigen Apotheken wie der Einhorn-Apotheke (Nürnberg) noch immer erhältlich.

Nervengifte und fettige Bakterientrümmer

Als ich zu einem späteren Zeitpunkt das aufschlussreiche Buch von Monika Falkenrath (siehe Seite 63), *Volkskrankheit Borreliose* (Falkenrath 2003), zu lesen bekam, in dem die Autorin ihre persönliche Erfahrung mit der Borrelioseerkrankung und mit naturheilkundlichen Behandlungsmaßnahmen beschreibt, wurden meine intuitiven Bedenken gegen eine Antibiotikakur bestätigt.

Falkenrath zitiert den amerikanischen Mediziner Richie C. Shoemaker, der die These vertritt, dass es nicht unbedingt die Borrelien selbst sind, die die verschiedenen Symptome und Beschwerden hervorrufen, sondern die von ihnen ausgeschiedenen Abfallprodukte, die sogenannten **Bio- oder Neurotoxine.** Neurotoxine aktivieren die übermäßige Ausschüttung von entzündungsfördernden **Zytokinen** (Proteine, welche die Intensität und Dauer der Abwehr regeln) (Shoemaker 2001: 3). Die Biotoxine treten im Körper in synergistische Wechselwirkungen mit Schwermetallen und Umweltgiften und lösen allergische Autoimmunreaktionen aus (Klinghardt 2000: 5). Trifft das zu, dann wären Entgiftungstherapien – leberstoffwechselanregende pflanzliche Mittel, wie Dr. Orths Multiplasan, Liv-52 und insbesondere die Kardenwurzel, auf die wir noch zurückkommen werden – tatsächlich eine durchaus vernünftige Behandlungsweise.

Shoemaker schreibt, dass die Antibiotika zwar die Borrelien bekämpfen, nicht aber die Neurotoxine, die diese produzieren. Deshalb ist für ihn die Vorstellung, die Lyme-Borreliose könne mit einer dreiwöchigen Antibiotikagabe ausgeheilt werden, sinnlos (Shoemaker 2001: 10). Er nimmt an, dass die Neurotoxine im Fett gespeichert werden und einen enterohepatischen Kreislauf durchmachen, das heißt, über den Fettstoffwechsel der Galle wieder in den Darm resorbiert werden (Klöpfer 2005: 21). In anderen Worten, Neurotoxine sind schwer auszuscheiden; sie zirkulieren einfach immer wieder durch den Körper und lösen entzündliche Reaktionen aus.

Neurotoxine bestehen vor allem aus den Oberflächenproteinen (BLP) oder deren Trümmern, wenn die Bakterien zugrunde gehen. Diese fettlöslichen Toxine lösen eine Kaskade von Immunreaktionen aus und verursachen eine Überstimulierung der Zytokinausschüttung, was wiederum komplexe entzündliche Reaktionen in den Geweben und Organen hervorruft: Muskel- und Knochenschmerzen sowie neurologische, endokrine und immunologische Ausfälle.[49] Es sind vor allem diese Lipoproteine, die für fast alle Symptome der Borreliose verantwortlich sind (Scott Taylor, »Lyme Disease«, 2004).[50] Diese Toxine brin-

49 Nach Marshall, Trevor G., SarcInfo, Thousand Oaks, Kalifornien, trevor.m@yarcrip.com.
50 BLP aktivieren die *toll-like receptors* (TLR2) und veranlassen die Synthese des entzündungsauslösenden Zytokins Interleukin-1B (Il-1B). Siehe www.autoimmunityreasearch.org/lyme-disease.

gen die Neurotransmitter[51] durcheinander, Neuronen werden erregt, vermitteln aber die Botschaften ungenau; die Entzündungen, die sie auslösen, können die winzigen Gefäße blockieren, sodass es in den Geweben zur Unterversorgung mit Sauerstoff kommen kann. Wenn die Borrelien durch Antibiotika oder auf andere Weise in größeren Mengen abgetötet werden, werden vermehrt toxische BLP freigesetzt; diese zirkulieren im Blut, was wiederum zu einer Verschlimmerung der Symptome führt. Diese Verschlimmerung wird die **Jarisch-Herxheimer-Reaktion** oder **Herx-Reaktion** genannt (siehe Seite 160).

Wenn die Theorie stimmt, dass vor allem die fettlöslichen Toxine für die Symptome verantwortlich sind, dann wäre es die beste Therapie, diese bakteriellen Lipoproteine durch eine umfangreiche Entfettungsmaßnahme aus dem Körper auszuscheiden. Zu diesem Schluss kommt der Borreliose-Experte Dr. Richie Shoemaker. Das Mittel, das er und seine Schüler vorschlagen, ist **Colestyramin**, ein Anionenaustauschharz, das den Cholesterinspiegel um bis zu 20 Prozent senken kann. Dieses Austauschharz bindet die Gallensäuren im Darm und gibt dafür Chlorid ab. Normalerweise werden die Gallensäuren, welche die Fettpartikel (Lipide) transportieren, zu 80 bis 90 Prozent vom Darm wieder aufgenommen. Beim Einsatz von Colestyramin werden sie jedoch an das Harz gebunden und mit dem Stuhl aus dem Körper ausgeschieden. Als Nebenwirkungen dieser Entfettungstherapie können Brechreiz, Blähungen, Verstopfung, Kopfschmerzen und Muskelschmerzen auftreten (Langbein et al. 2004: 655). Dabei werden natürlich auch die fettlöslichen Vitamine A, D, E und K mit ausgeschieden und müssen daher durch Vitaminpillen ersetzt werden. Die Ergebnisse dieser Therapie seien zufriedenstellend. Auch beim Grauton-Seetest (VCS) würden die Patienten nach der Behandlung besser abschneiden.

Die Anwendung von Fettsenkern, welche die Gallensäure mitsamt den bakteriellen Lipoproteinen aus dem Körper schleusen, klingt genial. Ich befürchte jedoch, dass damit viele unvorhersehbare Wirkungen und Risiken einhergehen. Sicher gibt es natürliche Mittel mit weniger Nebenwirkungen, die zu bevorzugen sind. Vermutlich genügen Multiplasan oder Liv-52, um die Ausscheidung von fettlöslichen bakteriellen Giften zu bewirken.

Bessere Alternativen zu den synthetischen Lipidsenkern sind folgende natürliche Mittel:

- **Bitterstoffe** und **Ballaststoffe**. Bitterstoffe, wie sie etwa in der Kardenwurzel enthalten sind, verstärken die Gallesäuresekretion (Bühring 2004: 397).
- **Artischocke** *(Cynara cardunculus, C. scolymus)*: Diese alte Kulturpflanze aus der Familie der Disteln enthält Bitterstoffe, die nicht nur die Galle anregen, sondern auch lipidregulierend wirken. Sie senken den Cholesterin- und Triglyze-

51 Neurotransmitter, wie Acetylcholin, Adrenalin, Dopamin, Serotonin, sind Substanzen, die an den Schaltstellen zwischen den Nerven Reize weiterleiten.

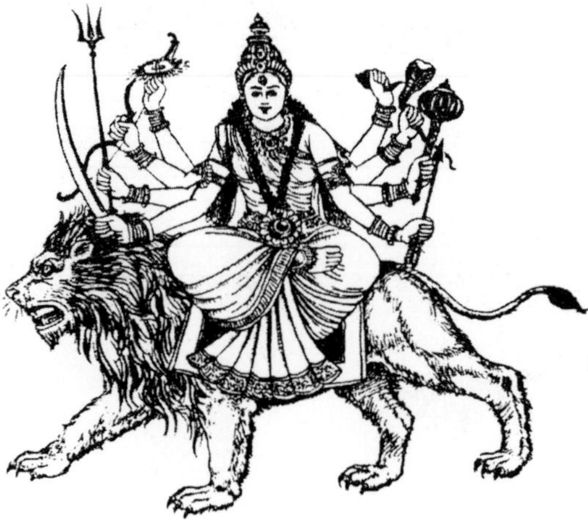

Durga, Herrin der Gelbwurz.

ridspiegel um 10 bis 15 Prozent. Sie hemmen die Biosynthese des Cholesterins in der Leber. Außerdem schützt die Artischocke dank ihrer starken antioxidativen Wirkung die Leber vor freien Radikalen (Schönfelder 2004: 161).

- **Mariendistel, Milchdistel** *(Silybum marianum)*: Diese alte Heilpflanze mit ihren weiß geäderten und gefleckten Blättern ist ebenfalls eine Distel. Früher glaubte man, die weißen Flecken rührten von der Milch her, die von den Brüsten der Muttergottes auf sie herabtropfte, weshalb ihr auch eine besondere Heilkraft zugeschrieben wurde. Benutzt werden die reifen Samen, die im Mörser zerstoßen und dann mit kochendem Wasser überbrüht werden (1 TL pro Tasse, 3-mal täglich). Der Wirkstoffkomplex Silymarin schützt die Leber vor toxischen Schäden, Vergiftungen, Lipotoxinen und Medikamentenschäden. Sogar bei Knollenblätterpilzvergiftung hilft die »Distel der Maria«, wenn sie früh genug verabreicht wird. Wie jede Distel regt die Milchdistel den Leberstoffwechsel und die Gallenfunktion an.
- **Gelbwurzel, Kurkumapflanze** *(Curcuma longa)*: Das gelbe Wurzelpulver dieses indischen Ingwergewächses ist aus der indischen Küche, etwa als Curryzutat, nicht wegzudenken und ebenso wenig aus der indischen Volksheilkunde, wo es fast ein Allheilmittel ist. In Butterschmalz *(Ghee)* zu Salbe gekocht, heilt es im Nu fressende Geschwüre. Die Gelbwurzel ist der gelbhäutigen, löwenreitenden Göttin Durga geweiht, die mit ihrem Schwert jedem Krankheitsdämon, der ihr in die Quere kommt, den Kopf absäbelt. **Kurkuma** fördert die Gallenfunktion und die Fettverdauung, senkt die Blutfettwerte und weist generell entzündungshemmende, immunstimulierende und antimikrobielle Eigenschaften auf.
- **Schöllkraut** *(Chelidonium majus)*: Dieses leicht giftige Kraut aus der Familie der Mohngewächse ist das wichtigste Heilkraut Maurice Mességués. Das ist verständlich, wenn man bedenkt, dass Mességué aus der Gascogne kommt, wo

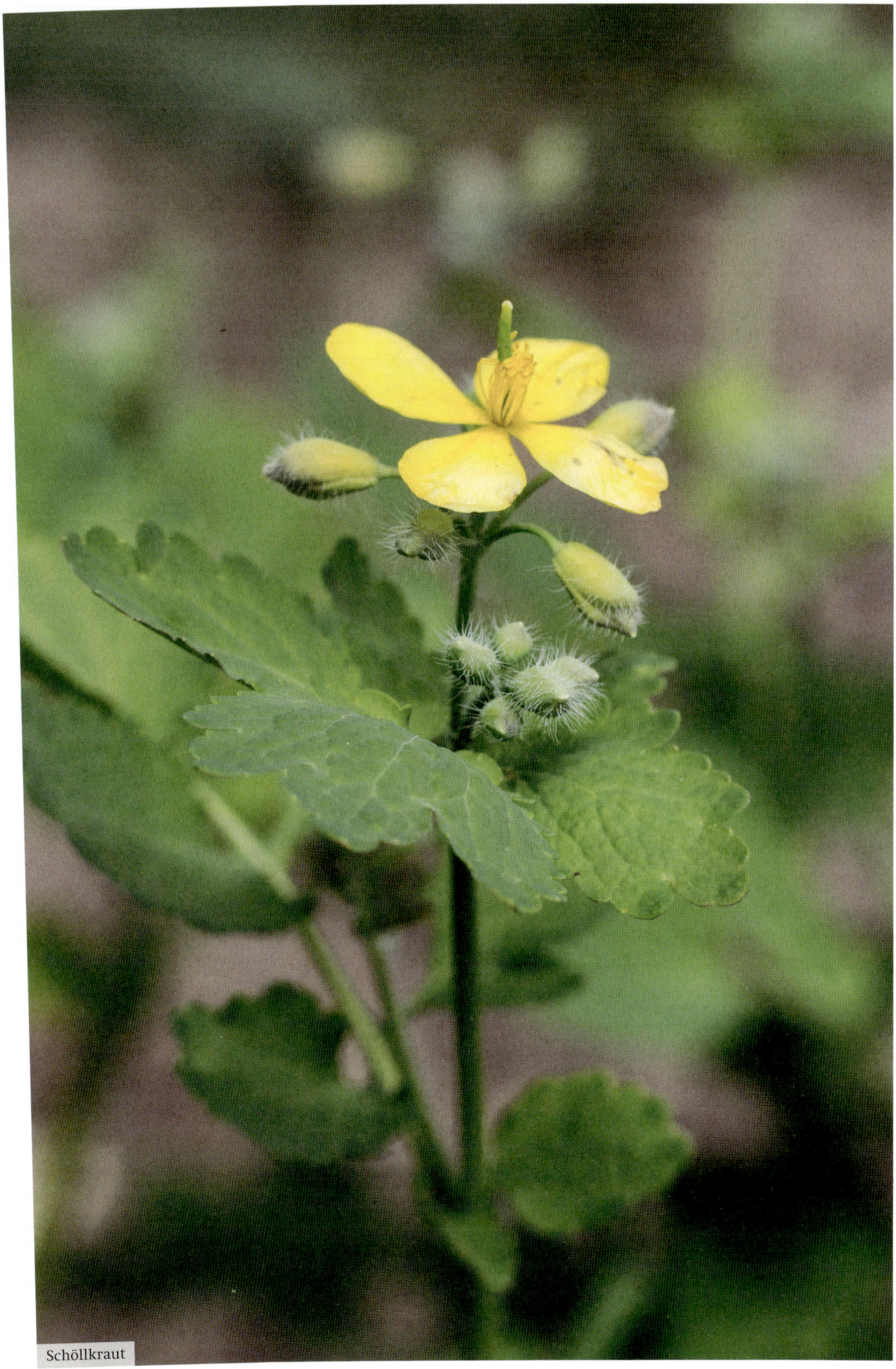
Schöllkraut

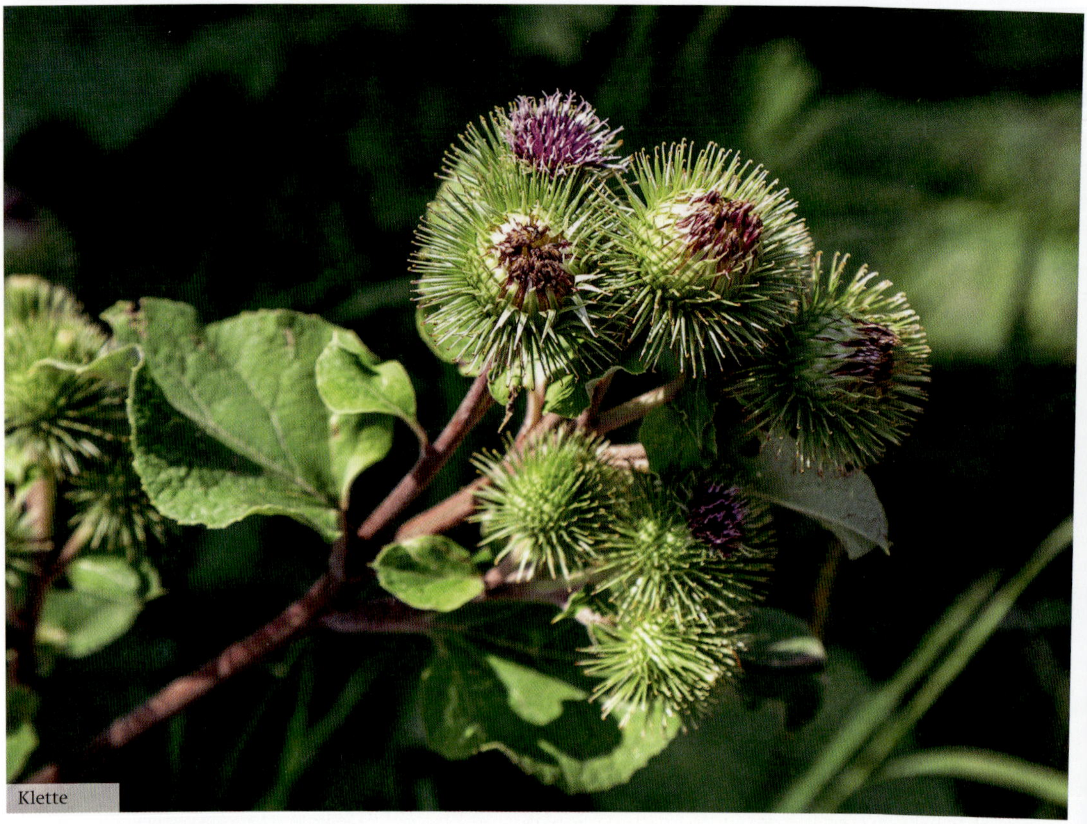
Klette

Wein angebaut wird und Weinbrand praktisch das Hauptgetränk der Männer ist. Schon die Signatur deutet auf ein Lebermittel hin: Der gelbe Saft schmeckt nach Gallenflüssigkeit, die Blätter, die wie kleine Leberlappen aussehen, riechen, wenn man sie reibt, nach roher Leber. Tatsächlich ist es eines der wirksamsten Leberentgiftungsmittel. Außerdem entkrampft es die Gallenwege, und mit dem gelben Saft können Warzen betupft und weggeätzt werden.

- **Klette** *(Arctium lappa)*: Die Klette mit ihrem kratzigen Blütenkopf war für die Germanen und Kelten eine Bärenpflanze, welche die Krankheitsdämonen das Fürchten lehrt. Die Samen können wie die der Mariendistel verwendet werden. Die Wurzel, als Pulver oder Tee, hat vor allem eine blut- und lymphreinigende Wirkung. Die Klette stärkt die Leber- und Gallenfunktion. Als entgiftendes, harn- und schweißtreibendes Mittel wurde sie bei Syphilis eingesetzt. Die frische oder getrocknete Wurzel, zerstoßen und als Pflaster aufgelegt, hilft bei Gelenkschmerzen wie bei der Lyme-Arthritis.
- **Chlorella**: Diese grünen einzelligen Algen, die es als Nahrungsmittelzusatz zu kaufen gibt, sind heutzutage groß in Mode. In hohen Dosierungen wirken sie als Antioxidanzien und Lipidsenker. Sie binden Fette, auch bakterielle Lipoproteine und andere Gifte und befördern sie aus dem Darm. Es gibt jedoch Stimmen, die behaupten, dass diese Algen selbst mit Schwermetallen und Gif-

ten belastet sind. Franz Konz meint, dass wir als Primaten genetisch nicht darauf programmiert sind, einzellige Algen in großen Mengen zu konsumieren; außerdem enthalten sie eine Überdosis an Jod (Konz 2000: 483).

- **Koriander, Wanzenkraut** *(Coriandrum sativum)*: Das etwas nach Wanzen riechende Gewürzkraut fördert vor allem die Verdauung, regt die Magensäfte an und wirkt krampflösend bei Blähungen und Koliken. Nach Dr. Klinghardt soll ebenfalls eine – noch nicht bewiesene – entgiftende Wirkung vorliegen.
- **Flohsamenwegerich** *(Psyllium afrum; Plantago ovata, P. ispaghula)*: Die Samen fast aller Wegericharten, auch die unseres Breitwegerichs, enthalten Schleimstoffe, die, wenn sie feucht werden, aufquellen. Auf diese Weise bleiben sie an den Sohlen von Menschen und Tieren kleben und besiedeln Wege und Pfade. Am meisten Quellstoffe enthält der indische Flohsamenwegerich. Das macht ihn wertvoll für alle Menschen mit träger Darmperistaltik. Der Samenbrei wirkt erweichend bei Verstopfungsgefahr und bindet flüssigen Stuhl bei Ruhr und Durchfall. Zugleich senkt er die Körperfette. »15 Prozent der Gallensäuren und Cholesterin werden an die Schleimstoffe gebunden, mit dem Stuhl ausgeschieden und dadurch aus dem enterohepatischen Kreislauf[52] entfernt« (Bühring 2005: 131). Mit ihrer schleimhautschützenden, bakterien- und giftbindenden Wirkung tragen die Flohsamen zur Gesunderhaltung der Darmflora bei.
- **Haferkleie** *(Avena sativa)*: Die Kleie, ein Abfallprodukt der Haferflockenherstellung, wirkt wie der Flohsamenwegerich. Betaglukan, eine lösliche Ballaststoffkomponente, unterbricht den enterohepatischen Kreislauf, indem es Gallensäure bindet und ausscheidet. Damit werden auch die bakteriellen Lipoproteine (die Neurotoxine) der Spirochäten ausgeschieden (Bühring 2005: 4000).
- **Knoblauch** *(Allium sativum)* und **Bärlauch** *(A. ursinum)*: Die beiden stark riechenden Laucharten galten schon immer als »Blutreiniger«. Sie wirken nicht nur desinfizierend, wurmwidrig, verdauungsfördernd, leicht blutdrucksenkend, sondern erwiesenermaßen auch lipidsenkend und antioxidativ.
- **Topinambur, Knollige Sonnenblume** *(Helianthus tuberosus)*: Diese Sonnenblumenart, die aus der nordamerikanischen Prärie stammt, ist nicht nur das nahrhafteste Gemüse, das wir im Garten anbauen können, sondern ebenfalls ein Fettsenker. Im Darm bindet Topinambur Gallensäure, Cholesterin, Triglyceride, Phospholipide und andere freie Fettsäuren und scheidet sie aus. Ein Tipp für alle, die abnehmen wollen (Bühring 2005: 400). Die Wurzel enthält viel Inulin, ein Zucker, den Diabetiker gut vertragen. Inulin wird von Darmmikroorganismen abgebaut, wobei es zu einer Vermehrung von körpereigenen Bifido-Bakterien kommt, was wiederum zur Darmgesundheit beiträgt (Schönfelder 2004: 228).

52 Enterohepatischer Kreislauf: Die Ausscheidung und Wiederaufnahme der Gallensäuren und Fettsubstanzen im Darm.

- **Katzenkralle, Samento** *(Uncaria tomentosa)*: Dieses neu entdeckte südamerikanische Labkrautgewächs soll angeblich Neurotoxine blockieren können (mehr dazu Seite 167).
- **Chitosan:** Dieses Nahrungsergänzungsmittel entstammt nicht einer Pflanze, sondern wird aus den Abfällen der Krabbenfischerei, nämlich aus den chitinhaltigen Schalen der Meerestiere, hergestellt. Chitosan wird in den USA als »Fettblocker« verkauft, als ein »Fettmagnet, das dem Fett eine Fahrkarte aus dem Körper hinaus gibt«. Es reduziert natürlich auch die fettlöslichen Vitamine.
- **Heilerde, grüne Erde** oder **gemahlener Ton** aus dem Reformhaus gilt als einer der besten Lipidsenker. Der grüne Lehm nimmt 20 Prozent seines Gewichts an Fettstoffen auf und leitet sie durch den Darm aus (Konz 2000: 485). Auch durch die positiv geladenen Elektrolyten im **Bentonit**, einem kolloiden, wasserhaltigen Ton (Aluminiumsilikat), flocken Lipide aus.

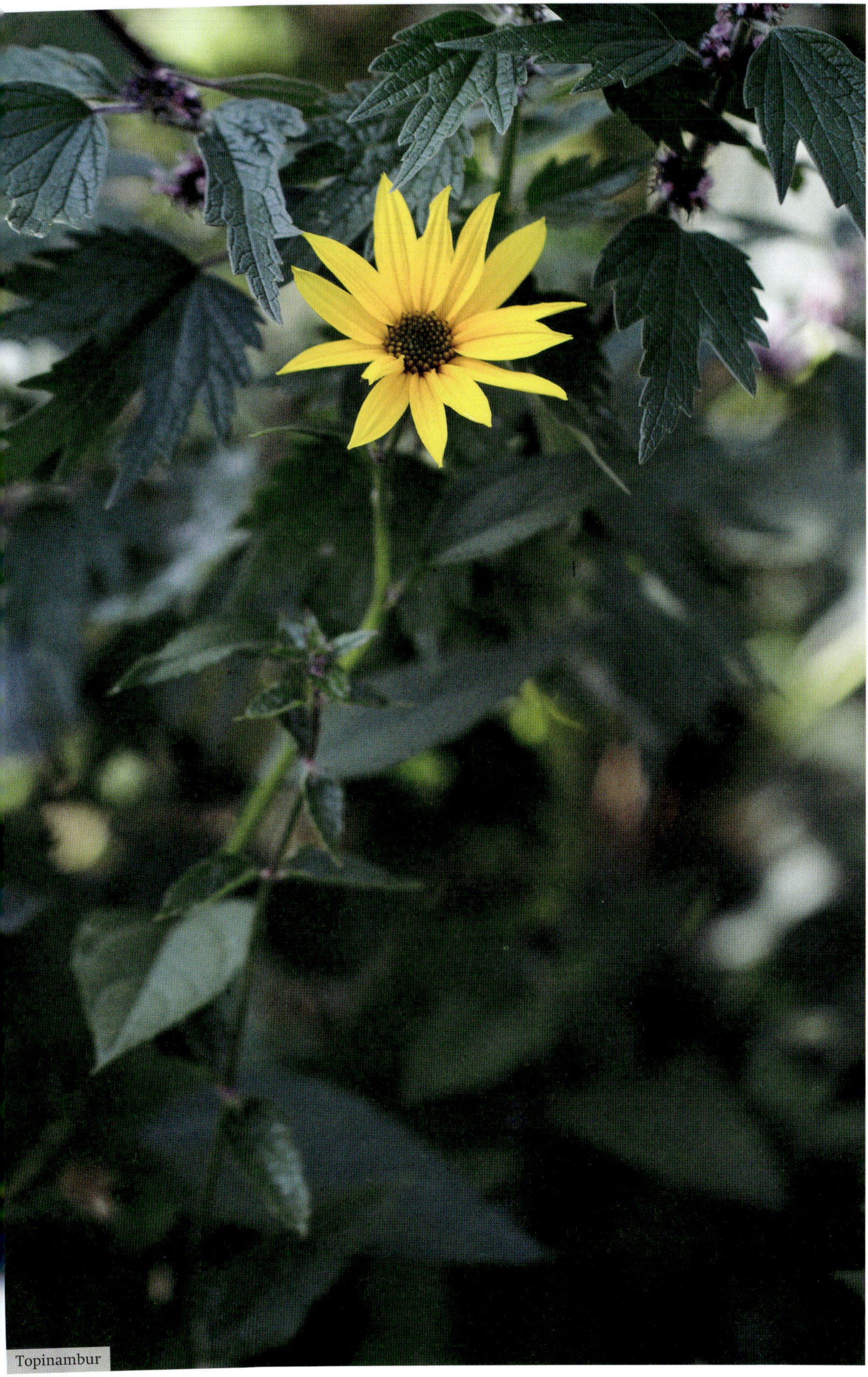
Topinambur

Gehe zur Tanne,
wenn du etwas über Tannen wissen willst,
zur Bambusstaude,
wenn du etwas über Bambus wissen willst.

Basho, japanischer Haikumeister

GEGEN JEDE KRANKHEIT IST EIN KRAUT GEWACHSEN

Niemand könnte ohne Pflanzen leben. Die Pflanzenwelt ermöglicht unser Dasein, und sie spielt in jedem kulturellen Kosmos eine zentrale Rolle: Pflanzen ernähren und kleiden uns Menschen, sie sind uns Schmuck und Behausung, sie wärmen und dienen zum Kochen unserer Mahlzeiten, und sie schenken uns die besten Heilmittel. Sie sind verwoben in Symbolik und Sprache. Aus all diesen Gründen werden sie als Gottheiten, als verkörperte Engelwesen, als Devas und »Mütter, drei Weltenalter älter als die Götter« *(Atharvaveda)*, angesehen. In Anbetracht dieser kulturanthropologischen Tatsache erstaunt es nicht, dass überall, bei praktisch allen endogenen Völkern, die Überzeugung besteht, dass gegen jede Krankheit ein Kraut gewachsen ist.

Dies war auch die Überzeugung des alten Cheyennemedizinmanns Bill Tallbull, mit dem ich auf Kräutersuche durch die Prärie zog, den Flusstälern entlang und durch die Berge der Big Horn Mountains. Dazu erzählte er folgende, bei mehreren Völkern der nordamerikanischen Waldlandindianer bekannte Mythe vom Ursprung der Krankheiten und der Heilmittel: In der Urzeit lebten Menschen und Tiere friedlich miteinander. Sie sprachen dieselbe Sprache. Aber im Laufe der Zeit wurde es für die Zweibeiner eine Selbstverständlichkeit, sich bei den Tieren zu bedienen. Unachtsam und ohne sich zu bedanken, nahmen sie sich, was sie brauchten: Fleisch, Felle, Federn, Krallen, Hörner. Oft schnitten sie nur die besten Filetstücke von den erlegten Tieren und ließen den Rest liegen. Schließlich war das Maß voll. Der Bär, der Häuptling der Tiere, forderte eine Entschuldigung. Die Menschen hörten aber nicht zu. Daraufhin belegte jede Tierart – außer den Hunden, die sich traurig aus der Tierversammlung schlichen – die Menschen mit einem Fluch und schickte ihnen je eine spezifische Krankheit. Die Rehe schickten Rheuma und Kniegelenkschmerzen, die Mäuse schickten das Fieber, die Schlangen würden ihnen in Träumen erscheinen und sie krank machen. Besonders wütend waren die Winzlinge, die Würmer, Mücken und Krabbeltiere. Achtlos hatten die Menschen sie zertreten und zerquetscht. Je kleiner die Wesen waren, umso schlimmer waren die Krankheiten, die sie den Menschen anhängten. Sicher wären alle Menschen an diesen Plagen gestorben, hätten die Pflanzen nicht zugehört. Das »grüne Volk«, das selbst oft von den knabbernden, saftsaugenden, samenpickenden, wurzelnagenden Tieren heimgesucht wurde, hatte Mitleid mit den

Menschen. Die Pflanzengeister erschienen den Medizinleuten in ihren Visionen und ließen sie wissen, dass sie die Macht hätten, für jede Krankheit Heilung zu bringen. Wenn eine Seuche um sich griff, müsse man nur zu ihnen gehen und sie darum bitten, ihre Heilkraft zu offenbaren. Für jede Krankheit wäre eine Pflanzenart zuständig.

Nicht nur bei unseren heidnischen Vorfahren, den Kelten, Germanen, Slawen, Balten oder Latinern, herrschte die Überzeugung, dass gegen jede Krankheit ein Kraut gewachsen ist, sondern sogar die Gelehrten und Ärzte des Mittelalters teilten sie. Aus der berühmten Ärzteschule in Salerno (Süditalien), wo sich christliche, arabische und jüdische Gelehrte zusammenfanden, stammt die Sammlung der *Salernischen Sprüche*. In einem der Verse heißt es: »*Cur moriatur homo, cui salvia crescit in horto?*« Das wird meistens so übersetzt: »Warum sollte ein Mensch sterben, bei dem Salbei im Garten wächst?« Aber mit *salvia* (vom lateinischen *salvus* = heil, gesund) meinte man nicht unbedingt den Gartensalbei, sondern ganz allgemein die Heilpflanzen. Warum also, fragten sich die salernischen Ärzte, sollte der Mensch sterben, wenn doch sein Garten voller Heilpflanzen ist? Die nächste Zeile gibt die Antwort: »Wohl ist gegen jede Krankheit ein Kraut gewachsen, aber gegen das Gift des Todes gibt es kein Kraut.«[53]

Wer sucht, der findet

Der Glaube, dass Gott für alles ein Kräutlein geschaffen hat, wurde in der westlichen Welt erschüttert, als sich die durch Kolumbus aus der Karibik eingeschleppte »serpentinische Krankheit«, die Syphilis, in Windeseile in der Alten Welt epidemisch verbreitete. Weder die Kräuter der heilkundigen Kräuterfrauen noch die der Klosterbrüder konnten dem Wüten der schrecklichen Seuche Einhalt gebieten. Weder die erweichenden, lindernden »Venuspflanzen«, wie Malve, Bockhornsklee, Wegerich oder Schafgarbe, noch die konträr eingesetzten »Marspflanzen«, etwa die adstringierende Eichenrinde, die Narzisse oder die entschlackende Brennnessel, konnten die venerische Krankheit aufhalten. Schließlich griff man zu den giftigen Quecksilberpräparaten der arabischen Alchemie – so wurde die chemische Medizin geboren. Diese »sarazenische (muslimische) Salbe«, die ursprünglich gegen Hautparasiten und -pilze eingesetzt wurde, vermochte die Syphilis zurückzudrängen, aber ihre Nebenwirkungen waren fast so schlimm wie die Krankheit selbst (Storl 2012: 147).

Dennoch gab es keinen wirklichen Grund für die Ablehnung einer pflanzlichen Therapie, denn die Indianer der Karibik behandelten die Syphilis und die verwandte Frambösie erfolgreich mit einer Kombination von:

53 »Contra vim mortis non est medicamen in hortis.«

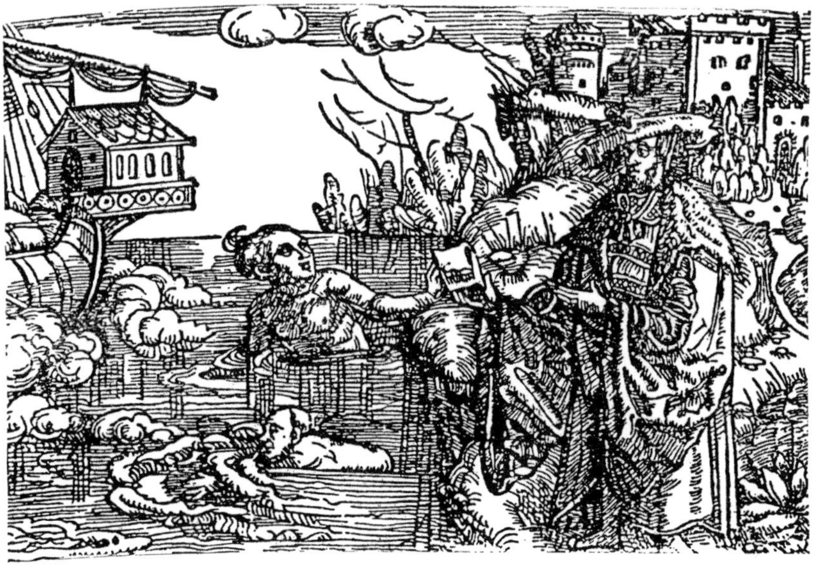

Kolumbus und badende Indianerin. Holzschnitt aus Ptolemaeus, Geographiae errationes, Straßburg, 1525.

- extrem heißen Schwitzbädern,
- anstrengender körperlicher Tätigkeit, welche die Lymphe und den Kreislauf bewegt,
- einer besonderen leichten Diät und
- Abkochungen aus dem Harz des **Pockenholz-** oder **Guajakholzbaumes** *(Guaiacum officinale)*. In Venezuela wurde zum selben Zweck auch die Sarsaprille (Veracruz-Stechwinde, *Smilax aristolochiaefolia*) verwendet.

Inzwischen zeigten Studien, dass **Schwitzbäder**, welche die Körpertemperatur auf 42 Grad Celsius steigern, und das Trinken großer Mengen von Guajakumabkochung durchaus imstande sind, die Syphilisspirochäten im Körper abzutöten (Griggs 1997: 37).[54] Obwohl die Indianer der Karibik die Spirochätenerkrankung so erfolgreich behandelten, schlug die Behandlung in Europa meistens fehl. Dies hatte folgende Gründe:

- Die Überhitzungstherapie der heißen indianischen Schwitzbäder wurde durch den Aufenthalt in heißen, ungelüfteten Räumen ersetzt.
- Anstrengende körperliche Tätigkeit schien nicht unbedingt sinnvoll.

Auf gutes Essen wollte man ebenso wenig verzichten wie auf Alkohol und die Freuden des Geschlechtsverkehrs.

54 Im Original der Medizinhistorikerin Barbara Griggs: »It was shown in 1932 that raising the patient's temperature to 42°C was partially successful in destroying the syphilis spirochaete.«

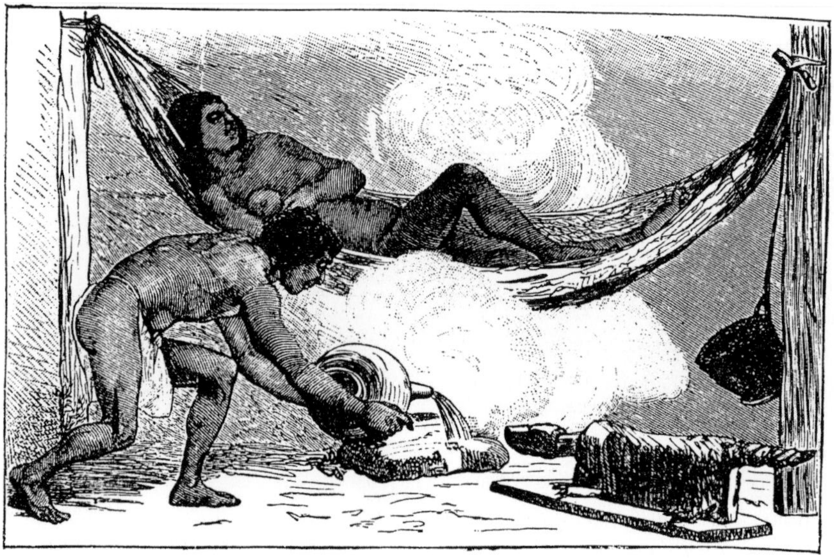

Schwitzbad der Rouquouyennes-Indianer. Nach Creveaux, Braunschweig, 1881.

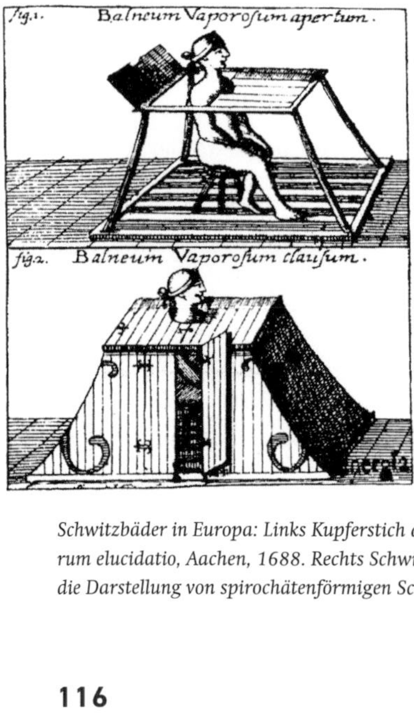

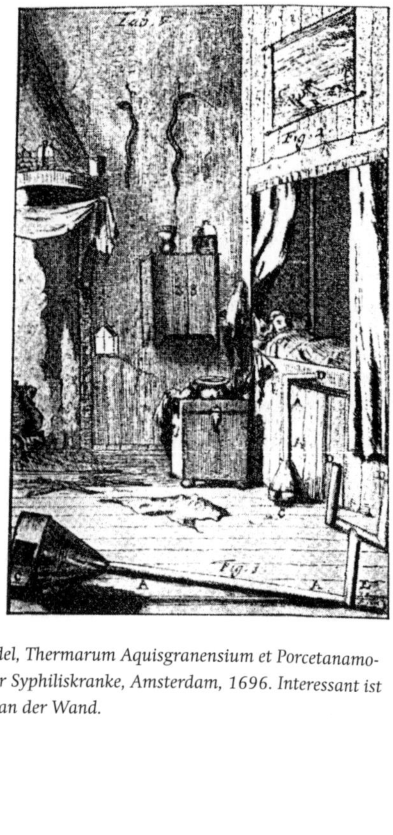

Schwitzbäder in Europa: Links Kupferstich aus Blondel, Thermarum Aquisgranensium et Porcetanamorum elucidatio, Aachen, 1688. Rechts Schwitzbett für Syphiliskranke, Amsterdam, 1696. Interessant ist die Darstellung von spirochätenförmigen Schlangen an der Wand.

- Das vom Handelshaus der Fugger eingeführte Guajakholz wurde pharmakologisch nicht richtig aufbereitet und entbehrte des wirkstoffhaltigen, grünlichbraunen, zähflüssigen, herbbitteren Harzes.

Überhaupt schienen diese indianischen Therapiemaßnahmen viel zu kompliziert und zu »heidnisch«. So ist es kein Wunder, dass man sich endgültig von den phytotherapeutischen Heilmitteln verabschiedete. Näheres darüber erfahren wir später (siehe Seite 195, »Der Fluch des Sonnengottes«).

Theoretisch könnte man diese Syphilistherapie – ein blutreinigendes Phytotherapeutikum, wie Guajakum, Überhitzungstherapie und leichte Kost – auch bei der Borreliose einsetzen, da es sich um eine ähnliche, remittierende, durch Spirochäten verursachte Infektion handelt. Auch die Borrelien, die bei einer Temperatur von 36 Grad Celsius am besten gedeihen, werden bei einer Körpertemperatur von über 42 Grad Celsius inaktiviert. In der Phytotherapie wird das Pockenholz gelegentlich noch immer bei Gelenkrheuma, Arthritis und Hautkrankheiten eingesetzt. (Dosierung: 1 g Harz auf 250 ml Wasser, schluckweise trinken, oder von der Tinktur 20–30 Tropfen täglich einnehmen.) Guajakumharz von guter Qualität ist allerdings nur schwer zu bekommen.

Ich überlegte, ob es vielleicht ein anderes Kraut gibt, das der Krankheit gewachsen ist, ein Kraut, das bei uns wächst und leichter zu handhaben ist.

Die Rehsyphilis

In dem sachkundigen Buch *The Book of Herbal Wisdom* (1997) des amerikanischen Phytotherapeuten Matthew Wood wurde ich fündig. Wood ist ein Heilpraktiker, der sich in der westlichen Kräuterkunde ebenso auskennt wie in der Homöopathie und in der traditionellen chinesischen Pflanzenmedizin. In Bezug auf die Behandlung der »Rehsyphilis« machte er eine Entdeckung. Er erkannte, dass die Chinesen bei einem Symptomkreis, der ziemlich demjenigen der Borreliose entspricht, die **Karde** (*Dipsacus asperoides* oder *D. japonica*) anwenden. Die altüberlieferte chinesische Kräuterkunde bezeichnet das Skabiosengewächs als **Xu Duan** (»Wiederherstellung dessen, was zerbrochen ist«) und empfiehlt es bei traumatisierten Gelenken und Muskeln. Es gilt als eines der besten Mittel für die Stärkung der »Nierenessenz« *(Jing)* und des »Leberbluts«.

In der traditionellen chinesischen Medizin bezeichnet *Jing* die Menge der ursprünglichen Lebensenergie, die vererbte gesundheitliche Verfassung, die wir von unseren Eltern mitbekommen haben. Der Sitz des *Jing* ist die Niere, »die Wurzel des Lebens«. Das *Jing* wird zeitlebens unterstützt durch die Qualität unserer Ernährung, des Wassers und der Luft, die wir atmen. Man könnte diese Energie mit dem Strom einer Autobatterie vergleichen: Lässt man die Scheinwerfer zu lange brennen oder das Radio laufen, dann wird die Energie allmählich erschöpft. Ebenso wird unsere Lebensenergie durch Stress, unvernünftige Lebensführung, Überarbeitung, Mangelernährung, Vergeudung des Samens (etwa durch Onanie), exzessives Nachtleben und alles, was einem sonst noch auf die Nieren gehen kann, ausgelaugt. Mit fortschreitendem Alter steht dem Menschen immer weniger *Jing* zur Verfügung, es wird aufgebraucht: Das Haar wird weiß und fällt aus, die Knochen werden brüchig, die Muskeln schlaff, Rücken und Kniegelenke werden steif und tun weh, die sexuelle Energie nimmt ab, die Menstruation setzt aus, die Fruchtbarkeit erlöscht, man trocknet aus, das Augenlicht wird schwacher, die Zähne werden brüchig und fallen aus, man wird schwerhörig, und die Ohren sausen (Tinnitus), die Geisteskraft lässt nach, man wird vergesslich (Hicks 1997: 34).

Die Leber hat nach der chinesischen Medizin zwei Aufgaben: Sie bewegt den Fluss der *Ch'i*-Energie, und sie speichert und verteilt das Blut. Wenn sie diese Aufgabe nicht richtig erfüllt oder wenn das *Leberblut* mangelhaft ist, werden Muskeln, Bänder und Sehnen nicht genährt, sie werden geschwächt, verkrampfen und verspannen sich und werden anfällig für Entzündungen. Auch die Nägel werden brüchig und die Augen sehen nicht mehr so gut (Kaptchuk 2006: 74).

Nach Ansicht der chinesischen Medizin zerstört die Syphilis die Nierenessenz. Das wiederum führt zur Zerstörung der Knochen, der Gelenke und des Knorpels. Psychisch hat das zur Folge, dass der Mensch seinen Halt verliert, »er bricht auch seelisch zusammen« und erlebt psychische Ausfälle. Dasselbe geschieht bei der fortschreitenden Borreliose, die mit der Syphilis verwandt ist.

Für Matthew Wood ist die von den Amerikanern auch als *Deer syphilis* bezeichnete Lyme-Borreliose eine moderne Form des »syphilitischen Miasmas« – in Anlehnung an Samuel Hahnemanns homöopathische Miasmalehre (siehe Seite 181, »Hahnemann und das syphilitische Miasma«) – und ist dementsprechend ähnlich zu behandeln. Nach Wood regen die von den Zecken übertragenen Spirochäten bei den Rehböcken das Wachstum des Geweihs an, beim Menschen jedoch wirken sie wie eine syphilitische Infektion: Sie produzieren eine chronische Entzündung der Muskeln und Gelenke (Wood 1997: 237).

Wenn in der chinesischen Heilkunde von Niere, Leber oder anderen Organen die Rede ist, dann sind damit nicht die festen anatomischen Strukturen gemeint, die wir in unserem Kulturkreis als Organe definieren. Gemeint sind eher die miteinander vernetzten physischen, energetischen, geistigen und emotionalen Funktions- und Regelkreise, die ihren Fokus in den jeweiligen Organen haben und durch Leitbahnen (Meridiane) miteinander verbunden sind.

Die Kardenwurzel unterstützt das **Yang** – den aktiven, »männlichen«, zeugenden, lichten, warmen, auffüllenden Aspekt der universalen *Ch'i*-Energie. Durch die Stärkung des Nieren-Funktionskreises werden Knochen und Gelenke gekräftigt und Frühgeburten verhindert; durch die Anregung des Leber-Funktionskreises stärkt die Heilpflanze ebenfalls die Muskeln und den Blutkreislauf (stagnierendes Blut wird für die heftigen Schmerzen verantwortlich gemacht).

Die Karde *(Xu Duan)* hat folgende empirische Eigenschaften:
- Temperaturverhalten *(Xing)*: »**Leicht warm**« *(wie wen)*, das bedeutet, sie hebt den Stoffwechsel und bewegt die *Ch'i*-Energie.
- Geschmack *(wei)*: Sie gilt als **bitter** (ableitend, entgiftend, entzündungshemmend, trocknend, in kleinen Dosen die Verdauung anregend), **süß** (tonisierend, ausgleichend) und **scharf** (das Schwitzen unterstützend, zerstreuend und Blockaden auflösend, *Ch'i* und Blut bewegend, sodass die Lebensenergie zur Oberfläche bzw. zur Haut strömt).
- Funktionskreise: Niere, Leber.

In der überlieferten chinesischen Kräuterkunde werden die Heilpflanzen jedoch selten allein verwendet, sondern fast immer in Kombination mit anderen. Meistens sind es vier Komponenten: die Hauptarznei (»der Kaiser«), die Ergänzungsarznei (»der Minister«), die Hilfsarznei (»der Helfer«) und die Meldearznei (»der Bote«) (Suwanda/Tian 2005: 16). So wird zum Beispiel die Karde mit Beifuß *(Artemisia argyi)*, Wiesenknopf *(Sanguisorba)*, Tragant *(Astragalus)* und Engelwurz *(Angelica)* als Kombinationsmittel bei uterinen Blutungen und Bauchschmerzen verwendet. Auch in der Medizin der westlichen Welt, die auf die Lehre des griechisch-römischen Arztes Galenos (129–199 n. Chr.) zurückgeht und von der Klostermedizin und den Apothekern weitergeführt wurde, kamen oft Medikamente zum Einsatz, in denen viele verschiedene Samen, Rinden, Wurzeln, Kräuter und Substanzen zusammengemischt wurden. Die Latwerge, der Theriak und die Lebenselixiere enthielten manchmal bis zu hundert Ingredienzien. In der Volksmedizin jedoch war es anders: Die heilkundigen Frauen und später Paracelsus bevorzugten die Anwendung einzelner Kräuter (*Specifica* oder *Simplicia*, engl. und span. *Simples*). Bei diesen einfachen, nicht zusammengesetzten Mitteln konnte man die spezifische Wirkung genauer erkennen.

Als ich einer die traditionelle chinesische Heilkunde (TCM) praktizierenden Ärztin berichtete, dass Matthew Wood die Karde benutzt, um Borreliose zu behandeln, reagierte sie ziemlich aufgebracht. »Erstens werden in der TCM keine Krankheiten behandelt, sondern Muster – Nieren-Yang-Schwäche, aufsteigendes Leber Ch'i, feuchte Hitze im unteren Erwärmer usw. –, und zweitens wendet man normalerweise keine Kräutermonotherapien an. Letzteres ist einfach nachzuvollziehen, da ein Mensch meist mehrere Muster aufweist, die gleichzeitig mit Kräutern aus verschiedenen Kategorien behandelt werden müssen. Wood kann kein echter Vertreter der TCM sein. Ich bin verwundert über seine Monotherapie. *Radix Dipsaci*[55] stärkt ›nur‹ das Nieren- und Leber-Yang, also nur Knochen, Muskeln und Immunsystem, und bewegt das stagnierte Blut, das für die Schmerzen verantwortlich ist. Was aber passiert mit den übrigen Symptomen, wie Entzündungen der inneren Organe oder Hautausschläge? Für diese Problematik werden noch ganz andere Kräuter benötigt! Und da jeder Mensch andere Muster aufweist, benötigt jeder Mensch auch eine vollkommen individuelle Rezeptur«, klärte sie mich auf und setzte noch eins drauf: »Es kann sogar sein, dass ein TMC-Therapeut *Radix Dipsaci* in einer ›Borreliose-Rezeptur‹ ablehnen würde, solange Hitzemuster, das heißt Entzündungen, im Vordergrund stehen, denn die Kardenwurzel ist ebenfalls wärmend!«

Sie mag Recht haben. Doch Matthew Wood steht der traditionellen westlichen Kräuterkunde mit ihren *Simplicia*, ihren einzeln angewendeten Heilpflanzen näher. Der Anregung aus der chinesischen Medizin folgend, entwickelte Wood eine alkoholische Tinktur aus der Wurzel der einheimischen **Karde** *(Dipsacus sativa; D. fullonum, D. sylvestris)* und behandelte damit die Borreliosefälle in seiner Praxis.

Herstellung der Kardentinktur

(nach Matthew Wood)

Die Wurzel der zweijährigen Pflanze wird am Ende des ersten Jahres, im Herbst, Winter oder Frühling, bevor sie aufstängelt, geerntet. Sie wird gesäubert, sorgfältig zerkleinert, in ein Schraubglas gefüllt und mit Korn oder Wodka übergossen. Nach dreiwöchigem Mazerieren an einem warmen Ort ist der Auszug fertig.

Dosierung: Dreimal täglich 3 Tropfen.[56]

Dauer der Kur: 3 bis 4 Wochen.

Günstig ist eine Fortsetzung der Einnahme in den folgenden 12 Monaten, wobei die Tinktur einmal im Monat für die Dauer von jeweils 3 Tagen eingenommen wird (dies soll dem möglichen monatlichen Vermehrungsschub der Borrelien vorbeugen).

Der erste Fall, den Wood behandelte, verlief dramatisch. Eine Frau mittleren Alters, die fünf Jahre nach ihrer Ansteckung arbeitsunfähig und invalid geworden war, reagierte nach zweiwöchiger Einnahme der Tinktur zuerst mit einem

55 *Radix dipsaci* = Kardenwurzel.

56 Bemerkung: Die Angabe von dreimal täglich 3 Tropfen ist hypothetisch. Persönliche Erfahrung zeigte, dass es nicht nur auf die homöopathische Information ankommt, sondern auch auf die Menge. Diese kann ohne Weiteres auf 1 Esslöffel dreimal täglich gesteigert werden.

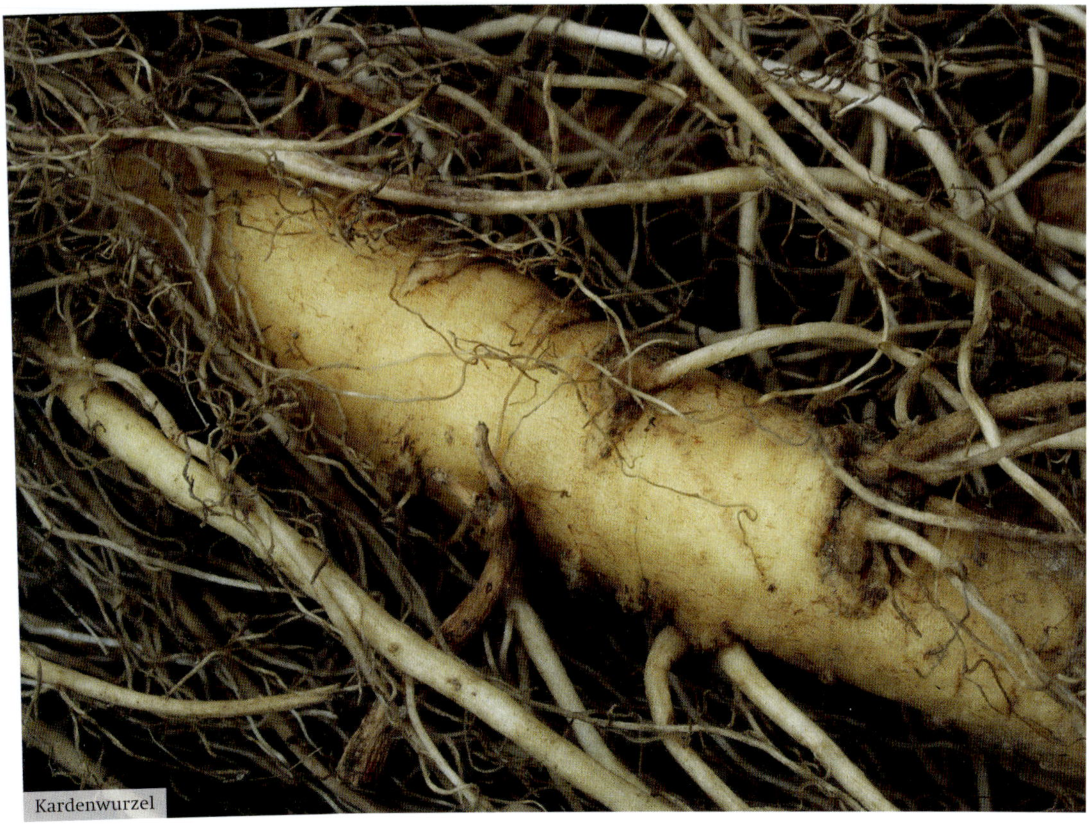

Kardenwurzel

genitalen Ausschlag. Nach dreieinhalb Wochen fühlte sie sich bedeutend wohler. Alle vier darauf folgenden Blutuntersuchungen erwiesen sich als negativ; in anderen Worten, es waren keine Spirochäten mehr nachweisbar. Die Patientin vermutete, dass die Wirkung der Karde auch das Autoimmunsystem aktiviert habe.

Beim zweiten Fall handelte es sich ebenfalls um eine arbeitsunfähig gewordene Frau mit diversen Symptomen, die von heftigen Muskelschmerzen und Vaginitis bis zu Depressionen reichten. Auch hier löste die Tinktur zuerst einen Ausschlag aus, gefolgt von der Heilung.

Der dritte Fall war eine Frau, die seit sechs Jahren infiziert war und die typischen Symptome zeigte: Muskel- und Gliederschmerzen, chronische Müdigkeit und Verlust an geistiger Klarheit. Die Einnahme der Tinktur führte zuerst zu einer Verschlechterung der Symptome, gefolgt von einem Hautausschlag und anschließend einer Besserung. Die weiteren Fälle, die Matthew Wood erwähnt, verliefen ähnlich.

Ritual für den Kardendeva

Der Bericht Woods faszinierte mich. Im Spätsommer 2001 gab ich für die *Schule für angewandte Naturheilkunde Zürich* einen Phytotherapiekurs im ländlichen Ungarn. Da dort auf den tiefgründigen, fruchtbaren Lössböden viele kräftige Karden wuchsen, ließ ich die Studenten die Wurzeln ausgraben und die Tinktur herstellen. Dabei ließen wir auch die kleinen »Nebensächlichkeiten« nicht außer Acht. Im Ayurveda und in anderen Heilertraditionen wird darauf geachtet, dass man das Heilmittel in einer guten geistigen Gesinnung, verbunden mit Bittgesang und Opfer, herstellt. Wir dankten dem »Geist« der Pflanze und räucherten mit dem alten Schamanenkraut Beifuß. Ein solches Ritual lässt sich mit einer Mahlzeit vergleichen: Das Essen besteht aus bestimmten chemischen Nährstoffen, und ernährungsphysiologisch wäre es völlig egal, ob man es lustlos aus Plastiktellern löffelt, während man nebenbei in den Fernseher starrt, oder ob man es schön zubereitet an festlich gedeckter Tafel in angenehmer Umgebung verspeist. Wir sind eben nicht Maschinen, die es lediglich aufzutanken gilt, sondern wir sind seelisch-geistige Wesen. Wir nehmen nicht nur materielle Bausteine und Treibstoffe auf. Die Mahlzeit ist ein sakrales Ritual, eine Kommunion, die uns auch geistig und seelisch nährt und zu unserer Gesundheit beiträgt.

Für den typisch materialistisch eingestellten Zeitgenossen ist ein Ritual für eine Heilpflanze im Grunde genommen sinnlos, ein Rückfall in kindlich-primitive Vorstellungsmuster. Genauso gut könnte man dem Weihnachtsmann Briefe schreiben oder am Ostermorgen nach dem Osterhasen Ausschau halten. Bestenfalls könnte man dem Ritual eine positive psychologische Wirkung, eine Art autosuggestiven Placeboeffekt zusprechen. Bei dieser Einstellung bleibt einem dann wirklich nur der Staub, die chemischen Wirkstoffe, übrig. »Es sind nicht die Stoffe, die uns heilen, sondern der Geist der Pflanze«, so der Cheyennemedizinmann Tallbull. Für Schamanen und Medizinleute, die wie er »sehen« können und die in der Traumzeit wahrnehmend wandeln, ist das Ritual selbstverständlich. Es ist eine Technik, um den Geist der Heilpflanze herbeizurufen, um seine Hilfe zu erbitten.

Ein solches Ritual verläuft ungefähr so: Man setzt sich zu der Pflanze, das Gesicht in Richtung der aufgehenden Sonne gerichtet, und schaut sie an. Indem man alle überflüssigen Gedanken beiseite legt, steigt man aus dem Alltag heraus und betritt den »heiligen Raum«. Man räuchert oder raucht das sakrale Rauchkraut mit ihr und lauscht tief in ihr Wesen hinein. Wenn man still genug ist, vernimmt man in der eigenen Seele das Lied, mit dem man sie ansingen und erfreuen kann. Vielleicht so etwas wie:

»Stachelblüte voller Güte,
Der Liebesgöttin Wasserbad,
Wir sind arm, du hast Kraft
Mit deiner Wurzel, deinem Saft,
Mach uns rein, putz uns aus,
mach den Würmern den Garaus.«

Wenn man spürt, dass man mit dem Pflanzengeist in Verbindung steht, kann man die Wurzel graben und ihr dabei danken, indem man dem Pflanzengeist ein Wurzelstückchen, eine bunte Feder, etwas Mehl, eine Münze oder was auch immer zurücklässt. Die beste Zeit, um Heilpflanzen zu sammeln, ist in den Tagen um den Neumond. Die beste Tageszeit ist kurz vor Sonnenaufgang. In der Nacht werden die Stoffe, die sich tagsüber in den Blättern gebildet haben, in den Wurzeln angereichert (Wachsmuth 1945: Kap. VI). Nachts strotzt die Wurzel vor lauter Lebenskraft, sodass es zu vermehrter Zellteilung kommt. Nach Rudolf Steiner atmet eine Pflanze nachts kosmische Kräfte ein, tagsüber atmet sie diese wieder aus. Für den Wurzelgräber ist es also wichtig, die Wurzel zu ernten, ehe sie die Kräfte wieder »ausgeatmet« hat.

Oft sucht sich die Pflanze selbst den Menschen aus, dem sie sich mitteilen will oder den sie als Sprachrohr benutzen will. So kam die Karde zu Heidi M., einer jungen Mutter aus Zürich, nachdem diese einen alten Zenmönch im französischen Jura besucht hatte und sich danach in einem hochsensiblen Zustand befand. Dort zog eine stachelige Pflanze, deren Namen sie nicht einmal kannte, ihre Aufmerksamkeit auf sich; sie fühlte sich berührt. Einige Monate später entdeckte sie das stachelige Blütengewächs in ihrem Garten. Ein Freund erklärte ihr, es sei die Karde, aus der man eine Tinktur machen könne, die bei Zeckenbiss hilft. Obwohl sie selbst nicht an Borreliose litt, war sie überzeugt, dass sie diese Tinktur herstellen sollte. Dabei befolgte sie die Regeln – Räuchern, Dankspruch, Beachtung der Mondphase –, so wie sie es von dem Freund gehört hatte und es ihr auch einleuchtend erschien. Bevor sie die Wurzel ausgrub, kam ihr wie von selbst folgender Spruch in den Sinn:

»Karde mein, Karde fein;
lass mich Teil des Lebens sein!«

In der Nacht darauf träumte sie von der Karde. Intuitiv wusste sie, dass sie diese Tinktur nun einnehmen sollte. Sie homöopathisierte die Tinktur und nahm die Tropfen fünf Tage hintereinander ein. In einem Brief schrieb sie mir: »Das Ergebnis ist genial. Ich nahm es 5 Tage hintereinander ein und merkte die Wirkung eindeutig. Ich bin relaxter, freudiger, energievoller. Die ›Stacheln‹, die in mir drin sind und sich gegen mich richten, können sich auflösen. Diesen inneren Stachelkranz, den ich in mir hatte, würde ich als eine Autoaggression beschreiben. Auch mich selbst würde ich schon als fein und stachelig beschreiben. Es passt. Laut meinem Mann war die Wirkung [der Tinktur] auch von außen gesehen offensichtlich.« (Heidi M., Brief vom 29. September 2006)

R. Müller, ein Tischler aus dem Schwabenland, wurde im Sommer 2004 von einer Zecke gebissen, die er selbst entfernte. Da sein Arzt im Urlaub war, war ein Besuch in der Praxis erst nach drei Wochen möglich. Eine Woche darauf kam die Blutprobe zurück: Positiv; es seien Antikörper vorhanden. Herr Müller wurde daraufhin zu einer Zeckenimpfung überredet. Die erste Impfung, erzählt er, löste eine heftige Entzündung aus, die sich nach einer Woche wieder zurückbildete. Im Januar 2005 erfolgte die zweite Impfung. Zwei Wochen danach bekam er schwere Kopfschmerzen, und in der dritten Woche war der rechte Arm gelähmt. Daraufhin bekam er Doxycyclin-Stada-Tabletten zu schlucken. Es dauerte nicht lange, da war der linke Arm gelähmt, und Schmerzen in beiden Hüften, in der rechten Leiste, im Brustbein, Steißbein und in den Rippenbögen machten ihm das Leben zur Hölle. Die Impfung, hatte man ihm gesagt, sei eins zu einer Million sicher. »So schnell war ich Millionär geworden!«, bemerkte er lakonisch.

Er fühlte sich gefangen in einer medizinischen Sackgasse. Aber er gab nicht auf, er wollte unbedingt gesund werden. Zufällig stieß er auf einen Artikel, den ein gewisser Dr. Storl über die Karde und ihre Anwendung bei Borreliose geschrieben hatte. Sofort suchte er die Heilpflanze und grub, als er fündig geworden war, sieben Wurzeln aus. Er wollte nicht die drei Wochen warten, bis die Tinktur bereit wäre. Er wollte gesund werden, und zwar sofort. Er reinigte die Wurzeln und gab sie samt den Blätterherzen in den Mixer, mischte das Resultat mit 5 Liter Schnaps, goss sich davon ein volles Glas ein und trank es in einem Zug aus. Jeden Tag trank er nun von dem Kardenelixier, machte heiße Moorpackungen für die Gelenke, rieb sich mit Himalajasalzsole und anschließend mit Olivenöl ein, unter das er 103 Wildkräuter gemischt hatte. So werkelte er an seiner Gesundheit und merkte schon nach der ersten Woche eine bedeutende Verbesserung. Es ging ihm, wie er sagt, 30 Prozent besser. Nach vier Wochen ging es ihm 90 Prozent besser. Anfang der fünften Woche wurde ein Bluttest gemacht; er schickte mir die Resultate, die nur noch einige Antikörper aufwiesen. Es ging ihm darauf wieder ausgezeichnet. »Ich danke Gott und der Zecke, so wurden mir die Augen geöffnet und das Herz«, schreibt er und bezeichnet sich seither als »Borrelienfreund«. An die Pflanzenseele verfasste er folgendes Dankgebet:

»Liebe, allheilige Karde,
Dein Makrokosmos sich in mir verein',
Dein Stachelkleid mich von der Krankheit befreit.

Den Schöpfer muss ich dafür ehren
Und diese Karde weitervermehren.«

Inzwischen steht er anderen Kranken bei der Heilung der Borreliose bei und betreibt fleißig die Aussaat und Vermehrung der Pflanze, die ihm Hilfe brachte.

Karde in der Selbsterprobung

Wieder zuhause gab ich die Kardentinktur Bekannten und Nachbarn, die ebenfalls an der Borreliose litten und mich gebeten hatten, die Tinktur ausprobieren zu dürfen. Sie bestätigten mir, dass es ihnen daraufhin viel besser ging. Vor allem aber probierte ich die Tinktur im **ayurvedischen Selbstversuch** am eigenen Körper aus. Die indische Heilkunde des Ayurveda studiert die Wirkung eines Arzneimittels nicht in Tierversuchen, sondern am eigenen Leib, mittels genauester Selbstbeobachtung. Ähnlich gehen die Homöopathen bei ihrer Arzneimittelsuche vor.

Ein Freund, der ebenfalls mit Borreliose infiziert war und an Gelenkschmerzen litt, schloss sich dem Selbstversuch an. Da er ein Meister der Meditation ist, fiel ihm die genaue Selbstbeobachtung nicht schwer. Über eine Woche hinweg aßen wir nur wenig und nahmen jeden Tag einen Teelöffel der äußerst bitteren Wurzeltinktur samt den wodkagetränkten Wurzelstückchen ein. An einem ruhigen, ungestörten Ort versenkten wir unseren Geist in meditative Beobachtung, wobei wir das Bewusstsein ganz auf den Körper und die psychosomatischen sowie energetischen Reaktionen richteten.

Jede Pflanze, die man zu sich nimmt, hinterlässt einen unmittelbaren sinnlichen Eindruck. Sie ist herb, bitter, süß, schleimig, saftig, zusammenziehend oder was auch immer. Darüber hinaus besitzt sie eine »energetische« oder, wie es bei den Anthroposophen heißt, eine »ätherische« Dimension[57], die sich beim genauen Hineinfühlen im Körper bemerkbar macht. Beim Beifuß etwa schießt, wenn man die Blüten zerreibt und das Aroma einatmet oder wenn man mit dem Kraut räuchert, ein lichthafter Energiestrahl zur Schädeldecke und »öffnet den Kopf« – das ist übrigens ein Grund, warum die Pflanze überall, wo sie wächst, zu schamanischen Räucherungen verwendet wird. Die Schlafbeere *(Withania somnifera)* sendet einen starken, beständigen Energiestrom in die Fortpflanzungsorgane. Das Berufskraut *(Erigeron acer)*, in dessen Absud man »berufene« (verzauberte) Kinder badete, hat einen brennenden, pfeffrigen Geschmack; seine Energie zirkuliert über Herz und Darm durch den ganzen

57 Das von Steiner als das »Ätherische« Bezeichnete bezieht sich auf die Energie oder Lebenskraft, welche die Stoffe vitalisiert und organisiert und so Grundlage der Lebensprozesse ist.

Körper und belebt diesen. Jede Pflanze hat ihre charakteristischen Energien: Manche sind stark, andere zart, manche »hell« und angenehm, andere »dunkel« und eher unangenehm. Es wäre für die zukünftige Heilpflanzenkunde wichtig, nicht nur die molekularen Wirkstoffe zu erforschen, sondern auch ihre lebendige Energie und deren Wirkung auf unseren »ätherischen« Leib. Das lässt sich nicht mit Tierexperimenten anstellen, das muss der Forscher an sich selbst erfühlen. Am besten geht es in Gruppen, die in bewusster meditativer Selbstbeobachtung geschult sind und die ihre Ergebnisse vergleichen können.

Hier nun die Resultate der meditativen Erfahrung mit der Karde:

Physischer Eindruck:

Den äußerst bitteren Geschmack empfand man als einen Schock, der reflexartig die Verdauungsdrüsen anregte.

Energetischer Eindruck:

Auf der energetischen Ebene kam es einem vor, als strahle eine starke Energie zentrifugal von innen heraus bis über die Hautoberfläche. Es war, als schössen spitze Energiepfeile in allen Richtungen aus dem Körper hinaus. Mein Begleiter bestätigte diese Erfahrung auch für sich.

Man hatte den Eindruck, als würden die schädlichen Keime förmlich hinausgedrängt. Plötzlich kam mir dabei das äußere Aussehen der Kardenpflanze in den Sinn: Der Stängel, die Unterseite der Blattadern, ja selbst die Blüten sind mit spitzen, verhornten Auswüchsen übersät. Nach den anthroposophischen Botanikern sind Stacheln und Dornen sichtbare Äußerungen zurückgestauter, nach außen strahlender ätherischer Kräfte: »Manchmal zieht sich dieses Ätherische in Stachel- oder Dornenbildung in sich zusammen und behält als freie Ätherkräfte in seiner Region, was es nicht in die Blatt- oder Sprossbildung hat hineinschießen lassen. Heilmittel aus solchen Pflanzen können darum die menschliche ätherische Organisation stark anregen und dadurch vitalisierend wirken.« (Pelikan 1975: 222)

Und genau so schien es auch: In der meditativen Selbstbeobachtung erlebten wir, wie diese ätherischen Energien im Mikrokosmos des Leibes frei wurden und – indem sie nach außen strahlten – die pathogenen Organismen energetisch »hinausdrückten«. Wahrscheinlich ist es diese von innen nach außen strebende Energie, die für den von Wood erwähnten Ausschlag – als Vorbote der Besserung – verantwortlich ist. Auch aus den Erfahrungen der chinesischen Kräuterkunde mit der Karde wird berichtet, dass einige Patienten leichte Ausschläge bekommen und an Juckreiz leiden können. Das muss aber nicht unbedingt sein. R. Müller, der »Borrelienfreund«, berichtet von einer anderen Auswirkung auf der Haut als Nebenwirkung der Kardentinktur, nämlich, dass die Altersflecken verschwinden.

Es ist interessant, dass auch die Katzenkralle, die Klette sowie Distelarten – alles Pflanzen mit einer stacheligen Physiognomie – bei der Behandlung der Borreliose Anwendung finden. Bei all diesen Gewächsen stauen sich ätherische Kräfte, die dann im menschlichen Körper ihre Wirkung entfalten. Ein Bekannter, der seine Borreliose mit der Tinktur loswerden wollte, aber die Karde in der Natur nicht kannte, sammelte versehentlich Distelwurzeln. Er hatte Glück, denn alle Disteln enthalten lebensstärkende Bitterstoffe und regen den Leberstoffwechsel an. Mit der von ihm zubereiteten Distelwurzeltinktur ging es ihm tatsächlich besser.

Seelischer (astraler) Eindruck:

Bewusst mit der Seele der Pflanze in Verbindung zu treten, ist nicht einfach. Oft bedingt dies langes Fasten und Rückzug vom Alltag. Die Pflanzenseele lebt in »jenseitigen«, »andersweltlichen« Dimensionen, die für Menschen mit einem klaren Geist, im luziden Traum, in der Vision oder auf schamanischer Reise erreichbar sind. Das ist aber nur möglich, wenn das Pflanzenwesen es zulässt, wenn es sich erreichen lassen will. Einen solchen Kontakt kann man nicht erzwingen, und ihn herbeizufantasieren zu wollen, ist sinnlos. Die Pflanzenseele erscheint in ihrer eigenen Zeit. Oft nimmt sie sich, aus der menschlichen Perspektive gesehen, sehr viel Zeit. Wenn sie sich unserem Bewusstsein offenbart, kann sie fast jede Gestalt annehmen. Oft erscheint die Pflanzenseele in Tiergestalt, manchmal in Gestalt eines Verstorbenen oder eines Naturgeists und teilt ihre Botschaft mit. Oft merkt der Mensch gar nicht, dass es eine Pflanze ist, die sich mitteilt. Bei der Karde gab es bezüglich eines seelischen Eindrucks während unserer Erprobung nichts zu berichten, denn so weit drangen wir nicht vor.

Karde mein, Karde fein,
Lass mich Teil des Lebens sein.

Heidi Mettler, Zürich

Zeig nun, liebes Kräutlein,
die Kraft, die Gott dir gegeben hat!

Überlieferter Kräutersammlerspruch, der beim Ausgraben gesagt wird

DER HEILENDE PFLANZENDEVA: DIE KARDE

Die Pflanze, die mir und vielen anderen geholfen hat, ist die Wilde Karde *(Dipsacus sylvestris)*. Im Ganzen gehören zwölf Arten zu der Gattung. Die bekannteste ist die Raukarde oder Weberkarde *(Dipsacus fullonum; D. sativus)*, bei der es sich um die zum Zweck des Wollekämmens weitergezüchtete Wilde Karde (entweder *D. sylvestris* oder die südeuropäische *D. ferox*) handelt. Weitere Karden sind die behaarte, weißlich blühende Borstenkarde *(D. pilosus)*, die Schlanke Karde *(D. strigosus)*, die osteuropäische Schlitzblättrige Karde *(D. laciniatus)*, deren weißblühende Blütenköpfe im Kaukasus zum Filtrieren von Wein verwendet werden, und die ostasiatische Karde *(D. asperoides)*. Ich vermute, dass in Bezug auf die Borreliose alle Kardenarten eine ähnliche Wirkung haben. In der Volksmedizin, die auf Jahrtausende zurückreichender Erfahrung beruht, geht man davon aus, dass Pflanzen derselben Gattung oft mehr oder weniger ähnlich wirken können. Es gibt so etwas wie Familienähnlichkeiten auch unter den Pflanzen: So haben alle Malven erweichende, einhüllende Schleimstoffe; die Goldrutenarten *(Solidago)* wirken alle wassertreibend und heilend auf die Nierengewebe; Lippenblütler sind Meister der ätherischen Öle; die Wolfsmilcharten erzeugen ätzendes Latex; die Enziane bringen Bitterstoffe hervor; alle Rosengewächse enthalten, vor allem in ihren Wurzeln, reichlich Gerbstoffe und so weiter. »Die Pflanzen besitzen, wenn man so will, einen ›Familiengeist‹, danach spezialisiert sich jede Familie auf ihre eigene Chemie, ebenso wie sie ihre eigene Blütenform entwickelt.« (Jean-Marie Pelt 1983: 151)

Weitere Namen der Karde

In der Volkskunde heißt es, dass man Macht über ein Wesen erlangt, wenn man seinen Namen kennt. Nicht nur ist der Name Bestandteil des Wesens, sondern – *nomen est omen* – er sagt auch etwas über seine Eigenschaften aus. Einheimische Pflanzen haben oft viele Namen. Wenn man sie alle kennt, dann weiß man recht viel über ihre Geschichte, ihre Heilwirkung und die Rolle, die sie im Leben der Menschen spielen. Zur Karde führt der Ethnobotaniker Heinrich Marzell als weitere Namen auf (Marzell 1972: 142):

1. *Rauhkarde, Walkerdistel, Weberdistel, Strähl, Webersträhl, Igelkopf, Kratzkopf, Tuchkart, Kämme, Krempeltestel, Kardätschendistel*; engl. *teasel* (von *tease* = »necken«, das heißt die Wolle necken), *brushes and combs;* franz. *chardon à foulon* (Walkerdistel), *peigne de loup* (Wolfskamm); italienisch *cardo de lanajoli, scardinaccioli;* russisch *vorsjanka* (Wollkamm), irisch *lus an úcaire* (Walkerkraut). Die meisten Benennungen beziehen sich auf die Verwendung der getrockneten Blütenköpfe in der Textilverarbeitung. Der wissenschaftliche Name für die angebaute Art, *fullonum,* stammt von lateinisch *fullo* = Tuchmacher, Walker (Brøndegard 1985: 93).

Kardenköpfe wurden eingesetzt, um Wolle und andere Textilfasern zu »strählen«, zu »krempeln« oder zu »kardätschen«; Kardätsche (von ital. *scardasso,* »hecheln«, »kämmen«) ist der Fachausdruck für den Wollkamm oder die »scharfe Bürste«, die alle Fasern in eine Richtung bringt, damit die Wolle gesponnen werden kann. Vor allem aber zum Aufrauen (Noppen) von Mantel- und Lodenstoffen wird sie benutzt, um dadurch die Stoffe filziger und wärmer zu machen. Seit über tausend Jahren wurde die Pflanze zu diesem Zweck in Europa feldmäßig angebaut. Der Kräutermann Hieronymus Bock schreibt 1539, dass die Weber die Raukarde in ihren Gärten anpflanzten. Das Wappen der englischen Tuchmacherzunft besteht aus drei gekreuzten Karden. Archäologische Funde legen nahe, dass die Karde schon in der frühen Eisenzeit (Hallstadt) von Webern und Walkern verwendet wurde.

2. *Venusbecken, Frau Venus Bad, Immerdurst, Unserer lieben Frau Waschbecken.* Schon die Römer kannten die Pflanze als *lavacrum veneris* (Waschbecken der Venus) oder *labrum veneris* (Badewanne der Venus). Diese Bezeichnungen rühren daher, dass die gegenständigen, miteinander paarweise am Grund verwachsenen Stängelblätter eine Art Becken bilden, in dem sich Regenwasser sammelt.

3. *Spraunzegekreidich* nannten die Siebenbürger die Pflanze, da das Wasser aus besagtem Venusbecken zum Bleichen von Sommersprossen (bayr. Spranzel, Sprinzl) verwendet wurde. Der Kräuterbuchautor Hieronymus Bock schreibt diesbezüglich (1551): »Das wasser so in den blettern funden würt (...) vertreibt auch alle gäle braune flecken vnder augen darmit geweschen, die weiber wissen das zum theil wol zu brauchen.«

4. Wegen der Stacheln wird sie oft als »Distel« bezeichnet: *Kardendistel, Kartetschendistel, Pferdedistel.* Der deutsche Name »Karde« ist tatsächlich dem lateinischen *Carduus* (= Distel) entlehnt.

5. Die Wilde Karde *(D. sylvestris)* heißt auch *Schuttkarde*, da sie häufig auf Schuttplätzen und Brachland zu finden ist. Weitere Namen sind: *Wilde Chratzerli, Herrgottskamm, Wolfssträhl, Bürste, Gutterebutzer, Glasbürstli,* da die Köpfe zum Flaschensäubern benutzt wurden; *Spatzenkletten; Stieglitzenbürste* – »Im Winter tut man Schlingen von Rosshaaren an die Fruchtstände und fängt damit Finken, Stieglitze«; die Samen sind ein Lieblingsfutter der Distelfinken (Marzell 1972: 149). Im Erzgebirge war es die *Ansprengdistel* und in Luxemburg der *Weih-*

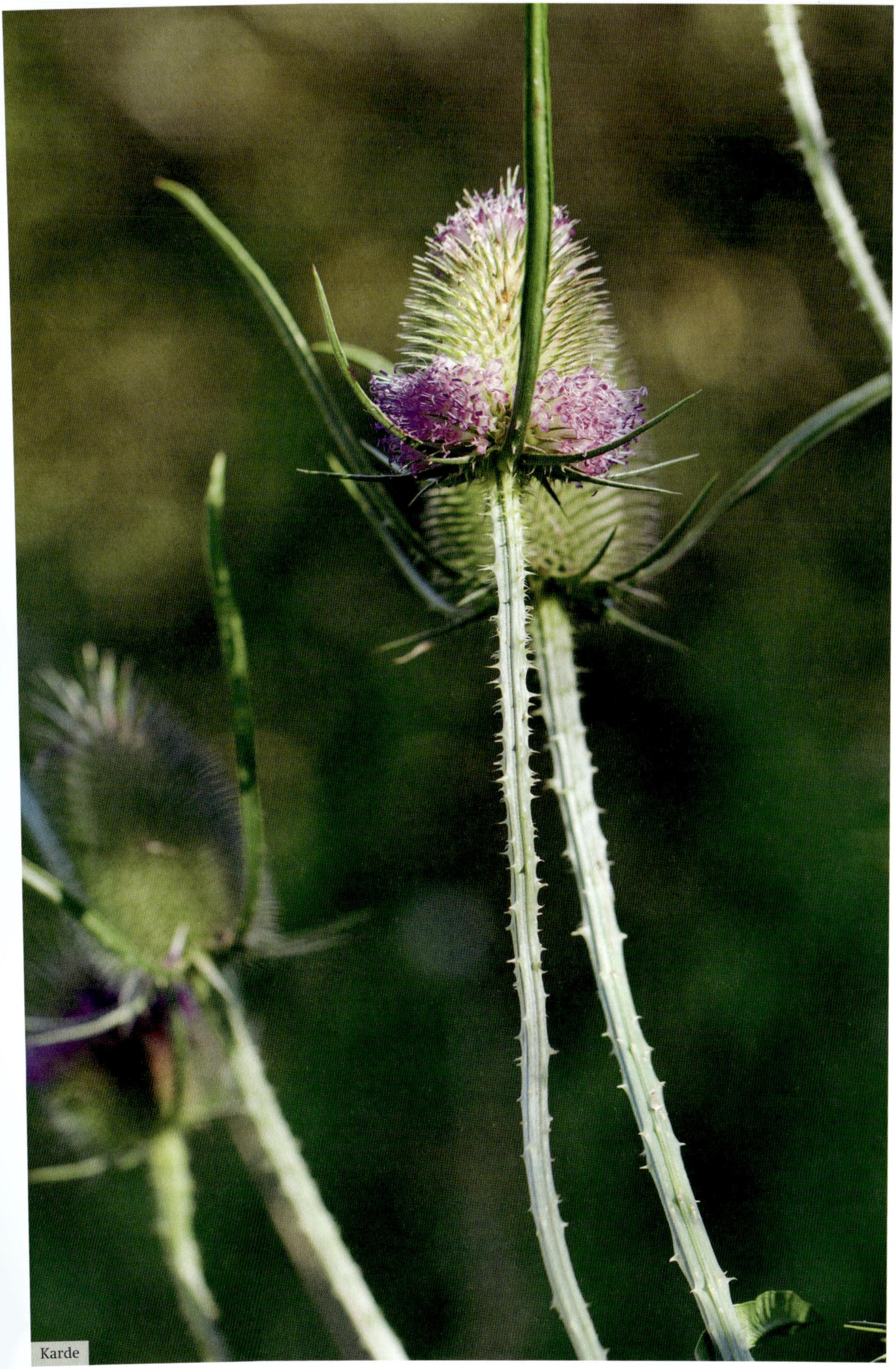

Karde

wassersenert, da die Fruchtstände einem Sprengwedel gleichen. Ein weiterer Name ist *Zeisel* (von mittelhochdeutsch *zeisen* = zupfen, auseinanderpflücken, verwandt mit angelsächsisch *toesel,* engl. *teasle*).

Familienzugehörigkeit

Die Karde gehört zur Familie der Kardengewächse *(Dipsacaceae)*. Sie ist verwandt mit den Witwenblumen *(Knautia)*, dem Teufelsabbiss *(Succisa)* und den Skabiosen *(Scabiosa)*.

Das Kraut der Witwenblume oder Knautia, auch Grindkraut oder Kratzkraut genannt, wurde einst bei chronischen Hautleiden, Kopfgrind und Erkrankungen der unteren Atemwege benutzt (Hiller/Melzig 2003: 451). Der Kräuterarzt Nicholas Culpeper (1616–1654) schreibt über die Witwenblume: »Eine Abkochung der Wurzel, vierzig Tage lang eingenommen, oder ein Dram[58] Wurzelpulver in Molke bringt – wie Mattioli[59] schreibt – wunderbare Hilfe für solche, die von wuchernder Krätze, Flechte oder ringförmigem Hautpilz befallen sind, ja, sogar wenn diese von den französischen Pocken [Syphilis] herrühren.« Dr. Withering, der durch den herzwirksamen Fingerhut bekannt wurde, beschreibt eine stark dosierte Abkochung der *Knautia* als »das empirische Geheimmittel für Gonorrhö« (Coffey 1993: 236).

Die Wurzel des Teufelabbisses *(Morsus diaboli radix)* wurde in der Volksheilkunde ebenfalls zur »Blutreinigung«, als harntreibendes Mittel, Wurmmittel, Lungenmittel und äußerlich bei Hauterkrankungen verwendet. Der Name Skabiose geht auf das lateinische *scabies,* Krätze, zurück, da es gegen diese Hautkrankheit angewendet wurde. Den Kardengewächsen, die allesamt ähnliche entzündungshemmende Iridoide enthalten, wird also generell eine reinigende Wirkung zugeschrieben.

Botanische Merkmale der Karde

Die Karde, die gerne auf Schuttplätzen, an Bahndämmen, Wegrändern, auf Wiesen, Lehmböden oder an sonnigen Böschungen als Ruderalpflanze wächst, ist trotz ihres stacheligen Aussehens keine Distel, wie viele glauben mögen. Die kurzen Stacheln sind auch ganz anders als bei den Disteln, sie sind nicht so nadelig-spitz, sondern eher wie scharfe kleine Zähne.

58 Dram = ein Apothekergewicht von 3,888 g.

59 Pietro Andrea Mattioli (1500–1577), Leibarzt des Kaisers Maximilian, schrieb Kommentare zu Dioskorides und anderen botanischen Werken.

Die einheimische Karde ist zweijährig; im ersten Jahr sammelt sie als Rosette die Kraft, um im zweiten Jahr dann ein bis zwei Meter hoch in die Blüte zu schießen. An den mit Stacheln besetzten Stängeln befinden sich gegenständige Blätter, die an der Basis zusammengewachsen sind und dadurch einen Behälter formen, in dem sich Regenwasser oder Tau sammelt. Die Hauptrippe der Blätter weist auf der Unterseite ebenfalls eine Reihe kleiner Haifischzähne auf.

Im Juli bis August beginnt auf halber Höhe des eiförmig-zylindrischen Blütenstands ein Ring von kurzen, röhrenförmigen, rötlich-lilafarbigen, mit vier Zipfeln versehenen Blüten zu blühen. Der Ring teilt sich und setzt sein Abblühen nach oben und nach unten fort. Der von Hummeln, Faltern und langrüsseligen Insekten gern besuchte Blütenkopf hat trockene, lange, vorn hakig gekrümmte Blütentragblätter. Der biologische Sinn dieser langen, mit Häkchen versehenen Tragblätter, die bis lang nach der Reife erhalten bleiben, ist, dass sie nach der Berührung vorbeistreifender Tiere elastisch zurückfedern, wobei die Samen meterweit aus dem Blütenkopf herauskatapultiert werden. Deswegen auch der weitere volkstümliche Name »Schleuderklette«. Im Herbst und Winter besuchen Distelfinken die Samenstände. Die Samen sind Lichtkeimer – eine Tatsache, die der Gärtner, der Karden anbauen will, bedenken muss.

Signatur

Die Karde besitzt folgende Merkmale (Signaturen), die sich geradezu als auf die Borreliose bezogen anbieten:

1. Ungewöhnlich ist der Ablauf des Abblühens der lila-rötlichen Blüten des zusammengesetzten Blütenkopfes: Auf halber Höhe des eiförmigen Köpfchens beginnt eine ringförmige Zone zu blühen. Dieser rötliche Ring teilt sich und wandert dann im Zuge des Abblühens gleichzeitig nach oben und nach unten. Es zeigt sich eine klare Signatur, ein genaues Abbild der Wandernden Röte, der *Erythema migrans*, die als erstes Symptom der Borrelioseinfektion erscheint!
2. Der lateinische Gattungsname *Dipsacus* beruht auf dem griechischen *dipsan*, »durstig«, da die mit Regenwasser gefüllten Venusbecken den Vögeln als Tränke dienen. Man benutzte das darin gesammelte Wasser, sofern es nicht von darin ertrunkenen Insekten verseucht war, als Schönheitsmittel, als Gesichtswasser, Augenwasser und Mittel gegen Sommersprossen und Altersflecken. Wie andere Ärzte des Mittelalters und der Renaissance glaubte Nicholas Culpeper an die »reinigende Qualität« *(cleansing faculty)* dieses »Venuswassers«. Mein persönlicher Eindruck ist, dass diese reinigende Qualität mehr auf energetischer (ätherischer) Ebene zu verstehen ist als auf einer mechanisch-physikalischen. Wie bei den Bach-Blütenessenzen wird das Wasser energetisch aufgeladen und wirkt somit reinigend auf die persönliche Ausstrahlung.

Matthew Wood sieht in dem »Venusbecken« die Signatur der Niere. Das »Venusorgan« ist lebenswichtig, indem es unter anderem toxische Schlacken und Giftstoffe ausleitet. Wie bereits erwähnt, produziert die Niere – nach Auffassung der chinesischen Medizin – aber auch die »Nierenessenz«, welche die Nieren- und Leberfunktion tonisiert und Knochen, Bindegewebe und Knorpel nährt.

Der Biologe fragt sich wahrscheinlich, warum die Karde ein derartiges »Wasserreservoir« bildet. Es wird vermutet, dass die Pflanze auf diese Weise ihre Stickstoffernährung ergänzt oder auch Insekten, vor allem Ameisen, davon abhält, auf die Stängel hinaufzuklettern.

3. Auch das subjektive Erleben, das sich während der Selbsterprobung einstellt, kann man als Signatur deuten. Nach der Einnahme der Essenz hat man das Gefühl, als drängen spitze Energiestacheln von innen nach außen zur Peripherie. Dieses meditative Erlebnis wird von anderen, die die Pflanze ebenfalls auf diese Weise untersucht haben, bestätigt.

Inhaltsstoffe

Die Wirkstoffe der Karde sind wenig erforscht. Die Pflanze enthält Iridoide (Pseudoindicane), Saponine, Kaffeesäurederivate, Kalisalze, Inulin, Bitterstoffe und das Glukosid *Scabiosid*. Scabiosid ist auch in anderen Mitgliedern der Familie zu finden. Es war schwer für mich, Näheres über dieses Glukosid herauszufinden, da es vor allem in China und Japan erforscht wird und die Resultate entweder verschlüsselt oder in chinesischen Schriftzeichen vorliegen. Einige amerikanische Autoren erwähnen ein angebliches Alkaloid Lamine, aber auch darüber ließ sich nichts weiter ausfindig machen (Tierra 1999: 307).

Für Experten: Inhaltsstoffe der chinesischen Karde

(Dipsacus asperoides C.Y. Cheng et T.M.Ai)[60]

1. [Hederagenin], Akebia saponin D, [3-O-{4-O-acetyl}-alpha-L-arabinopyranosyl-hederagenin-28-O-beta-D-glucopyranosyl-{1-->}-beta-D-glucopyranoside], [3-O-alpha-L-arabinopyranosyl-oleanolic acid 28-O-beta-D-glucopyranosyl -(1-->6)-beta-D-glucopyranoside], [3-O-beta-D-glucopyranosyl (1-->3-alpha--L-rhamnopyranosyl (1-->2 -)

60 Quelle: Joe Hing Kwok Chu, Complementary and Alternative Healing University, *Xu Duan*, 18.1.2007. http://alternativehealing.org/xu_duan.htm.

alpha-L-arabinopyranosylhederagenin28-O-beta-D-glucopyranosyl (1-->6)-beta-D-glucopyranosyl ester], [3-O-alpha--rhamnopyranosyl (1-->3) -beta-D-glucopyranosyl (1-->3)-alpha-L-rhamnopyranosyl) 1-->2)-alpha-L-rabinopyranosyl hederagenin28-O-beta-D-glucopyranosyl (1-->6)-beta-D-glucopyranosyl ester], [3-O-[beta-D-xylopyranosyl (1-->4)-beta-D-glucopyranosyl (1-->4) [alpha-L-rhamnopyranosyl (1-->3)]-beta-D-glucopyranosyl (1--3)-alpha-L-rhamnopyranosyl (1--2)-alpha-arabinopyranosyl-hedera-genin], [28-O-beta-D-glucopyranosyl (1-->6)-beta-D-glucopyranosyl ester], [3-O-[beta-D-glucopyranosyl (1--4][alpha-L-rhamnopyranosyl (1-->3)]-beta-D-glucopyranosyl (1-->3)-alpha-L-rhamnopyranosyl (1-->2)-arabinopyranosyl-hederagenin], [28-O-beta-D-glucopyranosyl (1-->6)-beta-D-glucopyranosyl ester], [3-O-[beta-D-xylopyranosyl (1-->4)-beta-D-glucopyranosyl (1-->4)][alpha-L-rhamnopyranosyl (1-->3)]-beta-D-glucopyranosyl (1-->3)-alpha-L-arabinopyranosyl (1-->2-alpha-L-rhamnopyranosoyl-oleanolic acid 28-O-beta-D-glucopyranosyl (1-6) beta-D-glucopyranosyl ester], (asperosaponin A, C, E, F, G, H_1, H_2).

2. Ethylproprionate, 2-Methyl-3-propyl-trans-oxirane, Toluene, Diisobutyl ether, alpha-Pinene, beta-Pinene, 2, 4-Dimethyl-2, 3-heptadien-5-yne, Phenol, 1, 3, 3, -trimethyl-2-oxabicyclo octane, 1-methyl-4-(1-methylethemyl)-(S)-cyclohexene, 2-methyl-phenol, 3-methyl-phenol, 4-methyl-phenol, 1, 2-dimethoxyl-benzene, 2, 4-dimethyl-phenol, Naphthalene, 4-methyl-l-(1-methyl ethyl)-(R)-3-cyclohexen-1-ol, 4-ethyl-1, 3-benzenediol, a, a, 4-trimethyl-3-cyclohexene-1-methano14-deceylresorcinol, 3-ethyl-5-methyl-phenol, 2, ethyl-04-methyl-phenol, 4ethyl-2-methoxy-phenol, 4-allyl-2-methoxy-phenol, 4-Cyclopentene-1, 3-dione 4-(3-methyl-2-butenyl)-, Bicyclo2 2 oct -2-ene, 2'-Hydroxy-4'-methoxyacetophenone, Dibenzofuran, 2, 6-bis (1, 1-dimethyl ethyl}-4-methyl-phenol, 2, 4, 6-tri-t-butyl-phenol, 9H-fluorene, 3-ethyl-tridecane, Carvotanecaneton, Heptadecane, PHenanthrene, 6, 9-Octadecadoumpoc acod ,etju; ester, 8, 13---Epoxy-5beta, 8beta, 9beta, H, 10alpha-labd-14-ene, 3, 7, 11-trimethyl-14-(1-methyl ethyl)-S-(E, A, E, E)-1, 3, 6, 10-cyclotertxadecatetraene, 1, 2, 3, 4, 4A, 9, 10, 10A-octahydro-1, 1, 4A -trimethyl-7-(1-methyl ethyl)-, (4AS transe)-phenanthrene, (Z,.Z)-9, 12-octadecadienoic acid, N-phenyl-2-naphthalenamine.

3. [Gentianine], [beta-Sitosterol], [Daucosterol].

Planetarische Zugehörigkeit

Wenn hier von den Planetengöttern die Rede ist, die in den jeweiligen Pflanzen vorherrschen, dann hat das wenig mit Esoterik zu tun. Die planetarische Zuordnung bezieht sich auf die im Mittelalter gebräuchliche Taxonomie, welche die Pflanzen und andere Naturphänomene in sieben Kategorien einordnete. Der Grundgedanke war, dass alles in der sichtbaren Schöpfung durch die dynamische Interaktion, die Überschneidungen und die gegenseitige Durchdringung der sieben planetarischen Kräfteeinflüsse zustande kommt (Storl 2020a: 172). Dieses System war ganzheitlich, indem es botanische, heilkundliche, ökologische und astrologische Aspekte miteinander verband.

Nach dieser Systematisierung enthält die Karde mit ihren Stacheln und ihrem rötlichen Blütenring viel der formativen Kräfte des kriegerischen »Mars«. Aber, wie der geniale englische Kräuterarzt und Astrologe Nicholas Culpeper schreibt, ist vor allem die *Venus* in der Pflanze aktiv. Die Kräfte der Venus verleihen Schönheit, Jugend und Reinheit und mildern den feurigen Zorn des Mars.

Überlieferte Heilindikationen

Die Wurzel wirkt harn-, galle- und schweißtreibend, entschlackend und verdauungsfördernd. Sie wird traditionell bei Gicht, Arthritis, Rheuma, Wassersucht, Gelbsucht und Gallenbeschwerden und neuerdings bei Borreliose eingesetzt; weiter bei Hautkrankheiten wie Dermatose, Furunkulose, Akne und Ähnlichem, vor allem wenn diese von einer schlechten Funktion des Verdauungsapparats herrühren. Äußerlich wurden Fisteln, Flechten, Warzen und Rhagaden (Hautschrunden) damit behandelt. Schon der griechische Arzt Dioskorides (1. Jh. n. u. Z.), Verfasser des ersten Kräuterlehrbuchs Europas, berichtet: »Die Wurzel mit Wein oder Essig gestoßen, sodass sie die Konsistenz von Wachssalbe annimmt, heilt, hineingelegt, Risse am After und Fisteln.« Hildegard von Bingen schreibt in ihrem »Buch von den Pflanzen« *(Liber simplicis medicinae*, Kap. CCXVI): »Die *cardo* ist warm und trocken. Ein Mensch, der Gift gegessen oder getrunken hat, pulverisiere Kopf, Blätter und Wurzel der Karde und nehme dieses Pulver entweder in einer Speise oder in einem Getränk zu sich. Es treibt das Gift aus seinem Körper heraus. Und wenn jemand Ausschlag *(urslech)* an seinem Körper hat, mische er dieses Pulver mit frischem Fett und reibe sich damit ein. Er wird geheilt werden.« Leonhart Fuchs, einer der »Väter der Botanik«, schreibt in seinem *New Kreüterbuch* (1543): »Die Wurzel in Wein gesotten / danach gestoßen bis sie einem Pflaster gleich über die Fistel und den zerschrunden After gelegt / heilet sie. Man mag aber solche Arznei über ein Jahr in einer erzenen Büchse behalten. Etliche sagen auch das gedachte Arznei

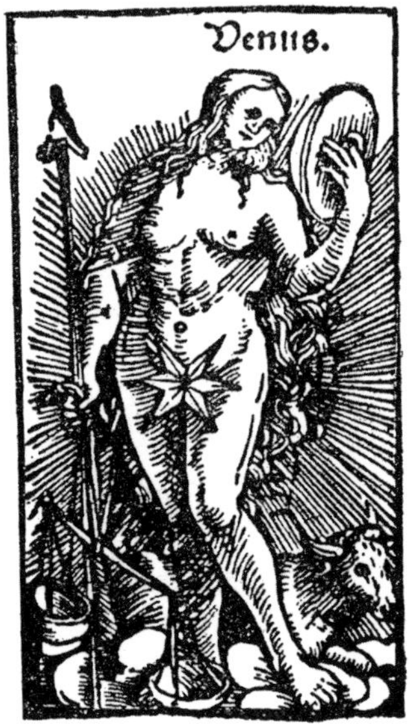

Venus.

die Warzen vertreibe. Das Wasser so zwischen den Blättern gefunden wird / ist gut den trüben Augen / damit gewaschen. Gedachts Wasser vertreibt auch alle Flecken unter den Augen, damit gewaschen. Die Würmlein, so etwan im Mark dieser Karden gefunden werden, sind gut für das viertäglich Fieber[61] / eingewickelt / und am Hals oder Arm getragen /wie Dioscorides schreibt« (Fuchs 1541: Kap. LXXXII). Ganz ähnlich heißt es bei Nicholas Culpeper: Die Wurzeln werden in Wein aufgekocht und auf die Warzen und Geschwülste *(wens)* in den »unteren Spalten des Körpers« aufgetragen. Das Wasser des Venusbeckens soll dagegen entzündete Augen beruhigen (Culpeper 1999: 181, 223). Madaus schreibt: Dipsacus sylvestris kann bei Phthisis (Schwindsucht bzw. Tuberkulose) versucht werden (Madaus 1938: 1227).

In der heutigen Zeit wird die Karde als Heilmittel lediglich im Werk *Die Große Enzyklopädie der Heilpflanzen* (1992: 223) erwähnt: »Die Wurzel mit ihrem bitteren Geschmack fördert die Verdauung, die Schweißsekretion sowie die Harnabsonderung und entschlackt auf diese Weise den ganzen Körper. Die Pflanze hilft aber auch bei Gicht, Arthritis, Rheuma, Wassersucht und Fettleibigkeit. Des Weiteren ist sie nützlich bei Hautkrankheiten wie Dermatose, Furunkulose, Akne usw., die von einer schlechten Funktion des Verdauungsapparats herrühren. Anstelle der Wurzel können auch die Blätter verwendet werden, die dieselbe Wirkung haben.«

Zur inneren Anwendung kennt die italienische Volksmedizin ein Dekokt, eine Abkochung, zur Steigerung der Harnabsonderung und Reinigung des

61 Viertägiges Wechselfieber = Malaria.

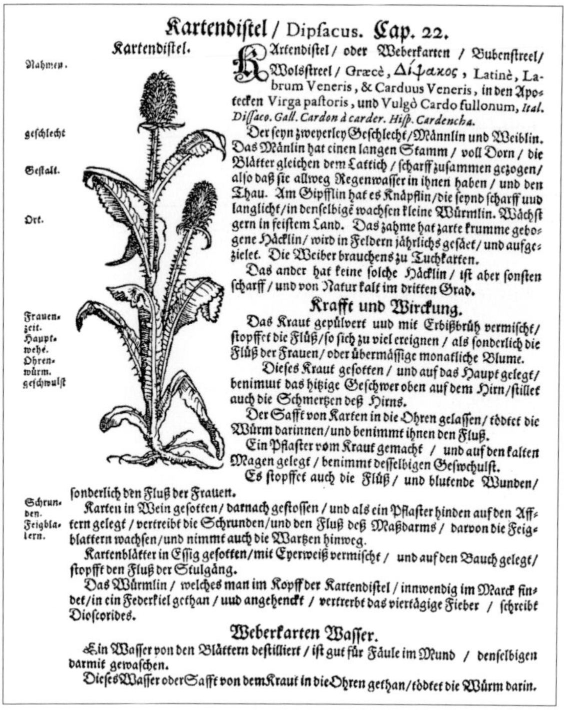

Kartendistel / Dipsacus. Cap. 22.

Kartendistel.

Nahmen. Kartendistel / oder Weberkarten / Bubenstreel / Wolsstreel / Græcè, Δίψακος, Latinè, Labrum Veneris, & Carduus Veneris, in den Apotecken Virga pastoris, und Vulgò Cardo fullonum, *Ital. Dissaco. Gall. Cardon à carder. Hisp. Cardencha.*

geschlecht Der seyn zweyerley Geschlecht / Männlin und Weiblin.

Gestalt. Das Mänlin hat einen langen Stamm / voll Dorn / die Blätter gleichen dem Lattich / scharff zusammen gezogen / also daß sie allweg Regenwasser in ihnen haben / und den Thau. Am Gipfflin hat es Knäpflin / die seynd scharff uud langlicht / in denselbigẽ wachsen kleine Würmlin.

Ort. Wächst gern in feistem Land. Das zahme hat zarte krumme gebogene Häcklin / wird in Feldern jährlichs gesäet / und aufgezielet. Die Weiber brauchens zu Tuchkarten.

Das ander hat keine solche Häcklin / ist aber sonsten scharff / und von Natur kalt im dritten Grad.

Krafft und Wirckung.

Frauenzeit. Das Kraut gepülvert uud mit Erbißbrüh vermischt / stopffet die Flüß / so sich zu viel ereignen / als sonderlich die Flüß der Frauen / oder übermässige monatliche Blume.

Hauptwehe. Dieses Kraut gesotten / und auf das Haupt gelegt / benimuut das hitzige Geschwer oben auf dem Hirn / stillet auch die Schmertzen deß Hirns.

Ohrenwürm. Der Safft von Karten in die Ohren gelassen / tödtet die Würm darinnen / und benimmt ihnen den Fluß.

geschwulst Ein Pflaster vom Kraut gemacht / und auf den kalten Magen gelegt / benimmt desselbigen Geswchulst.

Es stopffet auch die Flüß / und blutende Wunden / sonderlich den Fluß der Frauen.

Schrunden. Feigblatern. Karten in Wein gesotten / darnach gestossen / und als ein Pflaster hinden auf den Afftern gelegt / vertreibt die Schrunden / und den Fluß deß Maßdarms / darvon die Feigblattern wachsen / und nimmt auch die Wartzen hinweg.

Kartenblätter in Essig gesotten / mit Eyerweiß vermischt / und auf den Bauch gelegt / stopfft den Fluß der Stulgäng.

Das Würmlin / welches man im Kopff der Kartendistel / innwendig im Marck findet / in ein Federkiel gethan / uud angehenckt / vertrerbt das viertägige Fieber / schreibt Dioscorides.

Weberkarten Wasser.

Ein Wasser von den Blättern destilliert / ist gut für Fäule im Mund / denselbigen darmit gewaschen.

Dieses Wasser oder Safft von dem Kraut in die Ohren gethan / tödtet die Würm darin.

»Kardendistel«. Aus Lonicerus, Kreuterbuch, 1679.

Organismus: 2 g Wurzelsubstanz (oder 2 g Blätter) werden in 100 ml Wasser aufgekocht. Davon wird eine kleine Tasse am Morgen auf nüchternen Magen getrunken.

Der österreichische Kräuterpfarrer Hermann-Joseph Weidinger erwähnt das Homöopathikum »Dipsacus D4 bis D6«, hergestellt aus der frischen blühenden Pflanze, zur Behandlung von chronischen Hautleiden, Tuberkulose und Afterfisteln. Als Hausmittel zur Behandlung von Wunden, Erfrierungen an den Lippen, gegen Sommersprossen und zum Einreiben bei Gicht gibt der Kräuterpfarrer eine alkoholische Tinktur an, von der Art, wie man sie häufig in der Klostermedizin findet: Die zerkleinerten oberen Teile der blühenden Pflanzen werden im Verhältnis von 1:4 mit gutem Obstbrand gemischt und 14 Tage lang in die Sonne gestellt. Der Auszug wird danach abgeseiht, mit destilliertem Wasser auf 40 Prozent verdünnt und anschließend kühl und dunkel gelagert (Weidinger 1995: 175). Schon das beschauliche Betrachten der blühenden Karde hat für Pater Weidinger etwas Erbauendes: »Die Seele wird einen unermesslichen Heilwert auftanken. Dürstet sie doch nach unvergänglicher Wahrheit, nach Gott!«

Die moderne chinesische Kräuterheilkunde verwendet die Kardenwurzel *(xu duan)* in Kombination mit ergänzenden Kräutern bei *shenxu* (Zustand des Nierenessenzmangels) und bei Leber-Blut-Schwäche, wie wir schon im letzten

Kapitel sahen. Folgendes traut man der Karde in der chinesischen Medizin zu:[62]

- verhindert und macht Knochenschwund (Osteoporose) rückgängig
- unterstützt die Heilung verletzter Knochen
- verhindert vorzeitigen Abort (mildert Uteruskontraktionen
- verbessert die Immunsituation
- hemmt *Diplococcus pneumoniae (Streptococcus pneumoniae)*-Bakterien
- lindert Vitamin-E-Mangel
- tötet *Trichomonas urogenitalis*-Flagellaten, die die Fortpflanzungsorgane befallen
- stärkt den Uterus

Die Karde unterstützt das **Yang** – den aktiven, »männlichen«, zeugenden, lichten, warmen, auffüllenden Aspekt der *Ch'i* Energie. Da sie das Yang stärkt, ist die Heilpflanze bei Zuständen des Yin-Mangels *(yinxu)* und »ungenügendem Feuer« mit Vorsicht anzuwenden.

Zubereitungsmöglichkeiten für die Borreliosekur

Tee: 1 Teelöffel zerkleinerte, frische oder getrocknete Wurzel oder Wurzelpulver pro Tasse kurz aufkochen, auf nüchternen Magen trinken. 3 Tassen pro Tag. Der Tee eignet sich besonders für Betroffene, die keinen Alkohol vertragen. Auch die Blätter der Kardenrosette können, allein oder mit den Wurzeln gemischt, als Tee aufgebrüht werden.

Tinktur: Die frisch geerntete Wurzel samt Blattherz wird gesäubert – aber nicht geschält, da die Wurzelrinde die meisten Wirkstoffe enthält –, dann sorgfältig zerkleinert, dicht gepackt in ein Schraubglas gefüllt und mit Korn oder Wodka übergossen. Nachdem man das Ganze 3 Wochen an einem warmen Ort mazerieren ließ, ist der Auszug fertig. Wer nicht so lange warten kann, kann die Herstellung beschleunigen, indem er die frische Wurzel im Mixer püriert und dann mit Alkohol übergießt: In dieser Form kann man die Tinktur schon am nächsten Tag einnehmen. Als weitere Möglichkeit, auf die mich Therapeuten hingewiesen haben, können dem Kardentee pro Tasse 3 Tropfen Wurzeltinktur beigefügt werden.

Pulver: Für Kleinkinder, die an Borreliose leiden, ist weder der bittere Tee noch die alkoholische Tinktur die geeignete Form. Ein Freund behandelte seine dreijährige Tochter, bei der sich die Borrelien, die es kühl mögen, in die Ohrläppchen zurückgezogen hatten[63], erfolgreich mit einem Pulver aus der getrockneten Wurzel, das er mit Honig verrührte und sie einnehmen ließ.

62 http://alternativehealing.org/xu_duan.htm.
63 Eine sogenannte *Lymphadenosis cutis benigna.*

Wasser aus dem »Venusbecken«: Eine Ärztin aus Wien erzählte mir, dass sie ein Kind als Patient hatte – ein sensibles »Indigokind«, wie sie es beschrieb –, das an Borreliose litt und weder auf konventionelle noch auf alternative Heilmethoden reagierte. Da sie Erfahrung mit Bach-Blütenessenzen hatte, kam sie auf die Idee, das Kind mit dem Wasser aus dem Venusbecken zu behandeln. Das Resultat war durchaus positiv und wird von der Ärztin als »Wunder« beschrieben.

Am besten ist es, wenn der Patient den Tee, die Tinktur oder das Wurzelpulver selbst herstellt oder eine sichere Bezugsquelle hat. Einige Borreliosepatienten schrieben mir, dass ihnen der Tee besser zusagte als die Tinktur.

Nach einigen Berichten sind die in manchen Apotheken hergestellten Tinkturen zu schwach, sie enthalten zu wenig der Wurzel und zu viel Alkohol. Es gibt verschiedene Bezugsquellen[64], aber die Qualität variiert stark.

• Von bester, verlässlicher Qualität ist die »Kardenwurzel-Würze« (37 Prozent Alkohol) von Heinz Machura (Physiologika Naturprodukte), die als Nahrungsergänzungsmittel gedacht ist. (https://karde.shop/karde/)

Ebenfalls von guter Qualität sind meines Erachtens:

• »Kräuterlust Bittere Karde«, der handgefertigte Kardenschnaps aus dem Landkaufhaus Mayer GmbH in Siegdorf.

• »Kräuterelixier Karde« (35 Prozent Alkohol) des Heilpraktikers Dieter Berweiler, Calendula Kräutergarten, aus Stuttgart-Mühlhausen.

• »Kräuter Tröpfle Elfenbad« (50 Prozent Alkohol), ein Auszug aus Wurzeln sowie Blättern, hergestellt in der höchstgelegenen Schnapsbrennerei Deutschlands, auf Michels Kräuteralp in Oberstaufen.

Sicherlich gibt es noch weitere Hersteller von guten Nahrungsergänzungsmitteln, Tinkturen oder Wurzelpulvern, die mir aber nicht aus eigener Erfahrung bekannt sind. Frische Pflanzen oder Saatgut lassen sich in vielen Wildgärtnereien beziehen, etwa vom Allgäuer Kräutergarten Artemisia (www.artemisia.de, info@artemisia.de) oder beim Hof-Berggarten im Schwarzwald (www.hof-berggarten.de, info@hof-berggarten.de).

Dosierung

Die meisten Völker kennen keine standardisierte Dosierung von pflanzlichen Heilmitteln. Das hat auch seinen guten Grund. Es gibt keine standardisierten Menschen, keine standardisierten Infektionen. Die Dosierung sollte dem Naturell, der körperlich-seelischen Verfassung, der physischen Größe, dem Gewicht, dem Alter, der Sensitivität und ähnlichen Kriterien angepasst werden. (Typisch

64 Für weitere Informationen siehe www.gesund-im-net.de.

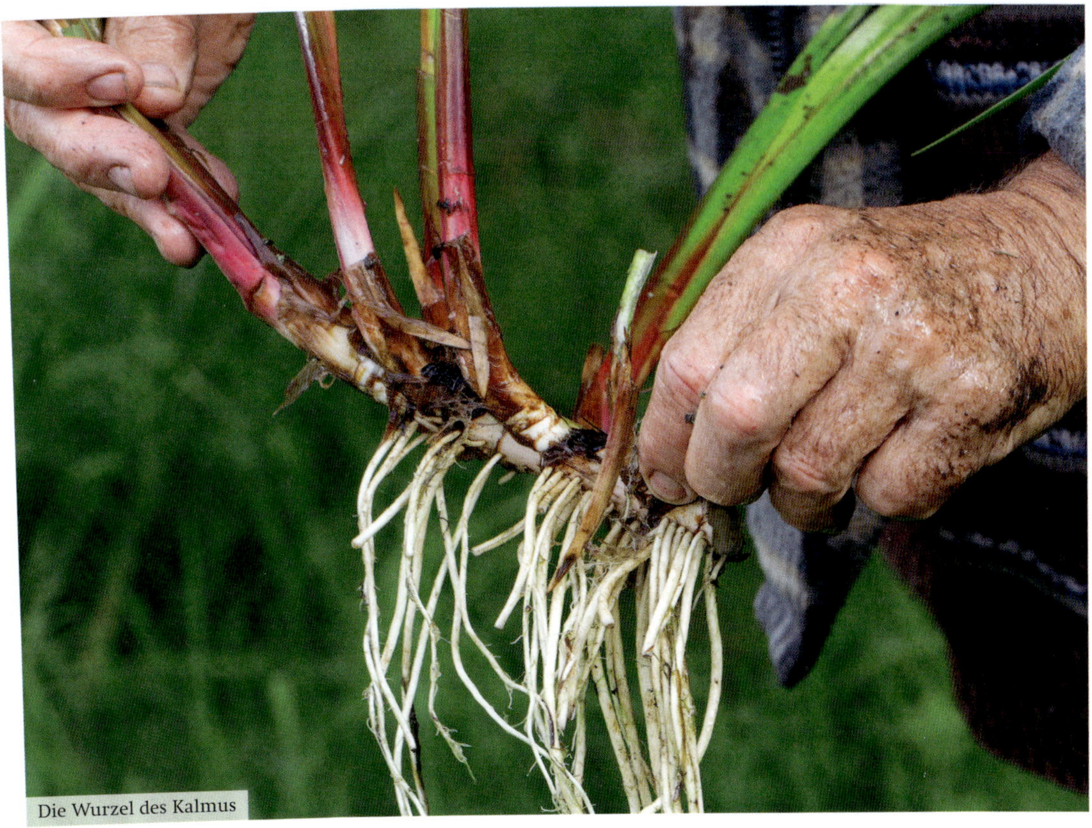
Die Wurzel des Kalmus

ist die Dosierung der Kalmuswurzel bei den Ojibwaindianern: Die Größe des zu verabreichenden Wurzelstücks wird an dem ersten Glied des kleinen Fingers des Patienten abgemessen.)

»Die genaue Dosierung ist vermutlich nicht so von Wichtigkeit«, schreibt H. Mettler aus Zürich, die eine besondere Beziehung zur Karde hat und aus ihr eine homöopathische Tinktur herstellt, deren Einnahme nach ihrer Erfahrung »energievoller und weniger autoaggressiv macht«.

In der traditionellen chinesischen Heilkunde gilt folgende Dosierung der Wurzelsubstanz *(Dipsaci rad.)* zur Stärkung der Funktionskreise Niere und Leber: Wurzelpulver 10–20 g; als konzentrierter Extrakt 0,5–2 g (Joe Hing Kwok Chu, 2007; www.alternativehealing.org/xu_duan.htm); 6–18 g (Suwanda/Tian 2005: 105); 10–15 g (Reid 1996: 149); 6–12 g (Tierra 1999: 307).

Matthew Wood sieht die Tinktur aufgrund seines homöopathisch orientierten Ansatzes vor allem als »Information« für den Organismus. Seine Dosierung ist dementsprechend niedrig: dreimal täglich 3 Tropfen. Diese Minimaldosis ist wahrscheinlich für zarte, sensible Konstitutionen durchaus richtig. Für zähe Cowboys und Cowgirls, Holzfäller und andere hartgesottene Dickhäuter, die eher Whiskey und Steak zugetan sind als dem Müesli, ist das wahrscheinlich nicht genug. Sie brauchen eine stärkere Dosis. Meiner Ansicht nach ist eine höhere Dosierung von **dreimal täglich etwa 1 Esslöffel**, vor den Mahlzeiten auf nüchternen Magen eingenommen, wirksamer. Nach R. Müller vertragen Erwachsene sogar 3 Esslöffel der Tinktur pro Tag drei Monate lang eingenommen; danach kann die Dosis beliebig verringert werden (Müller 2005). Ein Arzt aus Bremen empfiehlt, mit einer niedrigen Dosierung von wenigen Tropfen zu beginnen und diese dann allmählich zu steigern; auf diese Weise ließe sich eine mögliche Herxheimer-Reaktion (siehe Seite 160) abmildern.

Die spezifische Dosierung für ein Individuum könnte eventuell auch kinesiologisch getestet werden. Dabei fragt man sozusagen den Körper selbst oder das Unterbewusste, was das richtige Mittel oder die richtige Dosierung ist, indem der Kinesiologe auf einen »Indikatormuskel«, meist Bizeps oder Oberschenkelmuskel, drückt und den Widerstand misst, derweil der Patient das Mittel in der Hand hält. Es ist eine unkonventionelle Methode, aber es gibt Therapeuten, die davon überzeugt sind.

Zeit der Einnahme

Die Einahme eines Heilmittels dreimal am Tag – morgens, mittags und abends – ist sinnvoll. Das steht im Einklang mit den kosmischen und chronobiologischen Rhythmen sowie mit dem kulturellen morphogenetischen Feld, das bis in vorchristliche, keltisch-germanische Zeiten zurückreicht (Storl 2025b: 38, 50ff.).

Sammel- und Erntezeit

Die Wurzel der zweijährigen Pflanze wird im ersten Jahr im Spätherbst, im Winter oder im folgenden Frühling, bevor der Blütentrieb nach oben schießt, geerntet. Wenn sie aufstängelt und in die Höhe wächst, steigt das energetische Potenzial der Pflanze nach oben und verausgabt sich in der Blüte und Samenbildung. Wahrscheinlich haben auch die Samen Heilkräfte, aber das ist alles noch nicht erforscht. Die Heilpflanzenkunde ist zwar uralt, sie steckt aber dennoch noch immer in Kinderschuhen.

Nach dem Verblühen der Pflanze sterben die Wurzeln ab und werden holzig. Sie haben dann überhaupt keine medizinische Wirkung mehr! Immer wieder höre ich von Leuten, die sich aus den holzigen Wurzeln Tinkturen gemacht haben und dann lauthals verkünden, die Karde helfe überhaupt nicht.

Für Gärtner: Das beeindruckende Skabiosengewächs lässt sich gut im Garten anbauen. Die Karde gedeiht auf durchlässigem, mäßig fruchtbarem Boden in der Sonne oder in leichtem Schatten. Sie ist frosthart und breitet sich schnell aus – das heißt, solange hungrige Wühlmäuse sie nicht entdecken.

Die Aussaat erfolgt im Spätherbst oder im Frühling direkt ins Beet. Da es sich um einen Lichtkeimer handelt, sollen die Samen nicht bedeckt, sondern nur an die feuchte Scholle angedrückt werden. Später empfiehlt es sich, zu dicht stehende Keimlinge auszudünnen. Wer es ganz genau machen will, der suche sich zur Aussaat wie auch zur Ernte einen »Wurzeltag« aus, einen Tag, an dem der Mond sich in einem Erdzeichen – Stier, Jungfrau, Steinbock – befindet.

Segen der Ahnen

Dass ich auf die Karde gekommen bin, hat sicherlich auch mit meinen Ahnen zu tun. Die vorchristlichen europäischen Völker glaubten allgemein, dass sich die ins Jenseits gegangenen Familienangehörigen weiter um ihre Nachfahren kümmern und ihnen Eingebungen und Ahnungen zukommen lassen. In den Kindern und Kindeskindern erfüllen sich ihre Träume und Hoffnungen. Wie bei anderen eingeborenen Völkern wusste man auch, dass es neben menschlichen Verwandten auch Verwandte und Verbündete in der Gestalt von Tieren und Pflanzen gibt; sie werden von Völkerkundlern als »Totem« bezeichnet. Diese Totems (vom Algonkin *ototeman* = »sein geschwisterlicher Verwandter«) begleiten die Sippe über Generationen hinweg, sie sind Teil des Familienkarmas. Totemtiere und -pflanzen werden verehrt, geschützt, vermehrt, sie gelten als heilig, als tabu; nach ihnen werden Kinder benannt, und sie zieren Wappen und Fahnen.

Als ich die Karde als Heilmittel entdeckte, erkannte ich, dass sie eine Art Totempflanze für meine Vorfahren mütterlicherseits gewesen war. Seit man sich zurückerinnern kann, waren diese Weber und Tuchmacher gewesen. Sie lebten in Crimmitschau im Königreich Sachsen beziehungsweise im nahe gelegenen thüringischen Dorf Manichswalde. Zur Messe in Leipzig wurden die Stoffballen, die Früchte ihrer mühsamen Arbeit, auf Schiebeböcke geladen und die rund 50 Kilometer die Pleiße stromabwärts zur Messestadt geschleppt. Sicherlich steckt auch in mir noch ein Weber; wie könnte ich sonst das tagelange Sitzen an der Schreibmaschine oder am Computer ertragen? Das Garn, das ich verwebe, ist nicht mehr aus Wolle oder Baumwolle gesponnen, sondern besteht aus unsichtbaren Gedankenfäden. Auch wenn sie nicht in physischem Sinne sichtbar sind, müssen diese Fäden dennoch sorgfältig »kardiert« und gesponnen werden. Zwischen *Textilien* und *Texten* (vom lateinischen *texere* = weben, flechten, kunstvoll zusammenfügen) besteht eine Beziehung. Diese kleiden den Körper, jene den Geist. Die Stoffe, die ich webe, sind als geistige Mäntel für die Seele gedacht, Mäntel, die in einem kalten Zeitalter warm halten sollen.

Am Anfang des 19. Jahrhunderts, als Napoleon Europa beherrschte, erlebten die Tuchmacher einen Aufschwung. Die Kontinentalsperre verhinderte den Import billiger britischer Textilien. Die Dampfmaschine hielt Einzug in der Tuchmanufaktur. Wasserkraft für die Maschinen lieferte die aus dem Erzgebirge herabströmende Pleiße; Steinkohle wurde im nahe gelegenen Zwickau gefördert. Die Zunft blühte auf: Aus Tuchmachermeistern wurden Tuchfabrikanten, aus engen Webräumen riesige Fabrikhallen, aus bescheidenen Häusern schmucke, von Parks umgebene Villen. 1843 gründete mein Ururgroßvater Carl Moritz Schmidt eine Volltuchfabrik, spezialisiert auf Mantelstoffe, die in die ganze Welt exportiert wurden. Doch alles, was entsteht, vergeht irgendwann wieder. Der Crimmitschauer Textilarbeiterstreik (1903–04), der fast 8000 Arbeiter erfasste und 21 Wochen dauerte, war der erste Frost auf der Blüte des Wohlstands. Dann kamen Krieg, Weltwirtschaftskrise und Inflation, noch ein Krieg, russische Besatzung und schließlich die zentralistische DDR-Misswirtschaft.

Bis zur fiktiven, vom Staat eingefädelten Pleite und der darauffolgenden »kalten« Enteignung war mein Großvater Chef der Firma gewesen. Die Großmutter war schon gestorben, als ich ihn Mitte der achtziger Jahre besuchte. Alle weltlichen Güter hatte er verloren, aber er klammerte sich nicht an materielle Dinge. »Es ist alles imaginär«, sagte er gelassen, ganz im Sinne von Schopenhauer, »ob man reich ist oder arm, angesehen oder missachtet, man soll sich nichts darauf einbilden.« Obwohl er drei Zimmer in der enteigneten Villa zur Miete behalten durfte, wohnte er in der Garderobe, weil diese klein genug war, um sie mit einem Elektrostrahler zu beheizen. Er lebte darin wie ein Einsiedler in seiner Höhle, rauchte seine Tabakspfeife und ging tiefen Meditationen nach. Minimalrente und Essen aus einer Fabrikküche hielten ihn am Leben.

Wir sprachen viel über Textilverarbeitung und rechneten aus, dass in den über hundert Jahren in der Fabrik so viel Stoff gewoben worden war, dass die Ware bis zum Mond und zurück gereicht hätte. Als er eines Tages eine Schachtel hervorkramte und behutsam den Deckel öffnete, hatte ich den Eindruck, es müsse etwas ganz Besonderes darin sein, vielleicht die letzten Familienjuwelen oder etwas Ähnliches. Aber es waren borstig-stachelige, trockene Blütenköpfe: die Karde.

»Für Tuchmacher ist das eine ganz besondere Pflanze«, sagte er, den vom Pfeifenstopfen verfärbten Zeigefinger erhebend. Dann erzählte er, wie in vergangenen Zeiten die halbierten Blütenköpfe, auf Brettern befestigt, zum Krempeln benutzt wurden. Im Gegensatz zu Stahl- oder Kunststoffkämmen zerreißen die zähen, aber dennoch nachgiebigen Spreublätter die Fasern nicht. Ihre Elastizität sei unübertroffen. Bis zuletzt wurden diese Kratzbürsten auf den rotierenden Zylindern der Appreturmaschinen in der Fabrik eingesetzt. Sie dienten dazu, die Oberfläche von Mantelstoffen, Flanell, Militärtuch, Loden- und Filzstoff aufzurauen, zu glätten und dadurch wärmer zu machen. Was er erzählte, war interessant, denn vorher hatte ich die Karde höchstens als Trockenpflanze in Blumengestecken wahrgenommen.

Der alte Tuchmacher erzählte auch von einer Familientragödie, über die sonst nie gesprochen wurde, über die er aber viel nachgedacht hatte. Dunkle Familiengeheimnisse gibt es in jeder Familie, sie gehören zum Familienkarma. Seine Mutter, berichtete er, sei sehr kränklich gewesen, schon in den jungen Jahren ihrer Ehe sei sie von schwerem Rheuma befallen worden. Sie konnte kaum laufen, verbrachte Zeiten in der Kur an der Ostsee und ließ ihre Schmerzen, wie es damals Mode war, von einem Magnetiseur lindern. Einem freudigen Eheleben war dieser Zustand sicherlich nicht zuträglich.

»Wer weiß«, mutmaßte er, »vielleicht war mein Vater zuvor einmal bei einer Herrenpartie, einem feucht-fröhlichen Ausflug ins Grüne am Himmelfahrtstag von einem vergifteten Pfeil Amors getroffen worden? An diesem Tag war es damals nämlich Brauch, dass die Männer in einem mit Birkengrün geschmückten Kremser, einer offenen, vielsitzigen Pferdekutsche, in die nahe liegenden Dörfer und Fluren fuhren. In jedem Wirtshaus wurde ein Gläschen geleert und mit den Dirnen poussiert. Vielleicht ist es da geschehen, vielleicht hat er sich mit der Syphilis angesteckt? Es wurde zwar nie darüber gesprochen, aber meine Schwester bekam immer wieder Eiterausschläge am Kopf und ist als Elfjährige an vereitertem Blinddarm gestorben. Vielleicht war sie von Geburt an infiziert. Als sie starb, ist übrigens in unserem Kinderzimmer ein Bild mit lautem Knall von der Wand gefallen. Der Vater fuhr jedes Jahr zur Kur nach Bad Tölz, zur Blutreinigung. Das kommt mir verdächtig vor.«

Was für ein langes, jahrelanges, stilles Bangen, Leiden und Hoffen muss das gewesen sein, falls diese Mutmaßung wirklich zutrifft! Man schämte sich dessen, und dennoch rechnet uns Albert Reibmayr in dem Buch »Die Immunisierung der Familien bei erblichen Krankheiten« (1899) vor: »Es gibt in Europa sicher keinen Menschen, von dessen viertausend Ahnen, die er innerhalb der letzten vier Jahrhunderte gehabt hat, nicht zahlreiche mit dieser Krankheit zu kämpfen gehabt haben, so sehr sich auch das Gefühl gegen diese ihm unangenehme, aber ganz zweifellose Tatsache sträuben mag.« (Bäumler 1997: 113)

Die Leiden der Vorfahren vergehen nicht mit ihnen. Sie sind ein Kraftfeld, das sich bei den Nachfahren zu bestimmten Aufgaben und den dazugehörigen Begabungen metamorphosiert, Begabungen, die es ermöglichen, altes Karma aufzulösen. Und damit werden schließlich auch die Ahnen von dem, was sie im Leben band, erlöst. Wer weiß, vielleicht ist auch aus solchen alten, sozusagen familienkarmischen Zusammenhängen die Karde, diese mit den Textilherstellern seit Jahrtausenden verbundene Pflanze, zu mir gekommen.

Ziel ist es, dem kranken Menschen eine Möglichkeit aufzuzeigen, seine Krankheit selber in die Hand zu nehmen, ihm Mitverantwortung zu übergeben und ihn auf seinem Weg zur inneren und äußeren Freiheit zu unterstützen.

Jürg Reinhard, »Heilpflanzen und Goldtüchlein«

Systemische Hyperthermie beinhaltet das Erhitzen des ganzen Körpers zu therapeutischen Zwecken. (...) Das Ziel der systemischen Überhitzung ist es, die positive Wirkung des Fiebers nachzuahmen. Es werden, typischerweise, in einer Zeitspanne von 1 bis 2 Stunden Ganzkörpertemperaturen von 41 bis 42°C herbeigeführt oder, alternativ, 39 bis 40°C in einer Zeitspanne von 4 bis 8 Stunden.

R. Wanda Rowe-Horwege, University of Texas Medical School, 2006

THERAPEUTISCHE BEGLEITMASSNAHMEN ZUR UNTERSTÜTZUNG DER KARDENKUR

Unser Denken macht es sich gerne einfach: Mit Vorliebe teilt es die Welt in Gut und Böse, Schwarz und Weiß und ignoriert die Farbnuancen dazwischen. Auch das medizinische Denken vereinfacht die Wirklichkeit: Bei der Heilpflanze sucht man nach dem maßgeblichen Wirkstoff und vergisst leicht, dass meist ein ganzes Orchester von zusammenwirkenden Elementen die heilende Melodie spielt. Auch sucht man immer nach einer einzigen Krankheitsursache beziehungsweise nach dem »Erreger«, den man dann mit einem einzigen Mittel, einem Antibiotikum etwa, zu vernichten trachtet.

Inzwischen sollte es jeder wissen: Eine Krankheit hat nie nur eine einzige Ursache, etwa die Ansteckung durch einen Erreger. Immer sind vielfache Störungen Voraussetzung für das Leiden, das den Menschen befällt. Die medizinische Wissenschaft hat Krankheit in den Zuständigkeitsbereich der Biologie gerückt. Auch das ist reduktionistisch vereinfachend. Indem die medizinische Wissenschaft sich auf biologische Funktionen beschränkt, schließt sie die Augen für die Tatsache, dass Krankheiten im Spannungsfeld sozialer, ökonomischer und umweltbedingter Aspekte entstehen. Arbeitsbedingungen, die Art und Qualität der Lebensmittel, die zur Verfügung stehen, Schadstoffe in Wasser, Luft und Nahrung, Hygiene, Lebensstil – Unordnung, Schlaf- und Bewegungsmangel – anhaltende Verspannung (Stress), emotionelle Probleme, innere Konflikte, Botschaften aus den Medien, die den Geist belasten, Angst, Hass, Neid und vieles mehr bereiten den Boden vor, auf dem die Krankheit sich entwickeln kann. Deshalb ist es richtig, auf allen Ebenen, körperlich, seelisch, gesellschaftlich und geistig, den Versuch zu unternehmen, Ordnung und Ausgewogenheit wieder herzustellen.

Und so, wie es keine alleinige, monokausale Krankheitsursache gibt, so gibt es auch keine »Zauberkugel«, kein alleiniges Wundermittel, das die Krankheit mit einem Schlag zu eliminieren vermag. Das gilt auch für die Karde als Borreliosemittel. Die Kur mit der Kardentinktur oder dem Kardentee sollte daher durch andere unschädliche Naturheilmittel und durch weitere therapeutische Maßnahmen unterstützt werden. Monika Falkenrath betont, dass es sinnvoll und wünschenswert ist, so viele therapeutische Methoden wie möglich zu kombinieren. Auf allen drei Ebenen von Körper, Seele und Geist sollte man ansetzen. Daraus ergibt sich, wie sie es nennt, eine Art »Synergie-Effekt«[65] (Falkenrath 2003: 230).

Hier nun einige Maßnahmen, mit der man die Kardenkur bei Borreliose unterstützen kann. Allen voran und von größter Bedeutung ist die Überhitzungstherapie.

Überhitzungstherapie

Bei vielen Borreliose-Erkrankten hat bereits allein die Einnahme der Kardentinktur oder des Kardentees gute Erfolge gebracht. Bedeutend günstiger ist es jedoch, wenn man die Kardenkur mit einer gleichzeitigen Überhitzungstherapie verbindet. Nach demselben Prinzip kurierten die Indianer der Karibik erfolgreich die Syphilis und ähnliche Spirochätenerkrankungen, wie Pinta oder Frambösie (siehe Seite 198).

Irgendwann, ein halbes Millennium vor unserer Zeitrechnung, stellte der griechische Philosoph Parmenides folgenden Lehrsatz auf: »Gebt mir die Macht, Fieber zu erzeugen, und ich heile jede Krankheit.« Das haben die Großmütter, die sich einst um die Gesundheit von Haus und Hof kümmerten, schon immer gewusst. Sie kannten Schwitzkräuter, allen voran Holunder- und Lindenblüten, mit denen sie Krankheiten aus Leib und Gliedern trieben (siehe Anhang, Seite 224). Oft steckte man die Kranken, besonders bei Rheuma, Fieber, Wassersucht und Ausschlägen, in das noch nicht ganz abgekühlte Backhaus. Auch blasse, kränkelnde Kleinkinder wurden in die warme Asche oder den Sand des Backofens gelegt, um sie »nachzubacken«. Die Kur wirkte wie ein Schwitzbad, wie die Schwitzhütte der Indianer. Die Krankheitsgeister, so glaubte man, können Hitze nicht ertragen. Dass der Brauch auch in unserem Kulturkreis sehr alt ist, bezeugen frühmittelalterliche Kirchenverordnungen, die ihn als bösen Aberglauben zu verbieten suchten (Bächtold-Stäubli Bd. I, 1987: 789). Den heidnischen Germanen galt der Backofen als Symbol des warmen Mutterschoßes, als Zugang zum Reich der Erdmutter, der Frau Holle, und der Ahnengeister. Der Kranke musste – in einem *regressus ad originem* – zurück in den Schoß, um sozusagen neu und gesund wieder geboren zu werden.

Dieselbe Symbolik ist auch mit der indianischen Schwitzhütte verbunden; die Hütte ist der »Uterus« der Erdmutter. Kranke wie auch Gesunde sitzen, Föten gleich, splitternackt in ihrem Bauch und schwitzen alles Übel aus sich heraus. Irgendwann kriechen sie dann, gereinigt, mit frischer Lebensenergie und beschenkt mit neuen Visionen, wieder in die Welt hinaus. *Oinikagapi,* »Ort, wo man das Leben erneuert«, nennen die Lakota ihre Schwitzhütte. Der heiße

65 Synergie (griech. *syn* = zusammen; *ergon* = Werk), das Zusammenwirken.

Schoß der Erdmutter ist ein heiliger Ort; er befindet sich jenseits von Zeit und Raum, in der Ewigkeit. Hier schwindet das Zeitgefühl. Hier ist ein Ort des Gebets. Mächtige Götter und Geistwesen, die über heil machende Kräfte verfügen, gehen ein und aus. Nicht nur die nahezu unerträgliche Hitze trägt zur Heilung bei, sondern auch die auf die glühenden Steine gestreuten Kräuter: Beifuß *(Artemisia tridentata, A. ludoviciana, prairie sage)*, Mariengras *(Hierochloe odorata, sweet grass)*, Wacholder *(Juniperus ludoviciana, cedar)* oder Bärenwurzel *(Ligusticum* spp., *osha)*. Diese Kräuter helfen dabei, die Seele zu öffnen, das Bewusstsein zu erweitern und lebenstragende Visionen zu empfangen.

Schwitzhütten und Dampfbäder sind ein Erbe der Kultur der altsteinzeitlichen Jäger und Sammler der nördlichen Hemisphäre. Die nordamerikanischen Indianer haben lediglich eine der ursprünglichsten Formen beibehalten. Das russische Dampfbad, die skandinavische Sauna und das heiße japanische Bad sind alles Abkömmlinge des paläolithischen Schwitzzelts. Für die Azteken war das Schwitzbad, *temazcal*, eine der wichtigsten therapeutischen Einrichtungen. Es war Tonantzin, der Mutter der Götter und Menschen, der Herrin der Heilpflanzen und Heiler, geweiht. Sie war auch für alle Körperausscheidungen zuständig. Die von außen beheizten höhlenartigen Gebilde, in die man hineinkroch, um zu schwitzen, galten als ihr Schoß, in dem Krankheiten wie Arthritis, Gicht, Hautausschläge, Geschlechtskrankheiten und andere schmerzhafte Leiden professionell ausgeheilt wurden.

Wie wirkt die künstliche Überhitzungstherapie? Dabei wird das natürliche Fieber, eine wichtige Abwehrreaktion des Körpers gegen Infektionen, nachgeahmt. Einige der Hauptaspekte sind:

- Die Erhitzung wirkt **schweißtreibend**. Die Poren werden geöffnet und Stoffwechselgifte ausgeleitet.
- Die Hitze wirkt **durchblutungsfördernd**. Muskeln und Gewebe werden besser durchblutet und mit Sauerstoff versorgt, Toxine leichter abtransportiert.
- Die Hitze wirkt **immunmodulierend**. Bakterien, Pilze und Viren, insbesondere Grippe- und HI-Viren, können Hitze nicht ertragen. Neue Forschungen in den Vereinigten Staaten belegen, dass auch Tumorzellen bei einer Hitze von über 107 Grad Fahrenheit (42 Grad Celsius) eingehen können. Es wurden für Krebspatienten 25 bis 35 Prozent verbesserte Heilungschancen errechnet (Moss 1992: 377).

Achtung! Die künstliche Hyperthermie ist für Menschen mit Herz- und Kreislaufschwächen (Thrombosen, Arteriosklerose, hohem Blutdruck; auch Tuberkulose, Epilepsie, Zuckerkrankheit) höchst problematisch und daher abzuraten oder eventuell auf kurzfristige Halbbäder zu reduzieren. Bei Unsicherheit unbedingt den Arzt konsultieren!

Julius Wagner von Jauregg (1857–1940), Professor für Psychiatrie und Nervenkrankheiten in Wien, nahm sich den oben zitierten Spruch des Parmenides zu Herzen. Im Jahr 1883 fiel ihm die heilende Wirkung von Fieberanfällen bei Patienten, die an Paralyse erkrankt waren, auf. Daraufhin experimentierte er bei seinen Patienten mit künstlich erzeugtem Fieber. Indem er sie mit dem Erreger des Wechselfiebers (Malaria) impfte, versuchte er sozusagen den Teufel mit dem Beelzebub auszutreiben. Bei Syphilitikern hatte er durchschlagenden Erfolg. Besonders effektiv war die Malaria-Einimpfung bei der progressiven Paralyse, die in Folge von Neurolues (Neurosyphilis) auftritt. Ein Drittel der Patienten wurde völlig geheilt, bei einem weiteren Drittel kam es zu lang andauernden Remissionen, beim letzten Drittel jedoch gab es keine Heilerfolge. Um anschließend die Malaria auszukurieren, griff er auf die klassische Behandlung mit Chinarindenextrakten (Chloroquin) zurück (Bäumler 1997: 233). Für seine Entdeckung erhielt der »Fieberprofessor« 1927 den Nobelpreis.

In den 1930er Jahren entdeckten die Forscher, warum das Wechselfieber bei der Syphilis therapeutisch wirksam ist. Die Spirochäten gehen bei den wiederkehrenden Fieberschüben mit hoher Temperatur (42 Grad Celsius) ein. Da es sich bei der Borreliose ebenfalls um eine Spirochätenerkrankung handelt, ist es eine vernünftige Maßnahme, auch hier mit »künstlichem Fieber«, das heißt mit **Überhitzungstherapie** oder **Hyperthermie** vorzugehen. Dabei sollte die Wassertemperatur des Bads vorübergehend und graduell (mit dem Badethermometer kontrollieren) bis auf knapp **42 Grad Celsius** erhöht werden.

Selbstverständlich ist die Hitzetoleranz bei verschiedenen Menschen unterschiedlich. Man sollte also das Bad, die Sauna oder Schwitzhütte nur so heiß machen und nur so lange durchführen, wie man es ertragen kann, und sich nicht zur Einhaltung abstrakter Vorgaben zwingen. Experten sind sich nicht ganz einig, was als kritische Körpertemperatur zu gelten hat, doch bei 42,5 Grad Celsius kann es möglicherweise zum Hitzeschock kommen[66] (Rowe-Horwege 2006: 48). Der Badende wird jedoch aus dem unerträglich heiß gewordenen Bad längst ausgestiegen sein, ehe sein Körper diese Temperatur erreicht hat.

Für eine Ganzkörpererhitzung eignen sich folgende Verfahren:

Schwitzhütte

Die indianische Schwitzhütte ist kulturhistorisch mit den altgermanischen, slawischen und sibirischen Dampfbädern verwandt. Hier wie dort werden glühend heiße Steine mit Wasser begossen und

66 Bei schweren Tumorerkrankungen wird, unter klinischen Bedingungen und ärztlicher Aufsicht, diese Temperatur sogar schrittweise überschritten (http://www.perutonectomy.com/content/ defs/hyperthermia.html; Stand März 2006).

abwechselnd, je nach Art der Erkrankung, Kräuter darauf verdampft. Bei den Indianern der Rocky Mountains werden Steppenbeifuß, Monardenminze, Wacholder oder Sonnenhut auf die Steine gestreut; bei den Potawatomis wird Wasser, in dem Zweige der Zauberhasel *(Hamamelis virginiana)* eingeweicht waren, auf die Steine gegossen, um Muskelschmerzen zu lindern (Vogel 1982: 395); und die Menominees streuten, um die Grippe zu kurieren, Hemlocktannennadeln *(Tsuga canadiensis)* auf die Steine. Um die Schweißproduktion zu steigern, trinken die Schwitzhüttenteilnehmer zusätzlich noch Kräuterinfusionen: bei den Ostküstenindianern eine Abkochung der blutreinigenden Sassafraswurzeln, bei den Irokesen Holunderblütentee, bei den Prärieindianern einen Aufguss der Indianernessel *(Monarda fistulosa)*. In der Neuen wie in der Alten Welt rieb man den Körper mit Heilkräutern ein oder schlug ihn mit frischen (Birken-)Zweigen, um unreine Geister zu vertreiben und um den Kreislauf zu stimulieren. Nach der Überhitzung schreckt man den Körper mit kaltem Wasser oder Schnee ab; das schließt die Poren und gibt einen zusätzlichen gesundheitsfördernden Immunschock.

Sauna

Das trockene Heißluftbad erreicht eine Temperatur von 60 bis maximal 90 Grad Celsius; trockene Wärme ist jedoch nicht so effektiv wie feuchte Wärme. Zwischendurch werden kalte Bäder oder Güsse gemacht und der Körper mit Birkenruten geschlagen.

Schlenzbäder

Das von der Hebamme Maria Schlenz eingeführte Vollbad mit einer Badedauer von ungefähr einer Stunde beginnt mit einer Wassertemperatur von 35 Grad Celsius und wird allmählich auf 40 bis 45 Grad Celsius gesteigert. Nur der Kopf bleibt außerhalb des Wassers. Der Patient oder die Patientin soll vor und während dem Bad viel trinken, damit es nicht zu einem Schwächeanfall kommt. Um die Durchblutung zu fördern, bürstet man die Haut mit einer Bürste ab. Das Bad sollte vorsorglich nur unter ärztlicher Kontrolle durchgeführt werden. Maria Schlenz behandelte damit schwer zu heilende Krankheiten wie Rheuma, Krebs und Typhus sowie das mit der Borreliose verwandte Rückfallfieber. Wichtig: Keine Kälteunterbrechung bei Schlenzbädern!

Heiße Heilquellen

Seit eh und je galten heiße Quellen und Thermalbäder als heilsam. Lange schon vor den Römern hatten die heißen Quellen bei Aachen, Orleans, Vichy, Ourense (Galizien), Bath (England), Baden (Aargau) und anderswo den Ruf, schwerste Krankheiten heilen zu können. Bei den Kelten galten die Thermen als Kessel (Gebärmutter) der Großen Göttin. Die Sonne – der Sonnen- und Heilgott Belenos oder gallisch Grannos – beschützte diese Quellorte; die Sonne selbst war es, die sie bei der nächtlichen Wanderung unter der Erde hindurch erhitzte.[67] Die Urelemente Feuer und Wasser, wie es die Kelten verstanden, sind hier vereint.

Heiße Sandbäder

Sandbäder eignen sich auch für Patienten mit Herz-Kreislauf-Problemen. Als Ganzkörperbad sind sie schwer anwendbar; daher beschränkt man sich meistens auf Hand- und Fußbäder. Der Sand wird auf 60 Grad Celsius erhitzt und dann steckt man für 20 bis 30 Minuten, bis der Sand abkühlt, die Glieder hinein; dabei bewegt man die Finger oder Zehen (Seidenschwanz 1978: 97). Ein Urlaub an heißen tropischen Stränden hat eine ähnliche Wirkung.

Hand- und Fußbäder

Hand- und Fußbäder sind grundsätzlich günstig. Maurice Mességué erzielte mit solchen Bädern in Heilkräutertees bemerkenswerte Heilungen. Fußsohlen und Handflächen sind sehr sensibel und nehmen tiefwirkende Reize, die von den Kräutern ausgehen, gut auf. Über die Reflexzonen, die durch energetische (ätherische) Meridiane mit sämtlichen inneren Organen verbunden sind, erzielt man zudem eine Wirkung auf diese Organe. Zugleich dienen Fußsohlen und Handflächen auch der Schweißausscheidung, sodass über sie Toxine und Abbaustoffe ausgeleitet werden können.

Heublumen- oder Kräuterbäder

Dem Bad kann man folgende Kräuter zusetzen:

– **Heublumentee** *(Graminis flos)*: Eine Handvoll davon aufbrühen, ziehen lassen, dann dem Bad hinzufügen. Dies regt den Stoffwechsel stark an, fördert die Gewebedurchblutung und sediert (etwa bei

67 Der Sonnengott Grannos taucht während der Nacht tief in die Gewässer unter der Erde ein und bringt sie zum Brodeln. In dieser Form ist der Sonnengott »der Kocher«. Grannos wurde unter anderem auch in *Aquae Granni*, dem heutigen Aachen, verehrt (Storl 2025a: 70).

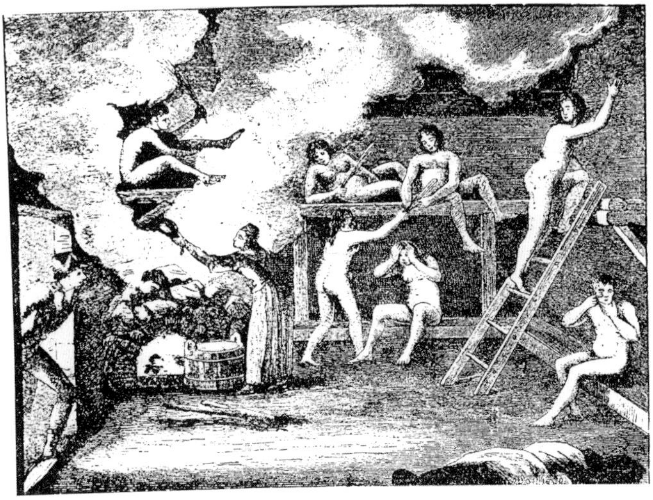

Finnische Badestube. Holzschnitt aus Retzius, Stockholm, 1881.

Fibromyalgie). Heublumen sind die nach der Verfütterung des Heus auf der Tenne oder dem Scheunenboden zurückgebliebenen Reste, bestehend aus den Blütenrispen von Gräsern – vor allem dem nach Waldmeister duftenden Ruchgras *(Anthoxanthum odoratum)* –, Kleeblüten und Wiesenkräutern. Insbesondere Bergheu hat eine starke Wirkung.

– **Schafgarbe** *(Achillea millefolium)*: Die Schafgarbe ist, innerlich wie äußerlich angewendet, ein Gesundheitstonikum. Sie unterstützt Leber- und Gallefunktionen, wirkt krampflösend, fördert den Rückfluss des venösen Blutes, wirkt leicht harn- und schweißtreibend, schwemmt Toxine aus und wirkt entzündungshemmend.

– **Zinnkraut** (Ackerschachtelhalm, *Equisetum arvense*): Eine Handvoll Schachtelhalmkraut 15 Minuten kochen, ziehen lassen und anschließend dem Bad hinzufügen. Dies hat eine gute Wirkung bei Gelenkproblemen, Lyme-Arthrose, Rheuma und Bindegewebeschwäche. Zinnkraut enthält unter anderem für den Organismus verfügbare Kieselsäure, die bindegewebefestigend wirkt, Knochen und Knorpel aufbaut. Patienten, denen die äußerst unangenehmen Nervenendschmerzen zu schaffen machen, können Vollbäder mit Zinnkrautabsud helfen, den Schmerz zu lindern (Ruoff 2019: 137f.).

Badedauer und Häufigkeit: Ungefähr 15 Minuten, am besten täglich oder alle zwei bis drei Tage einen Monat lang.

Auch die selektive Erhitzung (**interstitielle Hyperthermie**) befallener Gelenke mit heißen Wickeln, heißen Kartoffelbrei-, Schlamm- oder Moorpackungen sind bei Lyme-Arthritis hilfreich. Noch besser sind **Fangopackungen** (Fango ist verwitterter Basalttuff oder Mineralschlamm vulkanischen Ursprungs) oder auch Paraffinpackungen. Wasser wird schon bei 50 Grad Celsius unerträglich, Fango oder Paraffin aber sind, weil sie schlechte Wärmeleiter sind, noch bei über 80 Grad Celsius gut auszuhalten. Nach einer halben bis dreiviertel Stunde wird die Packung entfernt und noch etwas nachgeschwitzt.

Eine feuchtheiße Kompresse mit einem aufgelegten Heublumensack oder sogar eine »Heißluftdusche« (mit dem Föhn) hat ebenfalls bereits vielen geholfen.

Zusätzliche Hilfsmaßnahmen für die von der Lyme-Arthrose betroffenen Gelenke sind Auflagen von zerquetschten Wirsingkohlblättern, Wickel mit Retterspitz, Fußbäder mit Zinnkrautabkochungen *(Equisetum)* und basische Fußbäder, die entsäuernd wirken.

Was bei der Schwitzkur noch zu beachten ist:

- Vor Schwitzbad, Sauna oder einer anderen Überhitzungstherapie ist es angebracht zu **fasten** oder wenigstens den Darm und die Blase zu entleeren.
- Das Schwitzen sollte durch das Trinken von **Lindenblüten-, Schafgarben- oder Holunderblütentee** unterstützt werden. Damit der Schweiß üppig fließt, soll reichlich getrunken werden.
- Da durch heftiges und häufiges Schwitzen viele Gewebesalze ausgeschwemmt werden, ist unbedingt auf den sogenannten Elektrolytenhaushalt zu achten. **Natürliches Salz** – Meersalz, (Himalaja-)Steinsalz, Kristallsalz –, wie man es im Bioladen oder Reformhaus bekommt, ist bei der Salzzufuhr dem gewöhnlichen jodierten Kochsalz vorzuziehen. Dem Kochsalz wird, um die Rieselqualität zu verbessern, Aluminiumhydroxid hinzugefügt; Aluminium lagert sich gern in den Nervensynapsen im Gehirn ab, und es steht unter Verdacht, Alzheimer mit auszulösen.
- Das Salz kann in Obstsäften oder Zitronensaft gelöst aufgenommen werden. Eventuell kann man zusätzlich noch **Schüsslersalze** einnehmen. Dass die Salzzufuhr auf gefährliche Weise den Blutdruck erhöhen und die Nieren schädigen könnte, ist nicht zu befürchten. Neuere Studien widerlegen den Zusammenhang zwischen Salzkonsum und hohem Blutdruck (Pollmer/Warmuth 2003: 262).
- Die beste Zeit für Erhitzungsbäder ist am **Abend**. Danach kann man zu Bett gehen, sich entspannen und gut zugedeckt nachschwitzen.
- Nach dem Schwitzen erfolgt ein **kurzer, aber kräftiger Kältereiz**, etwa eine kalte Dusche oder kurzes Eintauchen in ein kaltes Bad, einen Fluss oder Teich oder wie bei der finnischen Sauna das Rollen im Schnee. Das soll die Poren

schließen und nach Kneipp die Gefäße trainieren, also elastisch halten. Anschließend ist, in Decken eingewickelt, Bettruhe angesagt (Alexander/Zoubeck 1985: 71). Der Kälteschock ist aber nur etwas für robustere Naturen. Bei einigen Patienten, die sehr geschwächt sind, ist der Kältereiz zu vermeiden.

Die richtige Ernährung während der Kur

Die Grundsätze der Ernährung wurden bereits erwähnt (siehe Seite 86). Um es noch einmal hervorzuheben: Unter dem Motto »Sauer macht lustig, Süß macht sauer« rät uns Dr. Orth, dass wir unser Blut im Idealzustand eines pH-Werts von 7,25–7,35 halten sollen. Durch falsche Ernährung (Zivilisationskost, Eiweißüberschuss, Industriezucker) sinkt der pH-Wert, und das Blut wird sauer. Das saure Blut macht nicht nur Zecken und Mücken stechlustiger, sondern begünstigt mikrobielle Krankheitserreger, Pilze und Bakterien. »Fast jede schwere Krankheit ist mit einer Übersäuerung von Blut und Gewebe verbunden, was sowohl auf Infektionskrankheiten als auch auf chronische Krankheiten wie Gicht, Rheuma, aber auch Krebs, Leukämie und Aids zutrifft.« (Orth 1998: 28) Um das Blut basisch zu halten, empfiehlt er eine **frischkostbetonte, naturbelassene Ernährung**. Das heißt viel Obst, Gemüse, milchsauer eingelegtes Gemüse, Sauerteigbrot und immer wieder Apfelessig.

Nach Monika Falkenrath, die zur Ausheilung ihrer Borreliose ebenfalls eine radikale Ernährungsumstellung vornahm, gehört **Kieselerde** unbedingt mit dazu (Falkenrath 2003: 120). Die siliziumhaltige Heilerde – aber noch mehr die kieselsäurehaltige **Ackerschachtelhalm-Abkochung** – steigert die Widerstandskraft des Immunsystems, stärkt Haut, Haar, Bindegewebe und Gefäßwände, stabilisiert das Knochengewebe, reinigt Haut und Sinnesorgane, insbesondere die Augen, hilft bei Ekzemen, Schuppenflechten und Pilzbefall. Diese Wirkungen stehen im Einklang mit der Fähigkeit des Kiesels, den lebenden Organismen ordnende kosmische Licht- und Wärmekräfte zu vermitteln. Das konnte in wissenschaftlichen Forschungen der biologisch-dynamischen Landwirtschaft immer wieder nachgewiesen werden (Storl 2022: 141).

Über die therapeutischen Möglichkeiten der Ernährung gäbe es noch viel zu sagen. Uns interessiert die leichte Kost, welche karibische und südamerikanische Heilerinnen den Syphilitikern als Teil der Kur mit Pockenholz (Guajakum) und täglichen Schwitzbädern verordneten. Nur weiße Nahrungsmittel – Plantanen, Maniok, Palmherzen, Kokosnuss, weißen Kürbis und dergleichen – erlaubten sie Patienten. Abgesehen vom weißen Fleisch von Fischen war (blutiges) Fleisch tabu. Auch auf Salz und Gewürze wurde verzichtet (Pfeiffer 2007: 29). Was hat es mit dieser Ernährungsweise auf sich? Was ist der kulturelle Kontext?

In Südamerika nimmt der Kranke wie anderswo nicht mehr Teil am alltäglichen Leben. Er liegt abgesondert in einer Hütte. Fiebernd und vor sich hin dösend befindet er sich schon teilweise in der anderen Welt, der Welt der Geister und der Verstorbenen. In Fieberträumen sieht er die Andersweltlichen, die durch seinen Körper streichen und ihre Spuren in ihm hinterlassen. Dadurch ist er selbst fast schon ein Jenseitiger, ein Geist. Vielleicht wird er sterben und endgültig zu ihnen hinübergehen. Wie der Kranke, der sich in einer Krise (vom griechischen *krinein* = scheiden, trennen, auswählen, entscheiden) befindet und vorübergehend getrennt von der Gemeinschaft lebt, befinden sich Jugendliche während den Initiations- und Übergangsriten *(rites de passage)* in einem ähnlichen Sonderzustand. Sie sterben als Kinder, werden transformiert als Erwachsene wiedergeboren und kehren in die Gesellschaft zurück. Zwischen rituellem Tod und Wiedergeburt leben beide, die Kranken wie die Initianden, den Geistern gleich, von der Gemeinschaft abgeschieden, beide haben schmerzhafte Prüfungen zu bestehen und lernen, manchmal unter Anwendung starker bewusstseinsverändernder Pflanzen, die Götter- und Geisterwelt kennen. Während dieser Zeit fasten sie vollkommen oder essen nur leichte Mahlzeiten, die aus *weißen* Speisen bestehen. Als Geister essen sie Geisterspeisen. Diese sind weiß, weil Weiß die Geisterfarbe ist. Geister haben kein rotes Blut, und sie menstruieren nicht, weil Rot die Farbe des Lebens ist.

Auch die südamerikanischen Schamanenanwärter leben abgeschieden, enthaltsam und essen nur weiße Nahrung, bis sie als Heiler und magisch begabte Menschen wiedergeboren werden. So werden sie zu jenen Spezialisten, die sich in der Geisterwelt auskennen und befähigt sind, die verloren gegangene Seele der Erkrankten zu finden und der Geisterwelt zu entreißen. Die Kogi-Indianer in den hohen Bergen der Sierra Nevada in Kolumbien werden von einer Priesterkaste geleitet, die sich *mamas* nennen. Die Mamas werden schon vor der Geburt für ihr Amt auserwählt. Schon die Mutter des zukünftigen Mamas darf nur weiße Speisen wie weiße Bohnen, weiße Kartoffeln und weiße Raupen essen. Das Kind wird von der Gesellschaft abgesondert in einer Höhle großgezogen, und, nachdem es nach vier Jahren abgestillt ist, isst es ebenfalls nur weiße Nahrung. Auf diese Weise bleibt die Geisterwelt, *aluna,* dem Heranwachsenden immer nahe. Die Mamas, die sich in weiße Baumwollgewänder kleiden, sind extrem hellsichtig, sie kommunizieren direkt mit den Göttern und Ahnen und haben ein ungebrochenes Gedächtnis, das über Jahrhunderte zurückgeht (Ereira 1993).

Bleich sind die Toten, weiß die Totengebeine. Weiß ist aber auch der männliche Samen, der das Lebensfeuer birgt, und die Muttermilch, an der sich das Neugeborene oder Wiedergeborene labt. So steht die Farbe Weiß auch für Transformation und Neubeginn. Die wohlhabenden Spanier, die die Mittel und die Zeit hatten, nach Amerika zu segeln, um sich dort von der »französischen

Krankheit«, der Syphilis, kurieren zu lassen, wurden also einem *Rite de Passage* unterworfen. Sechs Wochen oder vierzig Tage schwitzten sie, in Hängematten liegend, im Urmutterschoß, tranken Abkochungen des Pockenholzes und aßen wie jeder Initiand nur magere weiße Kost. Nicolaus Poll, Leibarzt des Kaisers Karls V., berichtet 1517, dass rund dreitausend spanische Syphilitiker auf diese Weise kuriert wurden (Griggs 1997: 36).

Es ist vor allem ein südamerikanisches und karibisches Kulturmuster, Initianden nur weiße Speisen essen zu lassen. Wie Vegetarismus überhaupt kann man diesen Brauch als eine Art Askese verstehen und als schamanische Technik, mittels kulinarischer Vorschriften – zusammen mit sexueller Enthaltsamkeit, Rückzug in die Einsamkeit und Gebrauch von Pflanzendrogen – das Bewusstsein auf eine bestimmte Art und Weise zu beeinflussen.

In Teilen Europas wurden im Winter für die Wilde Jagd, das Heer der Toten und Dämonen, Gaben vors Fenster gelegt: Weiße Speisen – Mehl, Milch, Eier – mussten es sein, wie Volkskundler wie Kurt Lussi (Luzern) bestätigen. Für unser therapeutisches Anliegen ist dies jedoch nicht von Interesse. Wichtig ist lediglich, dass man während der Kur leichte, basische Kost zu sich nimmt.

Vernünftiger Lebenswandel

Zu einem vernünftigen Lebenswandel im Allgemeinen wurde bereits genug gesagt (siehe ab Seite 78). Hier die wichtigsten Punkte zum Verhalten während der vier- oder sechswöchigen Kur mit Karde und Überhitzungstherapie.

- **Stress** ist zu vermeiden. Es ist tatsächlich nachgewiesen, dass die ständige Spannung das Blut übersäuert, also den pH-Wert senkt.
- Vielleicht abgesehen von einem Gläschen Bier oder Wein zu den Mahlzeiten ist während dieser Zeit auf **Alkohol** zu verzichten.
- Alles, was die **Lebensenergie** abbaut – oder chinesisch gedacht, Nieren-*Jing* vermindert –, sollte gemieden werden. Dazu gehört auch vorübergehende sexuelle Enthaltsamkeit.
- Auch auf **Drogen** jeglicher Art sollte während der Kur verzichtet werden. Bei vielen Völkern werden Drogen eingesetzt, um das Bewusstsein zu erweitern oder um Träume und Visionen zu erlangen. Im richtigen soziokulturellen Kontext kann das ein Segen sein. Doch die Energie, die es einem ermöglicht, auf einen »Trip« zu gehen, ist nichts anderes als unsere eigene Lebensenergie; sie ist das Wachs, das die Flamme brennen lässt. Während der Kur geht es darum, die Kräfte zu sammeln und nicht zu verausgaben.
- Rudolf Steiner sagte einmal, Rhythmus ersetzt Kraft. Wir sind gut beraten, während der Kur im Einklang mit den **natürlichen kosmischen Rhythmen**, den Rhythmen von Sonne und Mond zu leben, das heißt früh zu Bett, während

der Nacht schlafen und, je nach dem, wie viel Schlaf wir brauchen, früh genug aufstehen. Wenn man nicht gerade fastet, sollte man auch die Mahlzeiten in regelmäßigem Rhythmus, morgens, mittags und abends, einnehmen. Auch der Körper hat seine chronobiologischen Rhythmen, die es zu beachten gilt.

Auch geomantische Faktoren können eine Rolle spielen. Radiästheten und Feng-Shui-Anhänger sind überzeugt, dass es elektromagnetische Störfelder gibt, etwa von Wasseradern oder Stromkabeln, die belastend wirken. Therapeuten sprechen von »geopathischem Stress«. Als Teil der Diagnose seiner Patienten pendelt Dr. Orth immer die Schlaf- und Arbeitsplätze seiner Patienten aus, mit dem Resultat, dass die meisten ihre Betten oder Sessel, in denen sie längere Zeit verbringen, verrücken müssen (Orth 1996: 41).

Erfahrungsberichte zur Kardenkur

Wenn ich die Karde preise, dann geht es mir nicht darum, etwas zu verkaufen. Ich bin weder Arzt noch Heilpraktiker noch Apotheker, der Tinkturen herstellt, und neben meinem Selbstversorgergarten betreibe ich auch keine Gärtnerei, die Karden oder andere Kräuter kommerziell anbaut. In meinen Beiträgen zum Thema[68] wie auch in diesem Buch geht es mir vor allem darum zu zeigen, wie sehr mir diese kaum bekannte Heilpflanze bei der bei mir selbst diagnostizierten Borreliose geholfen hat. In einer Zeit, wo so viele an »Borreliose« oder an der Angst vor Borreliose leiden, ist es mir ein Anliegen, diese Erfahrung mitzuteilen.

Positive Rückmeldungen zur Kardenkur gab es viele. Hier einige Auszüge:

Ein Gärtner, der Karden anbaut, schreibt (Januar 2007): »Hab gerade eine mail von dem mit mir konspirativ zusammenarbeitenden apotheker erhalten. Er vertreibt das kardenprodukt auch ohne schutz der ›innung‹ in seiner apotheke. Er berichtet mal wieder von einer total begeisterten patientin, die frei von symptomen wurde und bemerkenswerte blutwertverbesserungen habe.«

Ein Zellularpathologe, der selbst an einer schweren Borreliose-Erkrankung litt, schrieb (Dezember 2006) von »verstopften Lymphkanälen durch Makrophagen, die beim Versuch, den infektiösen Agent zu bekämpfen, massenhaft zugrunde gegangen sind. Besonders die Kanäle zur Kopfhaut hin waren betroffen. Die schleichende Vergiftung infolge der Verstopfung der Lymphgefäße hatte eine Menge üble Symptome zur Folge: Rückenschmerzen, Darmprobleme, Hefeinfektionen, Müdigkeitssyndrom, Hautprobleme, emotionale Schwankungen,

68 »Kein Kraut gegen Borreliose?«, in: *Natürlich*, Aarau, Schweiz, April 2004. »Natürliche Heilmöglichkeiten der Lyme-Borreliose«, in: *Naturheilpraxis*, München: Pflaum Verlag, November 2005.

Hör- und Sehprobleme, Verspannungen etc. (...) Genau diese Probleme werden aber auch in der Literatur der Borreliose, speziell der Post-Borreliose nach einer Antibiotikabehandlung zugeordnet. Da das Auflösen der Lymphbahnenverstopfung zum Kopf hin erst nach der Einnahme des Kardensubstrats einsetzte, obwohl die Verstopfung vermutlich schon seit Langem vorher bestanden hatte, ordne ich der Wilden Karde einen stimulierenden Effekt auf die Lymphe zu, eventuell durch Immunmodulation. Es wäre interessant zu hören, ob im Zusammenhang mit der Diskussion zur Wirkungsweise der Karde bereits Ähnliches diskutiert wurde.«

Eine Frau, D. S., schreibt (August 2006): »Ich habe in Ihrem Buch den Teil über die Behandlung der Borreliose sehr gründlich gelesen, da ich vor zwei Jahren einen Zeckenbiss hatte, den ich erst bemerkt habe, als ich einen Ausschlag bekam. Im Juli 2005 habe ich ein Antibiotikum erhalten, und im April dieses Jahres [2006] musste ich nochmals Antibiotika nehmen. Allerdings ging es mir immer noch sehr schlecht. Im Juni [2006] habe ich dann Ihre empfohlene Therapie durchgeführt. In der ersten Woche der Behandlung ging es mir sehr schlecht. Die Beschwerden dauerten ca. 4 Wochen und waren sehr unterschiedlich. Zusätzlich zu Ihrer Therapie habe ich Yoga und Entspannungsübungen gemacht. Vorgestern habe ich von meinem behandelnden Arzt die Werte der Blutuntersuchung erhalten, und mein Körper hat Abwehrstoffe gegen die Borreliose gebildet. Es sind keine Bakterien mehr vorhanden. Vielen, vielen Dank.«[69]

Fast alle Rückmeldungen wissen Erfreuliches zum Verschwinden der Symptome zu berichten. Eine äußerst geringe Anzahl der Rückmeldungen ist weniger positiv. Ein Patient schrieb, er habe absolut keine Verbesserung gespürt. Als ich weiter nachfragte, stellte sich heraus, dass er die abgestorbene verholzte Wurzel einer bereits verblühten Karde zum Ansetzen seiner Tinktur genommen hatte. Kein Wunder! Eine Frau sagte, sie hätte kaum Besserung erfahren, aber ich vermute, das hat weniger mit der Karde zu tun als mit den Lebensumständen, in denen sie sich befindet, nämlich einem unglücklichen Hörigkeitsverhältnis zu einem Mann, den sie eigentlich verabscheut.

Andere berichten von Verschlimmerungen der Symptome, die nach Einnahme der Tinktur eintreten können. In einem Brief vom März 2006 schreibt S. K. aus Niedersachsen: »An Weihnachten kreuzte Ihr Artikel über die Karde und die Borreliose meinen Weg, und da hier in der Gegend eine Menge Karden wachsen und ich seit Jahren an Borreliose leide, hab ich das alles mal so ausprobiert, wie Sie das schreiben. Dabei hab ich mich fast umgebracht, und die zwei Esslöffel alkoholischen Auszugs, die ich vor fast 3 Wochen eingenom-

69 Dazu muss ergänzend gesagt werden, dass es schwierig ist, endgültig festzustellen, ob Spirochäten tatsächlich noch anwesend sind oder nicht.

men habe, wirken immer noch (Herzrasen, Kreislaufprobleme, Zusammenziehung der Muskeln, Angstzustände, Gefühl, zu wenig Sauerstoff zu kriegen, Schüttelfrost). Als Tee habe ich die Wurzeln gut vertragen. Einen Borreliosetest habe ich seither nicht mehr gemacht, daher weiß ich im Moment nicht, welche Beschwerden nun woher kommen. Ich wollte Sie auf jeden Fall bitten, in Ihrem Buch irgendwie beizufügen, dass nicht jeder die Dosis verträgt, die Sie empfehlen. Nicht dass es noch Tote gibt! P.S. Kann man die Karde auch irgendwo als homöopathische Hochpotenz beziehen?«

Derartige Reaktionen nach Einnahme der Kardentinktur, wie sie S.K. berichtet, kommen nicht oft vor. Aber sie können auftreten, manchmal in milder Form und manchmal etwas stärker. Eine Frau schrieb von ihrer 76-jährigen Mutter, die die Kur probierte. Die alte Dame hatte zuerst eine heftige Verschlimmerung der Symptome, nach zwei Wochen aber ging es ihr blendend. Inzwischen ist sie endlich schmerzfrei, kann ihre Gelenke bewegen und hat die Lebensfreude wieder entdeckt.

Bei diesen Symptomen handelt es sich sicherlich nicht um eine Reaktion auf irgendeinen giftigen Stoff in der Karde, sondern sie sind als eine Art »Erstverschlimmerung«, wie es in der Homöopathie heißt, anzusehen. Wahrscheinlich handelt es sich um die typische **Jarisch-Herxheimer-Reaktion** oder einfach **Herx-Reaktion**, die Dr. Orth auch als »Rückvergiftung« bezeichnet.

Herxheimer-Reaktion

Der Wiener Physiologe Adolf Jarisch und der Frankfurter Dermatologe Karl H. Herxheimer beschrieben erstmals diese Reaktion im Zusammenhang mit der erfolgreichen Behandlung der Frühsyphilis. Sie tritt als Reaktion auf die Toxine auf, die durch den Zerfall der Syphilisspirochäte *(Treponema pallidum)* nach der ersten Injektion eines Antibiotikums frei werden. Zur Herx-Reaktion gehören Schüttelfrost und Temperaturerhöhung, Unwohlsein, Verschlimmerung der Symptome oder das Auftreten bis dahin noch nicht sichtbar gewesener klinischer Erscheinungen (Pschyrembel 1994: 746). Ähnliche Reaktionen können nach der Chemotherapie von Unterleibstyphus (verursacht durch Salmonellen) und bei der Behandlung von Spirochäteninfektionen, wie Rückfallfieber, Leptospirose und Pinta, auftreten.

Die Herx-Reaktion kann ein paar Tage bis zu mehreren Wochen dauern. Bei der Borreliose tritt sie infolge einer erfolgreichen Antibiotikabehandlung auf. Heute glaubt man, dass es sich dabei um die Körperreaktion nicht nur auf die absterbenden Spirochäten, sondern vor allem auf die Endotoxine, die giftigen Oberflächenproteine (Osp) und Lipoproteine, welche die zerfallenden Bakterien in Blut und Lymphen zurücklassen, handelt.

Wie heftig der Patient »herxt«, ist individuell unterschiedlich, je nach Zustand von Leber und Galle, der allgemeinen Gesundheit, der Schwermetallbelastung, dem Versäuerungsgrad der Gewebeflüssigkeit und so weiter. Oft findet überhaupt keine Herxheimer-Reaktion statt.

Bei einer heftigen Herx-Reaktion hilft das Trinken von Obstsäften, das Ausbalancieren des pH-Werts mit Elektrolyten, Craniosakralbehandlung sowie die Entschlackung und Entgiftung von Nieren und Leber mit frischen, grünen Kräutern. Bei der Craniosakralbehandlung wird durch sanfte Berührung im Einklang mit dem pulsierenden Fluss der Gehirn- und Rückenmarksflüssigkeit eine umfassende Entspannung auf körperlicher und energetischer Ebene bewirkt (Agustoni 2004).

»Findet diese Herx-Reaktion bei jeder Behandlung mit der Karde statt?«, fragte mich eine Frau aus Wien, während sie Kardenwurzeln grub.

»Nein, nicht unbedingt. Es kommt auf den allgemeinen immunologischen Zustand des Körpers an, auf Essgewohnheiten und vieles mehr«, antwortete ich ihr.

»Dann sag es den Leuten lieber nicht. Du weißt, dann wird es eine Erwartung; sie programmieren ihre Psyche auf eine solche Reaktion und erleben die Symptome, obwohl es nicht nötig ist.«

Sie hat Recht, dachte ich. Die Kraft der Einbildung, der Suggestion, wird heutzutage tatsächlich stark unterschätzt. Wir haben einfach zu sehr das Bild des Körpers als Mechanismus im Kopf. Und Mechanismen reagieren nicht auf Suggestionen. Aber unser Körper reagiert auf Suggestionen, besonders wenn sie von einer Autorität wie dem Arzt kommen. Nicht nur Placebos wirken so, sondern das Heilen überhaupt. Das Wort des Therapeuten hat starke magisch-suggestive Kraft! Ohne sich dessen bewusst zu sein, ist der Arzt noch immer so etwas wie ein Heilpriester; sein Handeln ist dem Laien unverständlich, seine Sprache ist Sakralsprache, und seine Worte sind für den einfachen Menschen Schicksalssprüche. Die ethnologische Forschung bestätigt es immer wieder, dass nicht nur das Heilen, sondern auch Schadzauber und Voodoo so wirken.

In Bezug auf die Herx-Reaktion musste ich auch an die indianischen Medizinmänner denken. Sie würden mit Endotoxinen und absterbenden Spirochäten wenig anzufangen wissen. Für sie wäre die Erstverschlimmerung das Aufbäumen des Krankheitsdämons, des »Wurms«, der versucht, sich gegen die ordnungbringende, harmonisierende Kraft der Heilpflanze zu wehren.

Eine altüberlieferte Wurzelkur

Eine weitere Rückmeldung erfuhr ich bei einem Heilpflanzenkurs in der »Blumenschule« im Schongau (Bayern). Da dort viele Weberkarden als »Unkräuter« wuchsen, erzählte ich von der vielversprechenden Kardenwurzeltinktur zur Behandlung der Borreliose. Da meldete sich eine stämmige, ältere Kräuterfrau, ein bayrisches Urgestein sozusagen, zu Wort. Das wisse sie schon seit Langem, sagte sie. Sie benutze die getrocknete Wurzel als Tee, um Arthrosen und rheumatische Gelenke zu behandeln. Sogar bei Spondylarthritis (Entzündung der Wirbelgelenke) habe sie damit Erfolg.

Die dreiwöchige »Rosskur«, die sie ihren Patienten zumutet, besteht aus einer Woche Fasten, eventuell mit Rohkost, wobei während dieser Zeit **schluckweise** bis zu drei Tassen täglich von dem äußerst bitteren, reinigenden Tee zu trinken sind (1 TL pro Tasse überbrühen, ziehen lassen, nicht süßen). Nach dieser Woche kann der Patient wieder beginnen, Mahlzeiten zu sich zu nehmen, trinkt den Tee aber noch zwei weitere Wochen. Bei Borreliose, meinte sie, sei es angebracht, vorsichtshalber jeden Monat mit einer ein- bis dreitägigen Wurzelteekur nachzubehandeln, wobei das Fasten dann nicht mehr unbedingt nötig ist. Die Spirochäten seien auf die Mondrhythmen, den Wandel zwischen Neumond und Vollmond, eingestimmt und hätten deshalb alle 28 Tage einen Vermehrungsschub. Tatsächlich berichten Borrelieninfizierte von monatlichen Schüben der Infektion.

Wahrscheinlich ist diese drastische Kur eines der vielen Heilverfahren, die seit Jahrhunderten, wenn nicht seit Jahrtausenden von Kräuterfrauen, Omas und Muhmen mündlich weitergegeben wurden, ohne dass die gelehrten Ärzte, Klosterbrüder und Apotheker je davon Wind bekamen. Echte indigene Kräutermedizin.

Angeregt durch den Bericht der Kräuterfrau, forschte ich in der überlieferten europäischen Heilkunde und fand heraus, dass die Kardenwurzel als Aufguss oder Abkochung schon seit Langem als reinigend und entgiftend, bei Gicht, Arthritis, Rheuma, Wassersucht, Dermatose, Furunkeln, Gallenschwäche, Lebersucht und Akne angewendet wird. Schon seit Langem wusste man, dass sie innerlich stark harn-, galle- und schweißtreibend sowie den Leberstoffwechsel anregend wirkt.

Eine Rückmeldung etwas anderer Art erhielt ich von einer Mutter, deren Kinder an Warzen an den Händen litten: »Ich habe in Ihrem Artikel gelesen, dass man in früheren Zeiten Warzen, Hautknötchen und so weiter mit Kardenwurzeln behandelte. Da habe ich Wurzeln ausgegraben, gekocht und dann als Verband aufgelegt. Und wissen Sie was? Nach drei Tagen waren die Dinger vollkommen verschwunden.«

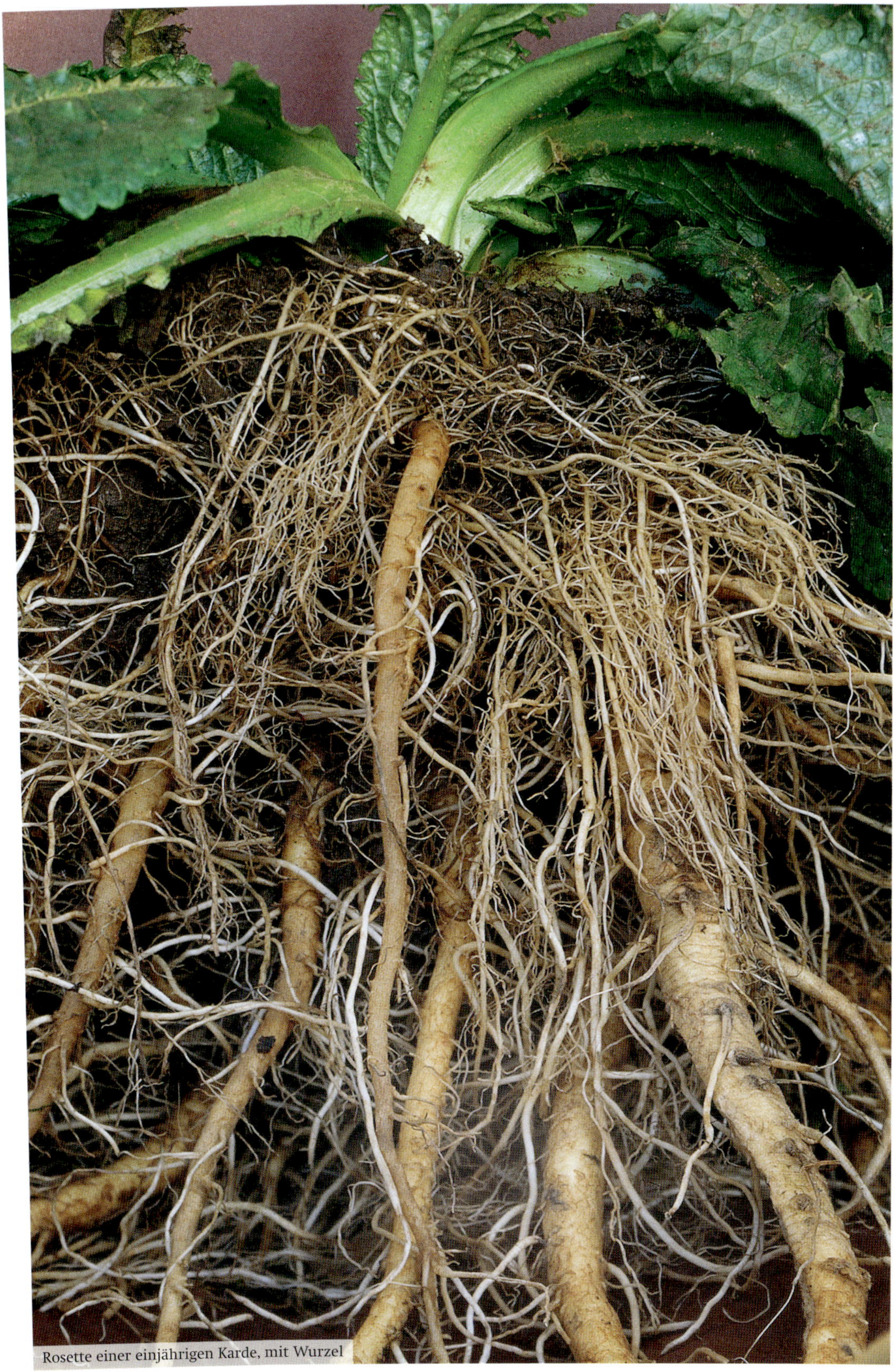

Rosette einer einjährigen Karde, mit Wurzel

Lässt sich die Krankheit nicht kurieren,
Muss man sie eben mit Hoffnung schmieren.
Die Kranken sind wie Schwamm und Zunder,
Ein neuer Arzt tut immer Wunder.

Johann Wolfgang von Goethe (Werke, Beutler-Ausgabe, Bd. 4: 161)

Von irgendeinem Baum nimm die Wurzel her,
Mit irgendeinem Saft wird diese gerührt;
Dann nimmt als Medizin die Mischung irgendwer:
Dann kannst du sicher sein, dass irgendwas passiert.

J. Hertel, »Indische Gedichte«

WEITERE NATURHEILKUNDLICHE ANSÄTZE ZUR BEHANDLUNG DER BORRELIOSE

Im Folgenden einige weitere Therapieansätze zur Behandlung der Borreliose, die mir teilweise sinnvoll erscheinen, aber deren Effektivität ich nicht ohne Weiteres beurteilen kann. Es handelt sich also nicht um Empfehlungen, sondern soll dem Leser, der Leserin lediglich einen Überblick über weitere naturheilkundliche Ansätze geben.

Der »Borrelienweg« von R. Müller

R. Müller, der sich von einer schweren Borreliose-Erkrankung selbst geheilt hat und sich nun blendender Gesundheit erfreut, sind wir schon begegnet (siehe Seite 125f.). Die Heilung veranlasste den »Borrelienfreund«, wie er sich selbst nennt, anderen den Weg zur Gesundheit zu zeigen. Hier seine Ratschläge an diejenigen, die ihm folgen wollen:

1. **Kardenwurzel-Volltinktur**, 3 Esslöffel täglich, 3 Monate lang einnehmen.
2. Bei Nervenschmerzen eine Lösung mit **Himalajasalz** in kaltem Wasser in eine Flasche füllen, schütteln und dann die Sole (27 Prozent Salz, maximale Sättigung) einreiben. Danach **Olivenöl mit 130 verschiedenen Wildkräuterölen** von Kopf bis Fuß einmassieren.
3. **Heiße Moorpackungen** (ca. 50 Grad Celsius) alle zwei Tage auf die betroffenen Körperpartien legen. Dann mit Olivenöl-Kräuteröl-Mischung einreiben.
4. Bei angegriffenem Magen-Darm-System **Haarlemeröl-Kapseln** – in der ersten Woche 3 Stück täglich, in der zweiten Woche 2 Stück täglich und in der dritten Woche eine Kapsel täglich – einnehmen. Haarlemer Öl *(Oleum terebinthiae sulfuratum)*, nach der Stadt Haarlem in Holland benannt, ist ein in drei Teilen Terpentin gelöstes geschwefeltes Leinöl, mit dem seit Jahrhunderten Darm-, Magen und Nierenprobleme behandelt wurden. (Achtung! Nur tropfenweise bzw. kapselweise anwenden. Größere Gaben können tödliche Vergiftungen hervorrufen!)
5. Während der Heilzeit **weniger und gesünder essen** und **viel Wasser** (ohne Kohlensäure!) trinken.

6. Die einzige Nebenwirkung, die »Borrelienfreund« Müller bemerkte, war, dass die Altersflecken verschwanden. Diese Wirkung wird übrigens bereits in alten Texten der Karde zugeschrieben.

Die Klinghardt-Methode

Der deutsch-amerikanische Arzt Dr. Dietrich Klinghardt stellt ein umfassendes ganzheitliches Therapiekonzept vor, in dem nichts unversucht bleibt (siehe www.ink.ag). Es beruht auf folgenden vier Pfeilern:
1. Voraussetzung der Krankheit ist seelischer Stress, der gelöst werden will und mittels psychologischer Maßnahmen, wie etwa durch Psycho-Kinesiologie, behandelt wird.
2. Regulierung und Harmonisierung des Immunsystems.
3. Entgiftung und Ausleitung von Toxinen und Säuren.
4. Bekämpfung von Viren, Bakterien und anderen krankmachenden Keimen.

Nicht nur Neurotoxine, sondern auch andere den Organismus belastende Schwermetalle, Umweltgifte und die Gifte von Zahnwurzelfüllungen sollen ausgeschwemmt oder neutralisiert werden. Dazu sollen intravenös verabreichte Substanzen, wie das Antioxidans[70] Glutathion, Phospholipide, DMPS[71], Kalzium-EDTA (bindet Metallionen) und Vitamin C zum Abtransport der Giftstoffe aus dem extrazellulären Raum zu den Ausscheidungsorganen führen. Dazu kommen toxinbindende Substanzen, wie:

- **Rohkost**, faserhaltiges, ungekochtes Gemüse
- **Koriandertinktur**
- **Chlorella-Algen**
- **Apfelpektin**, das die Darmwand gegen Bakteriengifte schützen soll
- **Mucunabohnenpulver**, das Pulver der afrikanischen Juckbohne *(Mucuna pruriens)*, das wurmtreibend und giftwidrig wirkt
- **Soja-Phospholipide**, aus dem Lecithin der Sojabohne hergestellte essenzielle Phospholipide, welche die Leber schützen und ihre Leistungsfähigkeit erhöhen sollen

Weitere Maßnahmen sind Lymphdrainage und Darmspülungen; die Anwendung von hochfrequentem Mikrostrom, der die Vermehrung und den Aufbau der Zellwände der Mikroben hemmen soll; Autourintherapie, eine Nosodentherapie, in der der eigene Urin zur Stimulierung der Abwehrreaktion dient;

70 Als Antioxidanzien werden leicht oxidierbare Stoffe bezeichnet, die andere Stoffe vor Oxidation (freie Radikale) schützen. Sie sind vorhanden in ungesättigten Pflanzenölen, Flavonoiden (Sanddorn, Möhren, Rote Bete, Betacarotin als Vorstufe von Vitamin A) usw.
71 DMPS (Sodium 2,3-dimercaptopropan-1-sulfonat) zur Entsorgung von Schwermetallgiften, insbesondere Quecksilberamalgam.

Rosskastanienextrakt, um das Bindegewebe durchlässiger zu machen; Zuführung von mangelnden Mineralien, darunter Lithium, welches das zentrale Nervensystem stabilisieren soll; Salz-/Vitamin-C-Zufuhr, um die Parasiten in einen osmotischen Schock zu versetzen und die antispirochätale Wirkung des körpereigenen Enzyms Elastase zu erhöhen; Abbau von elektromagnetischem Stress (elektromagnetische Belastung am Schlafplatz, im Auto usw.); Injektion von blutverdünnendem Heparin, um pathologische Blutverklumpungen in den Gefäßen aufzulösen; Ernährungsumstellung auf eine Diät mit hohem Eiweiß- und Fettanteil, aber nur geringem Anteil an Zucker und Kohlehydraten.

Zur Bekämpfung der Keime und Parasiten bevorzugt Klinghardt antibiotisch wirkende Kräuter und orthomolekulare Substanzen (Mineralien):

- **Katzenkralle** (Samento, Savertero, Cat's claws, *Uncaria tomentosa*): wirkt entzündungshemmend, antikarzinogen und antiviral (siehe unten).
- **Nonibaumrinde, Zitronenblättrige Morinda** *(Morinda citrifolia)*, ein Rötegewächs aus Nordaustralien, das heute in Südasien und Mittelamerika kultiviert wird. Es enthält ätherisches Öl mit Capryl- und Capronsäure, die übrigens auch in unserer einheimischen Bibernelle vorkommt. Traditionell gegen Krebs, Übergewicht, hohen Blutdruck, Herzerkrankungen, Impotenz, Altersbeschwerden usw. eingesetzt. Nonihaltige Fruchtgetränke sind in Deutschland verkehrsfähig (Schönfelder 2004: 299).
- **Knoblauch**: wirkt immunstärkend und gegen Pilzbelastung, welche die Krankheit oft begleitet.
- **Karden-Pfefferminz-Tinktur**: Der Weberkardenextrakt, dem Pfefferminze als Geschmacksverbesserer beigefügt wird, wird in einem 6-Wochen-Programm abwechselnd mit Katzenkralle eingenommen.
- **Bienengift Mellitin**: Injektionen mit dem Peptid Mellitin wirken antimikrobiell und sollen das angeschlagene Nervensystem heilen.
- **Niacin** (Vitamin-B3): wirkt antibiotisch gegen Borrelien.

Katzenkralle

(Uncaria tomentosa)

Diese Kletterpflanze, die in ihrer südamerikanischen Heimat als *Una de Gato* oder *Samento* bekannt ist, ist ein tropisches Labkraut (Gattung *Galium)* aus der Familie der Rötegewächse. Sie hat sichelförmig gekrümmte Klimmhaken und stachelige Blüten. Die Katzenkralle ist verwandt mit *Chinchona,* der Chinarinde, deren Wirkstoff Chinin Malariaplasmoden und ähnliche Parasiten tötet. Wie auch unsere einheimischen Labkräuter, das Echte Labkraut *(Galium verum)* oder das Klettenlabkraut *(Galium aparine)* hat die Katzenkralle eine reinigende, lymphverbessernde Wirkung. Doch darüber hinaus wirkt sie auch immunstimulierend, entzündungshemmend, antioxidierend und entgiftend. Sie wurde von den Urwaldindianern Perus, etwa den Shipibo, bei Gelenk- und Knochenschmerzen, Rheuma, tiefen Verwundungen, Entzündungen, Krebs und anderen Krankheiten verwendet. Die westliche Phytotherapie beziehungsweise ein bayrischer Einwanderer in Peru entdeckte die Heilpflanze erst in den dreißiger Jahren. Der Österreicher Klaus Keplinger machte sie in den achtziger Jahren bekannt, und in den neunziger Jahren wurde die Droge, hergestellt aus Wurzel und Innenrinde der Pflanze, zu einer Art Modeheilmittel. Da sich die immunstimulierende (Phagozytose- und Lymphozyten aktivierende) Wirkung der Katzenkralle in zahlreichen immunologischen *In-vivo*[72]- und *In-vitro*-Untersuchungen erwiesen hat, wird sie zunehmend bei Krebs, Aids, Arthritis und Lyme-Borreliose angewendet. Für die Wirkung sollen vor allem pentazyklische und tetrazyklische Oxindolalkaloide verantwortlich sein.

Clark-Therapie

Die wissenschaftlich nicht anerkannte Therapie von Dr. Hulda Regehr-Clark beginnt mit einer Milieusanierung, ähnlich wie bei Klinghardt. Dr. Clarks These ist, dass alle Krankheiten letzten Endes durch Toxine, Umweltgifte und Parasiten wie Würmer, Egel, Pilze oder Bakterien entstehen. Auch Krebs wird nach ihrer Ansicht durch einen Darmegel verursacht. Wenn es gelingt, die Parasiten oder Gifte zu eliminieren, dann wird der Mensch gesund. Angesagt sind Darm- und Gebisssanierung, Ernährungs- und Wohnortsanierung. Der Hauptschwerpunkt liegt jedoch in der **Frequenztherapie**, die Anwendung von 380-kHz-Stromschlägen auf das betroffene Gewebe, ein- bis dreimal täglich während jeweils fünf Minuten[73], wodurch die Parasiten abgetötet werden sollen.

Hinzu kommen weitere Maßnahmen, wie die Anwendung von frisch ozoniertem Öl mit L-Cystein, einer körpereigenen schwefelhaltigen Aminosäure, die als Antioxidans und Entgifter – auch bei Schwermetallen – wirkt. Eine Tinktur aus den Schalen der nordamerikanischen Schwarzen Walnuss *(Juglans nigra)* sowie das klassische Wurmgift Wermut *(Artemisia absinthium)* und die stark antimikrobiell wirkenden Gewürznelken sollen den Parasiten den Garaus machen.

In den USA gibt es mehrere weitere Therapien mit der Anwendung von pulsierenden elektromagnetischen Feldern, wie etwa die **Rife Machine**, die ähn-

72 *In vivo* = in lebendigen Versuchsorganismen; *in vitro* = im Reagenzglas.
73 www.drclark-verein.de.

lich wie ein Mikrowellenherd wirkt, aber mit Frequenzen arbeitet, die den Körper nicht schädigen, oder **Beck Electrification**, die mit niedriger Spannung die Spirochäten, auch jene, die sich in den Zellen verstecken, abtöten soll.

S/C-Therapie: Salz und Vitamin C

Die in Amerika entwickelte S/C-Therapie besteht aus der Einnahme von **Natursalz** (Meersalz, Steinsalz) und **Vitamin-C-Pulver** (Ascorbinsäure) in sehr hohen Mengen. Die Anfangsdosis beträgt ein bis drei Gramm von jeder Substanz pro Tag. Die angestrebte Maximaldosis ist ein Gramm pro 6 Kilogramm Körpergewicht. Eine 75 Kilo schwere Person schluckt also ungefähr 12 Gramm Salz und 12 Gramm Vitamin-C-Pulver. Selbstverständlich kann man die Dosierung je nach persönlichem Empfinden oder bei starken Reaktionen vermindern. Man löst jeden Morgen die entsprechende Menge Salz und Vitamin C in Wasser auf, mischt den Saft einer frischen Zitrone dazu und trinkt dieses schluckweise über den ganzen Tag verteilt.[74]

Bei dieser Kur ist es wichtig, viel Wasser zu trinken, um die Ausschwemmung der durch die Therapie entstehenden Toxine bzw. der toten Erreger zu fördern. Um mögliche Herxheimer-Reaktionen zu entschärfen und den Organismus zu unterstützen, sollte man auf Folgendes achten beziehungsweise Folgendes einnehmen:

- genügend Mineralstoffe, insbesondere Magnesium-Orotat
- Vitamin-B-Komplex
- Aktivkohle oder Luvos-Heilerde zur Bindung von Giftstoffen, abgetöteten Bakterien und überschüssigen Säuren
- gesunde Ernährung, frisches Gemüse, Obst, Rohkost, ungesättigte Fette
- Baden in Solbädern mit Magnesiumsulfat oder Salz
- Einnahme von Algen (Chlorella oder Spirulina), die viele Mikronährstoffe enthalten sowie Schwermetalle und Gifte binden

Die Salz-Vitamin-C-Therapie lässt sich sehr gut mit der Frequenztherapie verbinden, deren Wirksamkeit durch den erhöhten Elektrolytengehalt in den Körperflüssigkeiten gesteigert wird.

Durch den gesteigerten Salz- und Vitamin-C-Gehalt, so meint man, erhalten die Borrelien in all ihren Formen – Spirale, Kugel (L-Form) und verkapselte zystische Formen – einen osmotischen Schock. Das Salz zieht das Wasser aus ihren Zellen, sie »trocknen aus« und sterben ab. Das geschehe auch bei

74 Nach Günther Schust, stv. Vorsitzender der Borreliose-Gesellschaft e.V., Januar 2007. Siehe www.borreliose-gesellschaft.de.

den Mikroben, die bestimmte Ko-Infektionen verursachen, aber nach Behauptungen der Befürworter nicht bei der nützlichen Darmflora oder den eigenen Körperzellen.

Phytotherapeutische Borreliosetherapie nach Stephen H. Buhner

Stephen Harrod Buhner (1952–2022) ist ein bekannter amerikanischer Phytotherapeut und Tiefenökologe aus Vermont, Neuengland, wo die Borreliose epidemisch auftritt. Er entwickelte eine auf klinisch geprüften Heilpflanzen basierende Kur. Sein Ansatz enthält vier Schwerpunkte (Buhner 2017b):

1. **Spirochäten eliminieren**

Die Bakterien zu töten ist das Hauptanliegen der Schulmedizin. Allerdings ist die Tatsache nicht zu bestreiten, dass mindestens 35 Prozent der Infizierten nicht auf Antibiotika ansprechen oder bald wieder Rückfälle erleiden. Daher verwendet Buhner Kräuter, die fähig sind, die Spirochätenzahl zu verringern oder aus dem Organismus hinauszubefördern.

2. **Immunmodulation und Aufbau des Abwehrsystems**

Er hat für die Borreliose drei klinisch geprüfte Heilpflanzen ausgemacht, die die Spirochätenzahl reduzieren, zugleich die Immunfunktionen stärken und die primären Symptome der Krankheit mildern. Diese Kräuter sind:

- ***Andrographis paniculata*** (Kalmegh: Sanskrit *bhunimba;* Hindi *kriyat;* englisch *green chiretta*). Diese Pflanze aus der Familie der stacheligen Akanthusgewächse wächst in Indien und gilt in der ayurvedischen Heilkunde als blutreinigendes, umstimmendes, entzündungshemmendes, schweißtreibendes, immunstimulierendes, galleanregendes, antihelminthisches (wurmtreibendes), kühlendes Bittertonikum. Es hat nach neusten wissenschaftlichen Untersuchungen – die bei Buhner genau dokumentiert sind (Buhner 2005: 81) – eine antispirochätale Wirkung. Traditionell wird die Pflanze bei Rückfallfieber, Leptospirosen, Syphilis und anderen durch Spirochäten verursachten Krankheiten eingesetzt. Auch bei Malaria und chronischer Müdigkeit wird sie verwendet. Die Dosierung liegt zwischen 400 mg und 1200 mg des Trockensubstanzpulvers, dreimal am Tag eingenommen. Nebenwirkungen sind nicht bekannt.
- **Japanischer Staudenknöterich**. Bei dieser Pflanze handelt es sich um einen ursprünglich aus Ostasien stammenden, nun aber auch bei uns wuchernden, an Bambusstauden erinnernden Neophyten aus der Familie der Knöteriche. Zu den Eigenschaften und Anwendungen siehe unten.
- **Katzenkralle** (siehe oben). Buhner verschreibt 1 bis 4 Kapseln zu 500 mg

dreimal täglich, über eine Zeitspanne von 8 bis 12 Monaten eingenommen. Er schlägt vor, zuerst mit einer niederen Dosierung anzufangen.

Zur Unterstützung dieser drei Hauptheilpflanzen kommen noch zwei weitere in Betracht:

- **Tragantwurzel** (*Astragalus membranaceus;* chinesisch *huang qi;* englisch *astragalus*). Dieser Schmetterlingsblütler aus Nordchina und der Mongolei gilt in der traditionellen chinesischen Medizin als »leicht warm« (bewegt das Ch'i und leitet Kälte aus), »süß« (tonisierend) und wirkt im Funktionskreis der Lunge und Milz (Suwanda/Tien 2005: 52). In Hinblick auf die Borreliose haben wir es mit einem Verstärker der Abwehrkräfte zu tun (Zunahme der Interferon-Gamma- und Interleukin-2-Ebenen). Er hat zudem eine antivirale, antibakterielle, entzündungshemmende, leberentgiftende, herzstärkende Wirkung (Buhner 2005: 118–126). Tragant wird in den frühen Phasen der Borreliose eingenommen, aber nicht in den Spätstadien. Die Dosierung liegt bei zweimal 1000 mg pro Tag. Diese Dosis kann bei Lyme-Borreliose auf bis zu 4000 mg viermal pro Tag gesteigert werden.
- **Stechwinde, Sarsaparille** (*Smilax glabra, S. aristolochiaefolia, S.* spp.; englisch *smilax*). Die Stechwindenarten wurden in Mittel- und Südamerika von den Indianern gegen die Syphilis eingesetzt. Auch die Chinesen benutzten in Ostasien einheimische Arten zur Behandlung dieser Spirochäteninfektion. Die Sarsaparilla bindet Endotoxine des Blutes, wirkt antibakteriell, auch bei Spirochäten, entzündungshemmend und antioxidativ; sie schützt und stärkt die Leber und mildert Herxheimer-Reaktionen, stärkt die Immunantwort auf Borrelien, schützt die Nerven und vermindert Müdigkeit (Buhner 2005: 26–131). Es werden 500 mg des Wurzelpulvers dreimal pro Tag eingenommen.

3. **Unterstützung und Wiederaufbau der Gerüsteiweißstoffe (Kollagene)**

Wovon leben die Spirochäten? Sie holen sich ihre Energie aus den Kollagenen, den Eiweißstoffen von Bindegewebe, Sehnen, Faszien (die sehnenartigen Hüllen der Muskeln), Bändern, Knorpeln, Nervenscheiden sowie aus der Hirn- und Rückenmarkflüssigkeit und der Augenflüssigkeit. Die Borrelien benutzen sogar die Autoimmunreaktionen des menschlichen Abwehrsystems zu ihren Gunsten, um die gallertartigen, knorpeligen Gewebe mürbe zu machen, sodass sie ihre Nährstoffe daraus ziehen können. Wahrscheinlich haben diese Spirochäten das schon immer, seit vielen Jahrhunderttausenden gemacht, aber in einem ausgeglichenen innerkörperlichen Ökosystem haben sie nie mehr verzehrt, als nachwachsen oder vom Körper ersetzt werden konnte. So blieb der Mensch trotz Anwesenheit dieser Mikroorganismen symptomfrei und gesund. Bei der neuen Borreliose trifft vermutlich ein virulent gewordener Keim, eine genetische Mutation, auf Menschen, deren Immunlage und Regenerationsvermögen geschwächt ist. Ein wesentlicher Teil der Therapie wäre dann, Kräuter und Nahrungsergänzungsmittel zu finden, die Knorpel und »Gelatine« aufbauen. Dazu kommen folgende Hilfsmittel in Frage (Buhner 2005: 139):

- **Vitamin C**: Bei der Kollagensynthese wirkt Vitamin C als ein essenzielles Ko-Enzym. Nicht nur Vitamin-C-Tabletten (1000 bis 3000 mg pro Tag), sondern auch Sanddorn, Zitrusfrüchte, Vogelbeere, Hagebutten und andere Früchte kommen dazu in Frage.
- **Zink**- und **Kupferpräparate**
- **Kieselsäure** (Silizium): Kieselkolloide helfen, Gefäß-, Gewebe- und Knochenstrukturen zu stabilisieren.
- **Glucosaminsulfat** (GS): ein aus den Schalen (Chitin) von Hummer, Shrimps und Krabben hergestellter Knorpelschutz- und Knorpelaufbaustoff (Chondroprotektivum) und ein Mittel gegen Arthrose.
- **Pregnenolon**: ein Vorläufer (»Muttersubstanz«) für alle Steroidhormone des menschlichen Körpers. Nach klinischen Tests schwächt dieses (in den USA frei erhältliche) Nahrungsergänzungsmittel arthritische Endzündungen ab, repariert Schäden, die durch Stresshormone entstehen, schützt und repariert auch die angegriffene Myelinschicht, die die Nervenfasern umgibt.
- DHEA (Dehydroepiandrosteron): Ein von den Nebennieren erzeugtes Steroidhormon und Vorläufer der Geschlechtshormone, das in den USA als Mittel gegen das Altern (»Anti-Aging-Hormon«) verkauft wird (in Deutschland nicht zugelassen).
- ALA (Alpha-Liposäure): soll oxidative Schäden verhindern.
- **Selen**
- **Vitamin-B-Komplex**
- **Vitamin E**

4. Symptomatische Behandlung der einzelnen Beschwerden

Da die Borreliose fast jede Krankheitserscheinung annehmen und jedes Organ befallen kann, werden diese Beschwerden, je nach Symptomen, einzeln behandelt. Hier einige Beispiele nach Buhner:

- Während dem **akuten Erststadium der Infektion**:

Sibirischer Ginseng (*Eleutherococcus*; chinesisch *wie-jia*). Diese stachelige Pflanze aus der Familie der Efeugewächse wirkt antidepressiv, stressvermindernd und erhöht die Zahl der Abwehrzellen.

- Bei **Fazialislähmung** (Bell-Phänomen) und **Ocularborreliose**:

Stephaniawurzel (*Stephania tetrandra; S. cepharantha;* chinesisch *hang-fang-ji*). Dieses ostasiatische Mondsamengewächs reduziert nervliche und arthritische Entzündungszustände, baut Ödeme ab und wirkt antibiotisch.

- Zur **Ausleitung von Neurotoxinen**:

Japanischer Knöterich (*Fallopia japonica*). Das in der Knöterichwurzel enthaltene

Resveratrol[75] reduziert die Neurotoxine und schützt gegen Sauerstoffradikale im Nervensystem. Auch Selen, Zink, Kupfer und Melatonin sind hier als Ergänzungsmittel angesagt.

- **Gelenkarthritis:**

Stephaniawurzel, Kardenwurzel *(Dipsacus)*, Vitamin A.

Zur **Schmerzlinderung** bei allgemeinen **arthritischen Symptomen**: Kriechende Teufelskralle[76] *(Harpagophythum procumbens)*, Brennnessel (als Frischsaft, Gemüse oder Tee), Capsaicin (ein Auszug aus dem Chilipfeffer) und Gelbwurzel (*Curcuma longa*, Kurkumapflanze, Turmeric), die eine blutfettsenkende, antioxidative, zellschützende, antimikrobielle und entzündungshemmende Wirkung hat. Auch einen Arthritistee gibt er an, bestehend aus Brennnessel, Schachtelhalm, Löwenzahn, Pfefferminze, Selleriesamen, Gelbwurzel, Kriechender Teufelskralle und Mädesüß.

- Bei **Gedächtnislücken** und **kognitiven Fehlfunktionen**:

Japanischer Knöterich, Stephaniawurzel, Bärlappauszug (*Huperzia serrata* oder *Lycopodium clavatum*). Auch Immergrün *(Vinca minor, V. major)* kommt in Frage. Immergrün ist ein hirnspezifisches Tonikum, das dem Gehirn vermehrt Sauerstoff zukommen lässt und den Glukosestoffwechsel des Hirns verbessert, mit dem Resultat, dass sich das Erinnerungsvermögen, die Konzentration und der Redefluss verbessern. Reizbarkeit, Schwindel, Kopfschmerzen und Tinnitus werden mit Immergrün vermindert und der Blutfluss zur Augennetzhaut verbessert.

- **Angina pectoris** und andere **Herzprobleme**, die mit Borreliose in Zusammenhang stehen:

Der einheimische Weißdorn (*Crataegus* spp.) und die südwestasiatische Echte Knorpelmöhre (*Ammi visnaga;* englisch *khella*) verbessern die Durchblutung der Herzkranzgefäße.

- **Augenprobleme** (schwimmende Pünktchen, unklares Sehen):

Stephaniawurzel, Immergrün, Vitamin C, Zink.

- **Juckreiz** und **Muskelzucken**:

Magnesium und Vitamin-B-Komplex.

- **Geschwollene Drüsen, Lymphstau**:

Amerikanische Säckelblume (*Ceanothus americanus;* englisch *New Jersey tea, red root*) als Tinktur, wirkt bei Schwellungen und Schmerzen im Milz- und Leberbereich. Zusätzlich Lymphdrainage.

75 Das Polyphenol Resveratrol, ein wasserlösliches Antioxidans, das die Blätter und Früchte der Pflanzen während feuchten Perioden vor Pilz- und Parasitenbefall und andererseits vor zu starker Sonneneinstrahlung schützt, ist im Japanischen Staudenknöterich in großen Mengen vorhanden.

76 Dieses südafrikanische Sesamgewächs ist nicht mit unserer einheimischen Teufelskralle, dem Ährigen Rapunzel *(Phyteuma spicatum)*, zu verwechseln.

• **Muskelschwäche** und **allgemeine Schwächezustände:**
Tinkturen aus Kieferpollen, amerikanischem Ginseng und *Aralia nudicaulis.*
• Zum **Wiederaufbau der Darmflora** nach Antibiotikabehandlung: Probiotische Acidophilus-Kapseln.
• **Chronische Müdigkeit:**
Astragaluswurzel, Kalmegh (*Andrographis paniculata*), Sibirischer Ginseng (*Eleuterococcus*).
• **Kopfschmerzen:**
Japanischer Staudenknöterich, Stephaniawurzel, *Andrographis*, Immergrünpräparate.

Japanischer Staudenknöterich

(*Fallopia japonica,* Synonyme *Polygonum cuspidatum, Reynoutria japonica*)

Andere Namen: Japanischer Flügelknöterich, Zugespitzter Knöterich, Spießknöterich, Japanischer Rhabarber, Japanischer Buchweizen. Nahe verwandt und mit ähnlichen Eigenschaften ist der Sachalin-Staudenknöterich *(Reynoutria sachalinensis)* aus Nordchina und Nordjapan.

Der in Ostasien heimische Knöterich wurde 1823 von Pflanzenliebhabern als exotische Gartenzierpflanze in Europa angepflanzt. Die wild wuchernde, bis zu drei Meter hohe stattliche Pflanze, die im Frühjahr einen Zuwachs von 10 bis 30 cm pro Tag verzeichnet und ihre Ausläufer munter in alle Richtungen schickt, sollte auch als Viehfutter und zur Wildäsung dienen. Leider aber wird sie von Weidetieren und Rotwild gemieden. Kleinen Nagern und Vögeln bietet sie jedoch Schutz und Nahrung. Auch die Honigbienen freuen sich; aus dem Blütennektar machen sie einen guten Honig, der an Buchweizenblütenhonig erinnert aber eine feinere Nuance hat.

Inzwischen hat sich der Knöterich, der weder Fressfeinde noch Konkurrenzvegetation zu befürchten hat, mächtig verbreitet und überwuchert in dichten Beständen Flusstäler, Wald- und Straßenränder. Und das hat er ohne Samen und nur mit seinen Rhizomen geschafft, denn die eingeführten Pflanzen waren allesamt weiblich; ihnen fehlt der männliche Partner, der sie bestäuben könnte. Sie sind sozusagen eine pflanzliche Amazonenarmee. Sie breiten sich aus, wenn Nagetiere die Wurzeln verschleppen, wenn Rhizome bei einer Überflutung vom Wasser mitgerissen werden und neue Stellen am Fluss- oder Bachufer besiedeln oder wenn sie irgendwo als Gartenabfall deponiert werden. Naturpuristen, die keine Veränderung

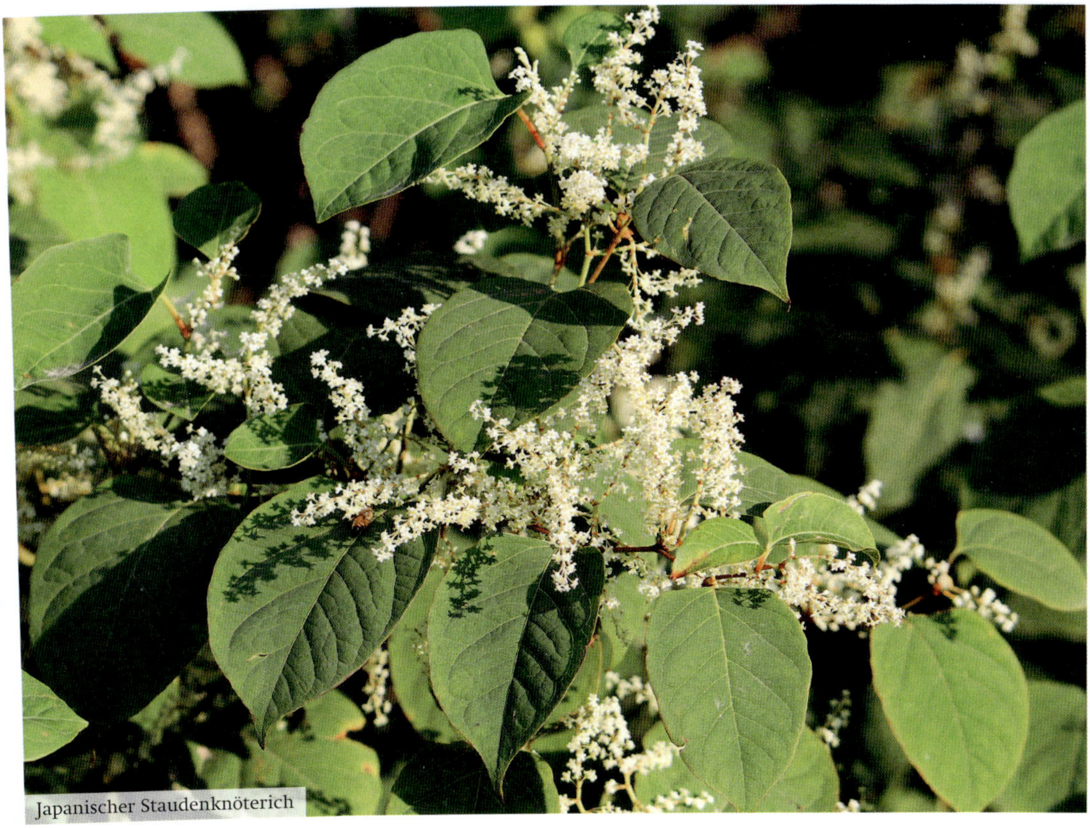
Japanischer Staudenknöterich

in der Natur dulden, sehen den Einwanderer als aggressiven Neophythen, der die einheimische Flora verdrängt und sich von keiner Ausrottungskampagne beeindrucken lässt. Trotz Totalherbiziden wuchern die bambusähnlichen Bestände munter weiter. Und nach Schnitt und Gift treibt selbst der kleinste Wurzelteil wieder aus.

In der DDR wurde die Pflanze zur Begrünung von Braunkohletagebauhalden und zur Befestigung von Dämmen und Dünen eingesetzt. An der Universität Oldenburg wurde entdeckt, dass der Riesenknöterich, der stark überdüngte Auenlandschaften besiedelt, gift- und schwermetallverseuchte Böden sanieren kann. Die schnell wachsenden Pflanzen nehmen Blei, Cadmium und Zink aus der Erde auf, werden dann abgeerntet und entsorgt. Biogärtner benutzen Extrakte der Knöterichwurzeln vorbeugend bei Mehltau, Blattpilz und Feuerbrand. Auch gegen Krautfäule an Tomaten und Grauschimmel an Paprika werden die eingesetzt (Kowarik 2003: 215).

Die chinesische und japanische Küche kennt viele Rezepte für die ganz jungen, säuerlich schmeckenden Triebe; die Pflanze ist eben nicht giftig. Dazu wird die äußere Haut der saftigen, jungen Triebe abgezogen. Der Geschmack der frischen Stängel erinnert an Rhabarber – die Pflanze gehört ja auch zur selben Familie. Die Kinder in China und Japan essen die geschälten frischen Triebe ebenso gerne wie unsere Kinder den Sauerampfer. Die Schösslinge werden aber auch als Frühjahrsgemüse gekocht; auch werden die Triebe durch Bedecken gebleicht und – gesalzen – wie Sauerkraut eingemacht.

Die Wurzelrinde liefert einen gelben Farbstoff zur Färbung von Textilien. Das alles war mir bekannt; dass dieser Knöterich ein wichtiges Phytotherapeutikum bei Borreliose sein kann, erfuhr ich allerdings erst in Stephen H. Buhners Buch *Healing Lyme* (2005).

In der traditionellen chinesischen Kräuterkunde kennt man die Pflanze als *chuan qui, ban zhang, suan zhang, huang yao zi* oder *chuan jun long*. Medizinisch wird die als leicht bitter geltende Wurzel im Funktionskreis von Leber und Milz angewendet.[77] Sie gilt in China als:

- antiviral
- antileptospiros (wirkt gegen Spirochäten der Gattung Leptospira)
- pilzwidrig (fungizid)
- bronchialentspannend, schleimlösend, hustenstillend (auch bei Asthma)
- blutdruck- und lipidsenkend; reduziert Fettwerte
- blutstillend, adstringierend
- schmerzstillend, entzündungshemmend (bei Arthritis, Rheuma und bakterieller Entzündung)
- antibiotisch bei *Pseudomonas aeruginosa, Staphylococcus aureus, Moraxella catarrhalis, Streptococcus, Escherichia coli*
- blutreinigend, entgiftend und antirheumatisch

Für Buhner ist der Japanische Knöterich eines der wichtigsten Heilmittel bei Borreliose. Die Knöterichwurzel hilft Schäden reparieren, die die Spirochäten angerichtet haben. Wirkstoffe wie Resveratol und Transresveratol erweitern die Blutgefäße und überwinden die Hirn-Blut-Schranke. Die Droge verbessert die Blutzufuhr zu den Augen, zu Herz, Haut und Gelenken; sie schützt Nervengewebe vor oxidativen Schäden und mikrobiellen Endotoxinen, mildert Herxheimer-Reaktionen, schützt die Endothelialzellen, welche die Blutgefäße einkleiden, unterdrückt Ko-Infektionen, senkt die LDL-Fettwerte, reduziert Autoimmunreaktionen und vieles mehr (Buhner 2005: 108–118).

Resveratrol ist ebenfalls ein Phytoöstrogen, ein pflanzliches Hormon, das dem weiblichen Sexualhormon ähnlich ist. Es wird

77 www.alternativehealing.org/hu_zhang_chinese.htm.

spekuliert, dass es möglicherweise gegen Menstruationsbeschwerden, Wechseljahrleiden oder gar Brustkrebs anwendbar ist.[78]

Sammeln

Verwendet wird die Wurzel, die im Spätherbst oder im Frühling ausgegraben, dann getrocknet und zu Pulver verrieben wird. Die ganze Droge, beziehungsweise das Wurzelpulver, wirkt synergistisch und eignet sich besser als isolierte Wirkstoffe daraus.

Dosierung

Als Dosierung schlägt Buhner je nach Körpergewicht und Konstitution eine Dosis von 9 g bis 30 g pro Tag vor. Das Pulver lässt man 20 Minuten in Wasser köcheln; dann wird das Wasser abgeseiht und, in vier Portionen aufgeteilt, über den Tag verteilt getrunken.

Nebenwirkungen sind kaum zu erwarten, allenfalls Magen-Darm-Beschwerden. Sicherheitshalber sollten Schwangere die Droge nicht einnehmen. Die Droge sollte nicht zusammen mit Blutverdünnern eingenommen werden. Für einen Menschen von 75 kg Körpergewicht liegt die toxische Dosis bei 75 g pro Tag.

Es ist interessant, dass diese neue, aggressiv invasive Pflanze, die im Nu ganze Landstriche besiedelt hat, gegen eine sich ebenso schnell ausbreitende neue Krankheit Wirkung zeigt. Paracelsus sagte einmal, dieselben »Aster« – Sterneneinflüsse oder seelische Einflüsse –, die im Menschen eine Krankheit erzeugen, bewirken, dass in der umliegenden Natur eine entsprechende Heilpflanze sich ausbreitet und gedeiht. Auch hier eine Parallele: Der Japanische Knöterich entgiftet Böden, die durch Cadmium und andere Schwermetalle verseucht sind, zugleich entgiftet er als Heilpflanze auch den menschlichen Organismus.

Zur Behandlung von Ko-Infektionen[79] gibt Buhner folgende Hinweise

- Die **Babesiose** oder **Piroplasmose**, eine von Zecken übertragene, durch Babesien-Sporozoen ausgelöste malariaähnliche Erkrankung, wird mit dem Einjährigen Beifuß *(Artemisia annua)* behandelt, der auch bei Wechselfieber als Therapeutikum verwendet wird, zusätzlich mit der Amerikanischen Säckelblume *(Ceanothus)* als lymphreinigendes und -stimulierendes Mittel. Bei Fieber und Schüttelfrost kommt ein schweißtreibender, immunanregender Tee aus dem Durchwachsenen Wasserhanf (*Eupatorium perfoliatum*, Durchwachsenes Kunigundenkraut) in Frage.

78 http://de.wikipedia .org/wiki/Japanischer_Staudenknöterich.
79 Ko-Infektionen sind äußerst selten.

- Bei Ko-Infektion mit **Zeckenbissfieber** (Fleckfieber, Rickettsiose, Ehrlichiose) verschreibt Buhner eine Tinktur aus der Herbstzeitlosen (*Colchicum autumnale;* **Achtung: extrem toxisch!** Laien sollten unbedingt die Finger davon lassen. Offiziell als Gichtmittel verwendet) sowie Tragantwurzel (*Astragalus*).
- Bei Ko-Infektion mit **Bartonellose** wird Wurzelpulver des Japanischen Knöterich, Tee aus dem Durchwachsenen Wasserhanf und Tinktur der Amerikanischen Säckelblume empfohlen.

Weitere Therapeutika für Borreliose

Mit der wachsenden Angst vor der Borreliose nimmt auch die Flut an Heilmitteln und Therapieangeboten zu. Hier einige der am häufigsten propagierten Heilmittel:

- **Lauricidin** oder **Monolaurin**: Diese Monoglyzeride der Lorbeersäure wirken antibakteriell und antiviral und greifen die lipiden Hüllen oder Oberflächenproteine der Bakterien an. Monolaurin soll ebenfalls in der Muttermilch enthalten sein und dadurch dem Säugling einen zusätzlichen immunologischen Schutz geben.[80] Monolaurin ist ebenfalls in beträchtlichen Mengen in Kokosnussmilch enthalten (wir erinnern uns, dass Kokosnuss ein wichtiger Bestandteil der »weißen Nahrung« war, die zur Syphiliskur der karibischen Indianer gehörte, siehe Seite 91, 114, 155ff.).
- **Kolloidales Silber**: Unter kolloidalem Silber versteht man elektrisch aufgeladene Silberteilchen, die in destilliertem Wasser in Schwebe gehalten werden. Bei innerlicher Anwendung wirkt Silberkolloid wie ein Breitbandantibiotikum, indem es ein Enzym blockiert, das die Mikroorganismen, Pilze wie Bakterien, für ihren Stoffwechsel brauchen. Aus diesem Grund legten früher die Frauen eine Silbermünze in den Milchkrug, damit sich die Milch länger hielt und nicht sauer wurde. Mikroben können anscheinend dagegen nicht resistent werden. Nebenwirkungen soll es keine geben.
- **Artemisin** (Sesquiterpenlacton-Peroxid) ist ein Wirkstoff des Einjährigen Beifuß *(Artemisia annua)*, eine Pflanze, die in den gemäßigten Zonen Asiens zuhause ist und inzwischen als Neophyt auch bei uns eingeschleppt wurde und bis an die Elbe wächst. Man kann sie leicht im Garten anbauen. Mit dem Pflanzenpulver lässt sich Malaria behandeln. Die Wirkung wird als antiparasitär und antimikrobiell beschrieben. Artemisin hat wenig Nebenwirkungen.
- **Kanadische Orangenwurzel** (Golden Seal, *Hydrastis canadensis*, Hahnenfußgewächs): Diese amerikanische Waldpflanze ist ein Allheilmittel. (Wegen kon-

80 http://groups.google.com.gi/group/sci.med.diseases.lyme/tree/browse_frm/month/200 (13.10.2006).

traktionssteigernder Wirkung auf die Gebärmutter sollte sie nicht von Schwangeren eingenommen werden.)

- **Ölbaumblatt-Extrakt:** Der Auszug aus den Blättern des heiligen Ölbaums (Olivenbaum) wirkt keimtötend und soll die körpereigene Immunantwort stimulieren. Dosierung: 3-mal täglich 5 bis 10 ml unverdünnt einnehmen.[81]
- **Misteltropfen:** Die hemmende Wirkung von Mistelauszügen auf das Wachstum von Tumorzellen gilt als erwiesen, ebenso die immunstimulierende Wirkung. Mistel fördert die Aktivität der Lymphozyten, hilft Lymphokine und Interferone freizusetzen. Schon Hippokrates verordnete Mistel bei der sogenannten Milzsucht (lymphatische Störungen, Milzschwellung). Auch bei chronischer Gelenkentzündung finden Mistelpräparate Anwendung (Kaufhold 2002: 538).
- **Rhizoltherapie nach Dr. Gerhard Steindl:** Rizolöl besteht aus ozonierten Ölen (langkettige, sauerstoffbeladene Öle). Ozonid als Sauerstoffträger wird mit Olivenöl und Rizinusöl gemischt, unter Zugabe von 10 Prozent Wermutöl, 1,8 Prozent Walnussöl, 3 Prozent Beifußöl, 5 Prozent Schwarzkümmelöl und 0,9 Prozent Majoranöl. Borrelien und andere anaerobe Keime mögen keinen Sauerstoff, für sie ist er Gift. Sie besitzen gegen Sauerstoff wenige entgiftende Mechanismen.
- **Ungesättigte Fettsäure** in **Borretschsamenöl, Hanfsamenöl, Nachtkerzenöl**, auch das an Omega-3-Fettsäuren reichhaltige **Lachsöl** lindern Entzündungen und stärken das Immunsystem.
- **Zistrose** *(Cistus incanus)*: Die Zistrose, ein kleiner, harziger Strauch aus der mediterranen Macchia, gilt in Borreliose-Selbsthilfegruppen als Wundermittel. Die in der Pflanze in hohen Mengen vorhandenen Polyphenole sollen freie Radikale neutralisieren und die körpereigenen Abwehrkräfte stärken. Als Tee oder Sud bereitet und getrunken, soll die Zistrose auch bewirken, dass man von Zecken oder Mücken nicht gestochen wird.

81 www.natuerlich-quintessence.de; www.sinoplasan.com oder www.o-leaf-international.com.

Krankheiten ohne Namen
verschwinden schneller wieder.

Clemens Kuby, »Unterwegs in die nächste Dimension«

Ein Homöopathikum reguliert im Menschen immer
den gleichen Prozess wie in der Natur.
Sowohl im Menschen wie in der Natur
bleibt das Regulierende unsichtbar.
Das gilt auch für die Heilmittel.

Jürg Reinhard, »Sanfte Heilpraxis«

Miasmen sind nichts anderes als Bewusstseinszustände (…). [Sie] rufen die passende Seuche oder die passende Krankheit beim einzelnen Patienten hervor. Meine Erkenntnis ist: Sie bergen in sich auch die passende Lösung, denn sie haben niemals nur Schattenseiten.

Dr. Rosina Sonnenschmidt, Homöopathin

HAHNEMANN UND DAS SYPHILITISCHE MIASMA

Von Homöopathie hat inzwischen schon jeder etwas gehört. Sie hat den Ruf, auf eine sanfte, einfühlsame Art zu heilen. Ihr Begründer, Samuel Hahnemann, der 1755 in Meißen geboren wurde und 1843 in Paris starb, wehrte sich als Arzt gegen die damaligen medizinischen Praktiken – Aderlass, hautreizende Pflaster, Glüheisen, heftige Brech- und Abführmittel, hoch toxische Pillen, Gebräue, Salben und Tröpfchen aus Quecksilberverbindungen, Arsen, Schwefelsäure und Schwermetallen –, welche die Kranken oft schwächten und noch kränker machten (Hahnemann 1999: 159).

Folgende Grundsätze der Homöopathie sind auch den meisten Laien bekannt:

Das dem Kranken verabreichte Heilmittel ist eine Substanz, die im gesunden Menschen genau jene Symptome hervorruft wie die Krankheit selbst. Es gilt das Prinzip, *Ähnliches mit Ähnlichem* anzugehen und nicht, wie es die allopathischen[82] Schulmediziner tun, die Krankheit mit giftigen Gegenmitteln zu bekämpfen. Die homöopathischen Tropfen und Kügelchen reizen den Körper zur Gegenreaktion; das bedeutet, sie mobilisieren die Lebenskraft und steigern die eigenen Abwehrkräfte. Hahnemann entdeckte die Ähnlichkeitsregel, als er am eigenen Leib die bei Malaria eingesetzte Chinarinde ausprobierte. Er erkannte, dass sie in geringer Dosierung beim Gesunden Symptome hervorruft – kalte Füße, Schweißbildung, klopfende Kopfschmerzen, Mattigkeit, Übelkeit usw. –, die dem Wechselfieber ähneln.

Die Dosierung des Heilmittels sollte so niedrig wie möglich sein. Es geht nicht um materielle Mengen, sondern um eine *Information* für den Körper. Die als Medizin verwendeten Stoffe, die in der rohen Form oft giftig sind, werden mit Wasser verdünnt und geschüttelt oder mit Milchzucker verrieben. Sie werden fortschreitend bis zum erwünschten Verdünnungsgrad immer wieder verdünnt und verschüttelt. Zuletzt, ab der zwanzigsten Potenz, ist nichts mehr von der ursprünglichen Substanz in der Flüssigkeit vorhanden, lediglich noch die herausgelöste »Information«, die vom Trägerstoff Wasser oder Milchzucker

82 Als Allopathie bezeichnete Hahnemann das schulmedizinische Heilverfahren, gegen eine Krankheit Mittel einzusetzen, die den Symptomen entgegengesetzte Wirkungen haben, etwa fiebersenkende Mittel bei hohem Fieber. Im Gegensatz dazu bedient sich die Homöopathie solcher Heilmittel, die bei der Erprobung Symptome hervorrufen, die jenen der Krankheit ähneln.

an den Organismus vermittelt wird. Je höher die Verdünnung, umso stärker soll die Wirkung sein.

Diese Verdünnung oder »Potenzierung« galt den hartgesottenen Materialisten schon immer als nicht ernst zu nehmender Hokuspokus. Inzwischen konnte in sorgfältig durchgeführten Laboruntersuchungen, etwa jenen des ISERM-Labors unter Leitung von Jacques Benveniste, gezeigt werden, dass es tatsächlich so etwas wie ein »Wassergedächtnis« gibt und dass homöopathische Verdünnungen (D25) von IgE (Immunglobulin E) im Vergleich zu einer Blindsubstanz effektiv wirken (Schiff 1999: 49). Theodor Schwenk und andere anthroposophische Wasserforscher konnten mit der »Tropfenbildmethode« ebenfalls die Empfindsamkeit des Wassers als »sensibles Chaos« sichtbar machen (Honauer 1998: 92).

Für die Menschen Ostasiens ist die Informationsaufnahme und -speicherung von Wasser selbstverständlich: Wasser ist reines Yin; und Yin ist immer einprägsam, empfindlich, passiv aufnehmend. Masaru Emoto versuchte das bildlich darzustellen, indem er die feinen Kristalle in gefrorenem Wasser aus verschiedenen Wasserquellen fotografierte. Dabei zeigte sich, dass die Eiskristalle aus dem Wasser aus vielen großstädtischen Wasserleitungen oder aus verseuchten Flüssen unharmonisch, unvollständig oder verzerrt sind; bei Wasser aus Heilquellen oder Wasser, das mit Mantras besungen oder mit guten Worten besprochen wurde, zeigten sich schöne, ausgeglichene Kristallformen, ebenso bei Wasser, das mit Blüten oder Heilkräutern in Kontakt gekommen war (Emoto 2002).

Lebenskraft und Miasmalehre

Weniger bekannt als die Ähnlichkeitsregel oder das Verdünnungsprinzip ist der philosophische Hintergrund der Lehre des Arztes Hahnemann. Alle Lebewesen verfügen über eine Art von *Lebenskraft* oder *Dynamis,* die den Körper vollständig durchdringt und – ähnlich wie der *Ätherleib* oder *Bildekräfteleib* Rudolf Steiners – die Lebensprozesse in Gang hält. Wenn dieses vitale Prinzip den Körper verlässt, dann ist der Mensch tot. Um es in Hahnemanns eigenen Worten zu sagen: »Im gesunden Zustande des Menschen waltet die geistartige, als Dynamis den materiellen Körper belebende Lebenskraft unumschränkt und hält alle seine Theile in bewundernswürdig harmonischem Lebensgange in Gefühlen und Thätigkeiten, sodass unser inwohnende, vernünftige Geist sich dieses lebendigen, gesunden Werkzeugs frei zu dem höheren Zwecke unseres Daseyns bedienen kann.« (Hahnemann, *Organon* § 9)

In späteren Jahren beschäftigte sich Hahnemann mit Krankheiten, die überwunden wurden, aber dann in veränderter Form und mit neuen Symptomen wiederkehren. Es ist dabei, als sei die den ganzen Körper durchströmende Lebenskraft durch irgendein krankmachendes Agens verstimmt. Die Verstimmung zeigt sich dann in Form von verschiedenen Krankheitssymptomen. Diese fassbaren Krankheitszeichen sollte man aber nicht mit der Ursache, mit der grundlegenden Krankheit verwechseln. Die Quelle des Krankseins liegt tiefer und ist praktisch immateriell.

Hahnemann wirft seinen Arztkollegen, den Allopathen, wie er sie nennt, vor, dass sie bei den Symptomen stehen bleiben. Mit Skalpell, Aderlassen und giftigen Chemikalien versuchen sie diese zu beseitigen. Und wenn sie es schaffen, sprechen sie von einer gelungenen Heilung. Dabei haben sie die Krankheit nur – entgegen der Natur – tiefer nach innen gedrängt, von der Haut in die Muskeln und Knochen und, wenn sie besonders »erfolgreich« sind, bis in die inneren Organe und das Nervensystem. Der natürliche Verlauf einer Heilung geschieht aber immer von innen nach außen, von den lebenswichtigen Organen in Richtung Oberfläche, bis sie auf der Haut – sichtbar als Ausschlag, Pickel, Geschwulste, Flecken, Warzen usw. – ausklingt. Indem die Ärzte die Symptome mit ihren Giften und ihren qualvollen Methoden bekämpfen, schwächen sie in Wirklichkeit die Lebenskraft *(Dynamis)* des Patienten. Eine echte Heilkunde sollte aber vor allem darauf achten, dass die Lebenskraft erhalten bleibt oder wieder gestärkt wird: Daher ist es wichtig, dass der Mensch darauf achtet, was er trinkt und isst, dass er an einem gesunden Ort lebt (»nicht in Kellern, feuchten Werkstätten oder verschlossenen Wohnungen haust«), frische Luft und genügend körperliche Bewegung genießt, Gram und Kummer, aber auch zweckwidrige, medizinische Behandlung meidet (Hahnemann, *Organon,* § 77, § 79).

Nach vielen Jahren praktischer Erfahrung kam Hahnemann zur Überzeugung, dass die Verstimmung der Lebenskraft, die sich in chronischen Krankheiten äußert, im Grunde genommen auf drei verschiedenen *Miasmen* beruht (*Miasma,* griechisch, »Befleckung, Verschmutzung, krankmachende Ausdünstungen«) (Hahnemann 1828). Diese drei Urverstimmungen oder Urübel, die sich in einer Vielzahl von klinischen Leiden manifestieren können, nannte er *Psora, Sykosis* und *Syphilis*. Diese – wie er selbst zugibt – eher willkürlich gewählten Bezeichnungen nehmen Bezug auf die Erstmanifestationen dieser Grundübel, wie sie sich auf der Haut zeigen: die psoriasischen Ausschläge, den venerischen Schanker und die blumenkohlartigen Auswüchse und Feigwarzen.

Psora

Das griechische Wort *psora* bedeutet »Krätze« und geht vermutlich auf das hebräische *tsorat,* »aussätzig«, »leprös« zurück. Unter Psoriasis versteht der schulmedizinische Sprachgebrauch lediglich die Schuppenflechte, Krätze oder Räude. Für Hahnemann jedoch ist Psora ein tausendköpfiges Ungeheuer von Krankheiten in verschiedenen Formen und Äußerungen und die Quelle zahlreicher langwieriger Leiden. Der psoriasische Patient fühlt sich wortwörtlich »unwohl in seiner Haut«. Jucken, Empfindlichkeit, Nervosität sind kennzeichnend für ihn; Aufregung, Kummer, Eifersucht, Schreckhaftigkeit und Verspannung sind die seelischen Begleiterscheinungen. Die dazugehörigen Krankheiten können unter den Namen wie Nervenschwäche, Hysterie, Hypochondrie, Melancholie, Fallsucht und Krämpfe, Knochenerweichung, Skrofeln[83], Skoliosis (Rückenbuckel), Kyphosis (Wirbelsäulenkrümmung), Knochenfäule, Krebs, Blutschwamm, Gicht und unendlich vielen anderen in Erscheinung treten (Hahnemann, *Organon,* § 80). Bei jedem einzelnen Individuum und in jeder neuen Generation zeigt sich dieser »uralte Ansteckungszunder« in anderer Gestalt. Nach und nach, nach einigen hundert Generationen, auf seiner Wanderung durch viele Millionen menschlicher Organismen, hat er eine unglaublich vielfältige Ausbildung erlangt (Hahnemann, *Organon,* § 81). Hahnemann glaubte, dass die Mehrzahl der Menschen latent von Psora infiziert sind. Sieben Achtel der chronischen Krankheiten, schätzt er, beruhen auf dem psoriatischen Miasma.

Als Hauptheilmittel für psorasische Zustände kennt die Homöopathie den **Schwefel** (*Sulphur*).

Sykosis

Syko ist das griechische Wort für Feige. Sykose ist der Befall mit Feigwarzen oder Warzen. Auch diese Urkrankheit tritt in vielen möglichen Manifestationen in Erscheinung – zäher, tiefliegender Ausfluss, wie die Gonorrhöe, Entzündungen, Knoten, Fettgeschwülste, Polypen, Warzen, Pilzerkrankungen –, die sich je nach den Umständen auch in seelischen oder mentalen Verzerrungen äußern können – Niedergeschlagenheit, Ängste, Fixierungen, Zwangsneurosen, Minderwertigkeitskomplexe.[84]

Als Hauptheilmittel für sykotische Zustände nannte Hahnemann **Thuja** (*Thuja occidentalis,* abendländischer Lebensbaum).

Syphilis

Die klinische Syphilis oder *Lues* offenbart sich in drei Stufen. Nach der Ansteckung erscheint zuerst ein Geschwür (Schanker), meistens an den Genitalien, aber gelegentlich auch an Fingern, Lippen oder anderen Körperstellen. Zugleich schwellen die Lymphknoten an. Nach ein bis zwei Monaten fühlt sich der Betroffene krank, hat Fieber, Kopf- und Gliederschmerzen, oft verbunden mit Ausschlägen und übelriechenden, fressenden Geschwüren. Haut, Schleim-

83 Skrofulose: historische Bezeichnung für Immunschwäche, die sich in einer Erkrankung der Haut und der Lymphknoten mit einer Neigung zu schleppenden Entzündungen und Katarrhen äußert.

84 http://homepage.sunrise.ch/homepage/jaegger/Miasma.htm (Stand März 2006).

haut und auch innere Organe werden befallen. Die Symptome kommen und gehen in Schüben. Als »Meister der Tarnung« kann die Seuche im Laufe der Zeit eine Vielzahl von Krankheiten nachahmen. Im letzten Stadium zerstört die Syphilis Knochen, Gelenke, greift Nieren, Leber und Nervengewebe an. Harte Knoten, Gummen genannt, bilden sich mit Vorliebe auf dem Schädeldach, am Nasenbein, am Schienbein oder Brustbein und lösen die Gewebe auf. Hirn und Hirnhäute werden ebenfalls befallen und zerstört (Köster-Lösche 1989: 53).

Wenn Hahnemann vom syphilitischen Miasma spricht, dann ist jedoch nicht allein die eben charakterisierte Lues gemeint, sondern eine Vielzahl von Krankheiten, deren Symptomatik durch Degeneration und Destruktion von Geweben, Organfehlfunktionen, Geschwüren und Spasmen gekennzeichnet ist, etwa Osteoporose, Muskelschwund, Alzheimer, Parkinson, Aids oder Syphilis. Auch angeborene Störungen, Missbildungen, Geburtsschäden, Spina bifida und die Veranlagung zu Süchten gehören dazu.[85] Das syphilitische Miasma frisst die Lebenskraft förmlich auf oder, wie es die traditionelle chinesische Medizin sagt, »zerstört das Nieren-*Jing*«, die Lebenskraft, die wir von unseren Eltern geerbt haben, die die Grundlage unserer Fortpflanzung ist und die wir durch vernünftige Lebensführung und Ernährung bis ins Alter erhalten könnten.

Auf psychischer Ebene äußert sich das syphilitische Miasma in Perversionen, Gewalttätigkeit, Sucht, destruktivem aggressivem Verhalten der Mitwelt und sich selbst gegenüber (Autoaggression, Selbstmordneigung). Interessant in diesem Zusammenhang ist die Entdeckung von Heidi M., die selbst eine Kardenessenz herstellte und in der Selbsterprobung herausfand, dass diese gegen Autoaggression wirkt (siehe Seite 124f.).

Als Hauptmittel zur Behandlung syphilitischer Zustände nannte Hahnemann das **Quecksilber** *(Mercurius)*, selbstverständlich in harmloser homöopathischer Potenz.

Nach dem Homöopathen S. Ortega kann man die Psora als einen Zustand der *Unterfunktion,* des Reaktionsmangels und Defekts verstehen, die Sykosis als einen Zustand der *Überfunktion,* der überschießenden Reaktion, die Syphilis dagegen als *destruktive Reaktion* und Fehlfunktion (Pschyrembel 1998: 197). Syphilis führt zu Zusammenbruch und Destruktion des Körpers und der Psyche.

Für die heutige Medizin ist Hahnemanns Miasmalehre überholt und kann getrost *ad acta* gelegt werden. Sie gilt medizinhistorisch lediglich als Vorläufer der Infektionslehre durch Mikroorganismen. Hahnemann konnte ja noch nichts von Bakterien, Bazillen, mikroskopischen Pilzen, Viren und anderen Kleinlebewesen als den tatsächlichen Krankheitsauslösern wissen. Die klassischen Homöopathen sehen es jedoch anders. Nicht allein aufgrund mikrobieller Erreger sind die Miasmen ansteckend und übertragbar. Diese »ansteckenden

85 http://homepage.sunrise.ch/homepage/jaegger/Miasma.htm.

Ausdünstungen und Beschmutzungen« sind eher metaphysisch oder archetypisch zu verstehen. Die moralische Verunreinigung, der krankheitsbringende Fluch, die bis auf die physisch-somatische Ebene wirkenden Folgen von Hass, Neid, Lieblosigkeit und dergleichen lassen den Menschen für die krankheitsauslösenden Miasmen empfänglich werden. Eine unfreundliche Berührung mit der Hand, ein liebloser Beischlaf, ein Atemhauch oder Blick, der von bösen Intentionen getragen ist, kann Krankheit übertragen. »Böse Augen stecken durch den Blick so wie böser Atem durch den Anhauch an, besonders wenn der böse Wille damit verbunden ist« – so steht es im »Magischen Handbuch der Sympathie« von 1857 (Kremp 1996: 263). Das ist vom schamanischen Gesichtspunkt aus verständlich. Moderner ist es, diese Miasmen als wiederkehrende Informationsmuster zu betrachten, als Teile von Informationsfeldern, die über Generationen und über Zeiträume hinweg wirken.

Merkur und die neue Syphilis

Gemäß der Weltanschauung der klassischen Homöopathen waren in früheren Zeiten die Krankheiten eher von einer psoriasischen oder sykotischen Natur, heutzutage werden sie immer mehr vom syphilitischen Miasma bestimmt. Wir leben in einem syphilitischen Zeitalter, in einem Zustand der zunehmenden »Syphilisation«.

Die große Syphilisepidemie im 16. Jahrhundert wurde zuerst durch Quecksilber unterdrückt, dann durch das Arsenpräparat Salversan, zuletzt durch Penicillin. Nun kommt die Krankheit zurück als Aids, Krebs und Autoimmunkrankheiten. Aber auch auf der Ebene der sozialen Pathologien herrscht dieses destruktive Miasma vor: Terror, Selbstmordattentate, Sucht nach Drogen wie Crack, Speed und Heroin, Kernspaltung, Gentechnologie – zerfallende Materie und chaotisierte Erbsubstanz –, hervorgebracht von neurosyphilitischen Hirnen, Auflösung von Gemeinschaft, Nachbarschaft und Familie, Zerfall der Persönlichkeit und ähnliche Dekadenzerscheinungen gehören dazu.

Borreliose wird von klassischen Homöopathen als die jüngste Erscheinungsform der Lues oder Syphilis gedeutet. Es ist nicht von ungefähr, dass beide mit Spirochäten, winzigen schlangenähnlichen Bakterien, in Verbindung gebracht werden. Wie die Syphilis, die im 16. Jahrhundert mit großer Virulenz wütete, durchläuft die Borreliose drei Stadien.

1. Kurz nach der Ansteckung zeigt sich ein erstes Symptom auf der Haut: Die wandernde Röte bei der Borreliose, der Schanker als primäres Geschwür bei der Syphilis. Diese beiden Hautsymptome verschwinden auch unbehandelt nach kurzer Zeit.
2. Nach einer Latenzzeit werden im zweiten Stadium die Muskeln, Gelenke

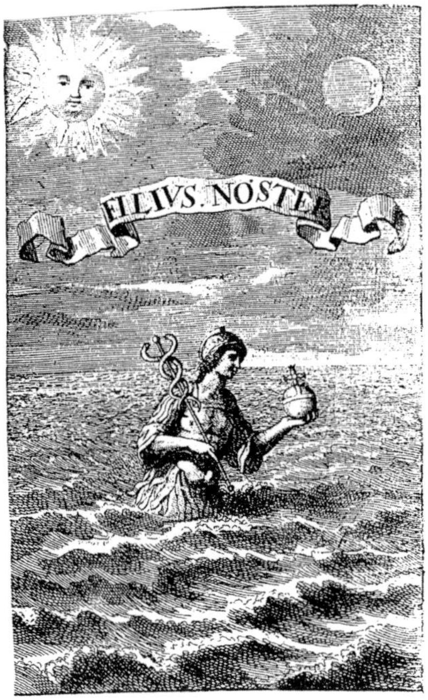

Merkur, Geist des Quecksilbers. Baro Urbigerus, Besondere Chymische Schriften, Hamburg 1705.

und Knochen in Mitleidenschaft gezogen. Wie die Syphilis ist die Borreliose ein »Meister der Tarnung« und kann, wie wir gesehen haben, die Symptome von vielen Krankheiten nachahmen, ein Umstand der oft zu Fehldiagnosen führt.

3. Im dritten Stadium kommt es zu neurologischen Ausfällen, die bis zur Psychose, Schizophrenie, Apathie und zur geistigen Umnachtung reichen können.

Unsere gegenwärtigen Denkmodelle tun sich nicht leicht mit dem Gedanken, dass die Borreliose ein neuer Ausdruck des alten syphilitischen Miasmas ist. Zugegeben, die jeweiligen Spirochäten, *Borrelia* und *Treponema*, gehören verwandten Gattungen an und bringen einigermaßen ähnliche Symptome hervor. Aber wie soll es sonst einen Zusammenhang geben? Doch wäre es nicht denkbar, dass es sich um eine Art »morphische Resonanz« handelt, wie es der Biologe und Naturphilosoph Rupert Sheldrake formuliert? Wir kennen den Begriff Resonanz (lat. *re* = »wieder«, *sonare* = »tönen«) aus der Musiklehre. Wenn eine Stimmgabel angestimmt wird, schwingt und tönt eine andere auf gleicher Frequenz mit. Nach Sheldrake »tönen« die Erfahrungen und Gewohnheiten vergangener Generationen mit denjenigen der neueren Generation mit, und zwar unabhängig von Raum und Zeit. »Morphische Resonanz wird mit der Entfernung nicht schwächer, und sie kann aus der Vergangenheit bis auf die Gegenwart einwirken. Übertragen wird hierbei nicht Energie, sondern Informationen.« (Sheldrake 1993: 131) Die Aussage ist bedeutend, denn Sheldrake ist nicht ein schwammig argumentierender Mystiker, sondern ein anerkannter

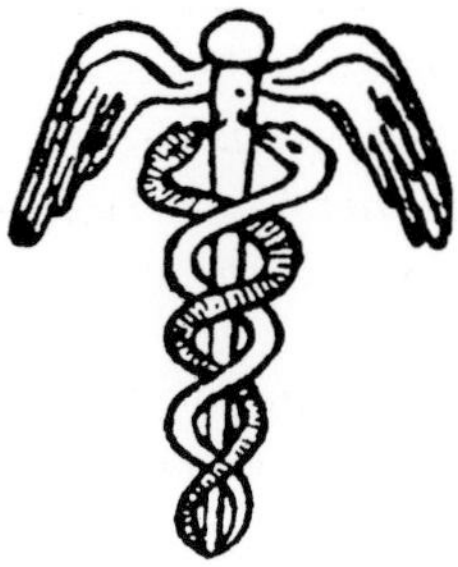

Hermes-Merkur mit Schlangenstäben. Stolzenberg, Frankfurt, 1624.

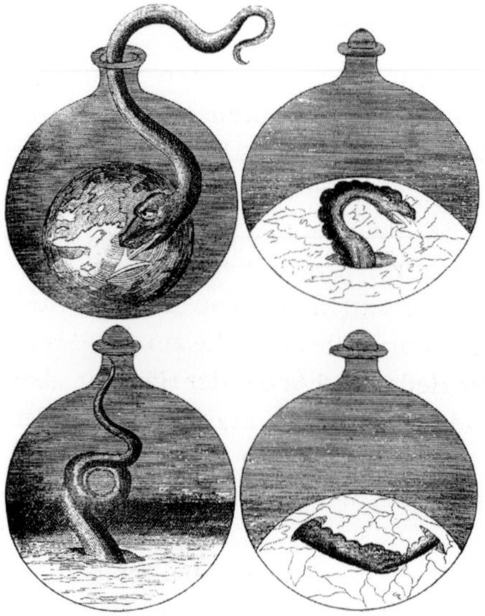

Merkur als Schlange durchdringt und befruchtet die Welt. Aus J. C. Barchusen, Elementa chemicae, Leiden, 1718.

experimenteller Wissenschaftler. Die Hypothese ist, wie er zugibt, umstritten, doch immerhin ist sie experimentell überprüfbar. Lebende Organismen, schließt er daraus, erben nicht nur Gene, sondern auch morphogenetische Felder. »Die Gene werden in materieller Form weitergegeben und ermöglichen den Nachkommen, bestimmte Arten von Proteinmolekülen zu synthetisieren. Morphogenetische Felder werden auf nichtmateriellem Weg vererbt, und nicht nur von den Eltern auf die Kinder, sondern im Grunde genommen von der gesamten Spezies auf die gesamte nächste Generation.« (Sheldrake 1993: 133) Die Syphilisepidemie, die über Jahrhunderte mit abklingender Intensität die Menschheit heimsuchte, ist Teil unserer Kollektiverfahrung, Teil unserer Matrix oder unseres »morphogenetischen Feldes«, das bis heute wirkt. Also könnte doch etwas daran sein, wenn die Homöopathen in der Borreliose eine morphische Resonanz mit der Syphilis konstatieren.

Hahnemann mahnt, Gleiches mit Gleichem zu heilen. Als Hauptmittel beim Zerfall der Lebenskraft durch das syphilitische Miasma gibt er Quecksilber an. Nicht das bei den Schulmedizinern so gerne verwendete grobe, hoch toxische Quecksilberchlorid (Kalomel, Hg_2Cl_2), sondern Quecksilber in seiner hochpotenzierten, vergeistigten Form.

Das schillernde flüssige Metall gehört, gemäß der Lehre der alten Planetengötter, zu Merkur, dem Gott mit den geflügelten Schuhen. Am Himmel, als sichtbarer Planet, eilt er den anderen Planeten voraus: In 88 Tagen, immer in Sonnennähe, durchwandert er im siderischen Lauf den Tierkreis. Beim Mars dauert der Weg durch alle Tierkreisregionen zwei Jahre, beim Jupiter zwölf

Jahre und beim langsamen, alten Saturn gar dreißig Jahre. Merkur, den die Griechen als Hermes kannten, ist Götterbote, Botschafter und als solcher ein Meister der Sprache und des klugen Verstandes. Er brachte in den Urzeiten den Menschen das Denken und Sprechen bei, lehrte sie aber auch das Lügen und Sichverstellen. Er ist ein Schamanengott, ein Grenzgänger, der alle Grenzen, auch die zum Totenreich, überwinden kann. Er war es, der einst Persephone, das göttliche Blumenmädchen, aus der Unterwelt befreite, und er ist es auch, der die Toten über die Schwelle zum Hades geleitet. Als Grenzgänger ist er der Patron der Heiler und Ärzte, der Händler, aber auch der Gauner, Diebe, Lügner, Spione und Schauspieler. Er gilt als Meister der Tarnung. Vielgestaltig sind seine Masken. Überall wandert er unerkannt.

Das Symbol Merkurs ist die Schlange. Er trägt als Zeichen den schlangenumwundenen Stab, den Äskulapstab oder Caduceus, das Zeichen der Mediziner und Apotheker: das Wissen um Gift und Gegengift im Bild zweier einander zugewandter Vipern, die einander in Balance halten. Eigentlich ist es ein Schamanenstab, ein Zauberstab. Da Merkur auch der Herr des grenzüberschreitenden Handels und Verkehrs, des Geldflusses und Devisenstroms ist, haben auch die Händler den Schlangenstab als ihr Zeichen, es ist das Dollarzeichen ($).

Im Körper ist Merkur für die Lungen zuständig, deren hin- und herströmender Atem Innenwelt und Außenwelt, Menschenseele und Weltenseele verbindet. Auch die Körperflüssigkeiten, die Lymphe hält er nach alter humoralpathologischer Anschauung in Bewegung. Merkur/Hermes ist transsexuell, hermaphroditisch, auch die Geschlechtergrenzen überwindet er mit Leichtigkeit. Und die Grenzen des Anstands, denn er ist der Schwätzer, der alles versprechende Talkshow-Politiker, das verschlagene Schlitzohr und der Hofnarr am Hofstaat des Götterkönigs Jupiter. Als frecher Schelm ist er der Einzige, der dem König Dinge sagen kann, die kein anderer zu sagen wagen würde – gelegentlich auch die bittere Wahrheit.

Wir erkennen am Bild dieses Archetyps schnell, dass Merkur auch der Herrscher unseres Zeitgeistes ist. Er trat seine Herrschaft an, als mit Kolumbus, gegen Ende des 15. Jahrhunderts, die Grenzen des mittelalterlichen Weltbilds gesprengt wurden und das Zeitalter des weltumspannenden Kommerzes begann. Als Gott der Ratio und des weltlichen Handelns läutete er das Zeitalter der Uhren und der Mechanik ein. Das Zeitalter der Wissenschaft und der Maschinen begann. Die Träger des alten, »abergläubischen« Wissens mussten abdanken. Seinen Herrschaftsantritt markiert auch die Syphilisepidemie, die »Serpentinische Krankheit« (lat. *serpens* = »Schlange«), die sich damals in Windeseile verbreitete.

Ist es Zufall, dass die Spirochäten quicklebendige, sich schnell durch den Körper bewegende winzige »Schlangen« sind? Auch die Borrelien ähneln kleinen Schlangen. Auch sie sind quicklebendig, schlüpfrig, nicht fassbar, wie das flüssige Metall Quecksilber. Wie wir gesehen haben, verwandeln sie sich ständig, verlieren ihre Schlangengestalt und werden zu Kugeln, machen sich praktisch unsichtbar, verkapseln sich und nehmen später wieder ihre sich schraubende, sich windende Schlangenform an. Weder in Tests noch im Labor lassen sie sich dingfest machen. Auch sie sind Grenzgänger: Ohne Probleme überwinden sie die Blut-Hirn-Schranke, ohne Probleme wandern sie von einer Art zur anderen, von Zecken zu Mäusen, Rehen, Menschen, Eidechsen, Mücken, Stechfliegen und so weiter. Keiner weiß wirklich, wie viele Borreliosefälle oder jährliche Neuansteckungen es gibt, aber wenn die Schätzungen einiger Experten stimmen – eine Viertel Million in den USA, 100 000 in der Bundesrepublik –, dann kann man die Infektionsrate ebenfalls als »merkurial« bezeichnen.

So gesehen gehören die Borrelien, diese neuste Auflage der virulenten Treponema-Seuche, zum merkuriellen Zeitalter, das in rasender Geschwindigkeit wie ein Orkan seinem Höhepunkt zutreibt. Händler, Geschäftemacher, Politiker, Touristenströme düsen mit Überschall massenweise durch die Welt, die zu einer globalisierten »One World« geworden ist. Grenzen fallen: Landesgrenzen, Geschlechtergrenzen, Anstandsgrenzen. Satelliten, Internet und Funk vermitteln eine Flut von Daten, Bildern, Informationen, die keine Seele mehr verdauen kann. Über die Börsen fluten täglich Billionen von virtuellen Dollars, Euros oder Yen als elektronische Wellen über den Globus. Designerdrogen, Psychodrogen lassen – das glaubt man wenigstens – metaphysische Grenzen schwinden, die einst nur Schamanen mittels harter Askese überwinden konnten. Aber nichts geht mehr wirklich in die Tiefe, denn dem schillernden Quecksilbergott fehlt die Weisheit des Jupiters oder die Schwere Saturns. Schauspieler und Unterhalter, die in früheren Zeiten zu den Bettlern und dem fahrenden Jahrmarktsvolk gehörten, werden nun Staatsoberhäupter und Gouverneure. Geschwindigkeitsfreaks wie Michael Schumacher werden wie Halbgötter gefeiert. Der elektronische Rechner, der Computer, ist der Altar, an dem die Kommunion mit dem Quecksilbergott täglich zelebriert wird, und die Talkshow sein Kult.

Wortzauber

Die drei Grundübel oder Miasmen treten auf vielfältigste Weise und mit Tausenden von Symptomen in Erscheinung. Für die Schulmediziner sind das jeweils getrennte, unterschiedliche Erkrankungen. Dem biologischen Modell folgend, ähnelt für sie jede Krankheit einer zoologischen Gattung oder Art. Mikrobenjäger, wie Robert Koch, Emil von Behring oder Louis Pasteur, waren überzeugt, dass jede einzelne Krankheitserscheinung einer bestimmten Art von pathogenen Mikroorganismen zugeordnet werden kann.

Für Hahnemann jedoch waren alle Krankheitserscheinungen Symptome tiefer liegender Schwächungen der Lebenskraft. Auch für seine späteren Anhänger gelten die Mikroorganismen nicht als die Krankheitsverursacher, sondern sie besiedeln einfach geschwächtes Gewebe, ebenso wie Borkenkäfer Fichten infizieren, die vorher schon durch Elektrosmog, Strahlung von Handymasten, sauren Regen oder Sturmschäden geschwächt wurden.

Hahnemann warnt vor der Faszination der Namen und Krankheitsbezeichnungen. Je nach den Lebensumständen, der Art des Wohnortes, den guten und schlechten Gewohnheiten, der Vererbung und Konstitution des jeweiligen individuellen Menschen werden die sekundären Symptome (des primären einen grundlegenden Miasmas) verschieden ausfallen. Diese Verstimmungen und Leiden werden dann unter einer Menge eigener Namen fälschlich als eigene, für sich bestehende Krankheiten aufgeführt (Hahnemann 1999: 167): »Wie viel gibt es nicht missbräuchliche, vieldeutige Namen, unter denen man höchst verschiedene, oft nur einem einzigen Symptome sich ähnelnde Krankheitszustände begreift wie: kaltes Fieber, Gelbsucht, Wassersucht, Schwindsucht, Leucorrhöe, Hämorrhoiden, Rheumatism, Schlagfluss, Krämpfe, Hysterie, Hypochondrie, Melancholie, Manie, Bräune, Lähmung usw., die man für sich gleichbleibende, festständige Krankheiten ausgibt und nach dem eingeführten gewöhnlichen Leisten behandelt!« In anderen Worten ist Krankheit nach Hahnemann kein klassifizierbares Ding, sondern ein sich wandelnder Prozess, der von dem geistigen Urprinzip, dem jeweiligen Miasma, ausgeht. »Die nutzlosen und missbräuchlichen Krankheitsnamen dürfen keinen Einfluss auf die Kurart des ächten Heilkünstlers haben.« (Hahnemann 1999: 168) Der Arzt, schreibt er weiter, soll nicht Namen behandeln, sondern genauestens die Phänomene, das individuelle Krankheitsbild, erforschen.

Nach dieser Sichtweise gibt es kein Aids, keinen Krebs und auch nicht die Borreliose. Oder wie Rudolf Steiner einmal sagte: »Es gibt überhaupt keine Krankheiten, sondern kranke Menschen.« (Steiner 1961: 79) Auch der Mediziner Edward Bach, der ein feines Gespür für die hinter den materiellen Erscheinungen wirkenden ätherischen Energien hatte, erkannte, dass die Dinge der Erscheinungswelt nicht endgültig fixiert sind, am allerwenigsten die Krankheiten. Medizinische Terminologie erweckt den Anschein, es handle sich um fassbare Dinge, es sind aber dennoch sich ständig wandelnde Erscheinungen. Für den Entdecker der Blütenessenzen sind die sogenannten Krankheiten auch nicht primär auf mechanisch-chemischer oder biologischer Basis zu erklären, sondern als energetische Disharmonien, die letztlich auf falschen, seelischen Einstellungen und Vorstellungen beruhen (Scheffer/Storl 2012: 50).

Auch Clemens Kuby kam aus der Erfahrung mit eigener Krankheit (Querschnittlähmung) und durch die Auseinandersetzung mit buddhistischem Gedankengut zu dem Schluss, dass es schädlich ist, Krankheiten zu verdinglichen: »Ich erkenne die Beschwerden als Krankheiten einfach nicht an. Ich ignoriere sie, gebe ihnen keinen Namen und verhalte mich so, als wären sie ein Gerücht, das irgendjemand erfunden hat (...). Krankheiten ohne Namen verschwinden schneller wieder.« (Kuby 1995: 44) Das ist selbstverständlich ein radikaler Standpunkt. Nach dieser Ansicht unterliegt die Schulmedizin einem primitiven Namenzauber: Kennt man den Namen, so glaubt man das Wesen im Griff zu haben. So war es auch schon bei Rumpelstilzchen.

Auch das Wort »Borreliose« wirkt als Namenzauber. Identifiziert man sich damit und fixiert man sich darauf, dann hat man es. Es gibt tatsächlich Leute, die ernsthaft fragen: »Die Borreliose? Gibt es die eigentlich?«

Homöopathika bei Borreliose

Nach einem Zeckenbiss kann man vorbeugend gegen die Frühsommer-Meningoencephalitis (FSME) die homöopathische **Zeckenfieber-Nosode D200** einnehmen, auch noch innerhalb der ersten sechs Stunden nach dem Zeckenstich. Sie soll auch gegen die Folgen einer allopathischen FSME-Schutzimpfung helfen. Dosierung: 2 bis 3 Tropfen oder Globuli; nach zehn Minuten wiederholen.

Viele Homöopathen sehen die **Borreliose-Nosode D200** oder C200 auch als Schutz vor einer Ansteckung durch die Borreliose-Spirochäten an. Der Schutz hält etwa ein Jahr an und sollte danach wieder erneuert werden.

Für Waldarbeiter und Naturfreunde, die beim Holzfällen, Wandern, Zelten oder Angeln von einer Zecke gebissen wurden, gibt es ein homöopathisches Erste-Hilfe-Mittel: **Ledum C30** (Sumpfporst, *Ledum palustre*). Dosierung: während 3 Tagen jeweils 1 Globulus pro Tag, dann nochmals am 6. Tag und am 12. Tag jeweils 1 Globulus der **Borrelien-Nosode** (Stolze 2006: 50).

Volksheilkundlich wird Sumpfporst als harn- und schweißtreibendes Mittel bei Rheuma, Arthritis und Arthrosen verwendet. Hoch dosiert ist er giftig, er wirkt nerven- und magenreizend. Auf dem Land wurde der Sumpfporst angeblich gelegentlich als Abtreibungsmittel verwendet oder als berauschender Zusatz beim Bierbrauen (Grutbier). Sibirische Stämme benutzten die Blätter (neben Wacholder) für tranceinduzierende Räucherungen (Rätsch 1998: 318).

Einen neuen homöopathischen Ansatz liefern die Forschungen von Dr. Peter Alex. Als Mittel, das am ehesten der Seuchensymptomatik der Borreliose entspricht, stieß er auf *Aurum arsenicosum* C200 – eine Verbindung zweier antisyphilitischer Hauptmittel, *Aurum metallicum* (Gold) und *Arsenicum album* (Arsen)[86] (Stolze 2006: 47).

86 www.gudjons.com.

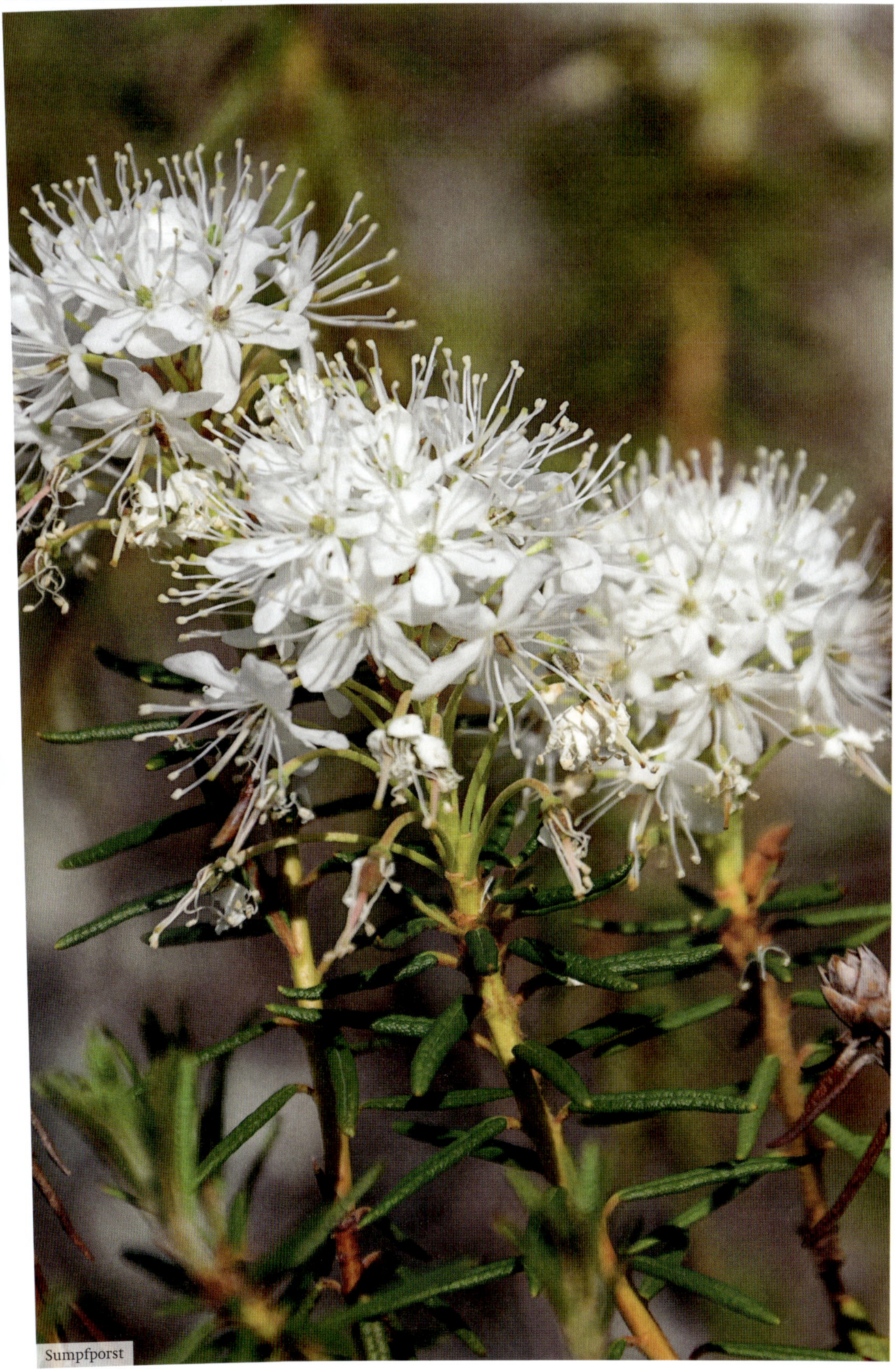
Sumpfporst

Gar verdrießlich ist mir einsam das Lager zur Nacht.
Aber ganz abscheulich ist's, auf dem Wege der Liebe
Schlangen zu fürchten und Gift unter den Rosen der Lust,
Wenn im schönsten Moment der hin sich gebenden Freude
Deinem sinkenden Haupt lispelnde Sorge sich naht.

Johann Wolfgang von Goethe, »Römische Elegien«

Denn die Lippen der fremden Frau triefen von Honig,
glatter als Öl ist ihr Mund.
Doch zuletzt ist sie bitter wie Wermut,
scharf wie ein zweischneidiges Schwert.
Ihre Füße steigen in die Totenwelt hinab …

Bibel, Sprüche 5, 3–5

DER FLUCH DES SONNENGOTTES

Gegen Ende des 15. Jahrhunderts – 150 Jahre nach der letzten großen Pestepidemie – suchte eine grässliche, virulente Plage Europa heim, die »serpentinische Seuche«, auch »französische Krankheit«, Geschlechterpest, *Lues* oder Lustseuche genannt. Auch Syphilis, nach einem antiken Hirten namens Syphilos. In den heißen Hundstagen verfluchte dieser Schäfer die Sonne, die das Weidegras verdorren ließ. Er verweigerte dem Sonnengott Apollo das Opfer und opferte an dessen Stelle dem Staat, dem König. Apollo zürnte und schickte eine ansteckende Krankheit, die ihn und auch den König mit Geschwüren übersäte.

Borreliose ist, wie schon erwähnt, die jüngere Schwester der Syphilis. Es ist in diesem Zusammenhang wert, dieses Siechtum, seine kulturelle Auswirkung und die Versuche es zu heilen, näher anzuschauen. Alles deutet darauf hin, dass es sich um eine aus der Neuen Welt eingeschleppte Krankheit handelt. Der Zufall wollte es, dass sie im Zuge der Schändung der indianischen Sonnenheiligtümer durch die spanischen Eroberer nach Europa kam. In Alabama exhumierte der Urgeschichtler Aleš Hrdlička präkolumbianische Skelette, an denen er feststellen konnte, dass sie typische Syphilisschäden aufwiesen. In Europa hingegen stammen Skelette mit syphilitischen Schäden ausschließlich aus der Zeit nach Kolumbus (Burgun/Laugier 1992: 1462–1483). Ebenso wie die Indianer den »einfachen« Infektionskrankheiten der Alten Welt – Grippe und Kinderkrankheiten wie Keuchhusten, Mumps oder Masern – erlagen, hatten die Europäer ihrerseits ein Immundefizit gegenüber dem Syphiliserreger.

Böse Sterne

Sechs volle Wochen hatten die Seeleute des Kolumbus auf der paradiesischen Insel Haiti verbracht, freigiebig hatten die karibischen Frauen ihnen ihre Gunst geschenkt. Aber schon auf der Rückreise – so berichtet Fernandez de Oviedo – erkrankte der Steuermann des Admirals an einer neuen Art von Blattern. Am 4. März 1493 gingen die Schiffe im kleinen Hafen von Palos vor Anker. Was machen Seemänner, wenn sie nach langer Zeit auf dem Meer endlich wieder an Land gehen? Sie saufen und vergnügen sich mit den Hafenhuren. Seuchenexperten sagen, ein einziger Infizierter hätte genügt, um – wie ein Funke, der einen Brand entfacht – die Epidemie auszulösen.

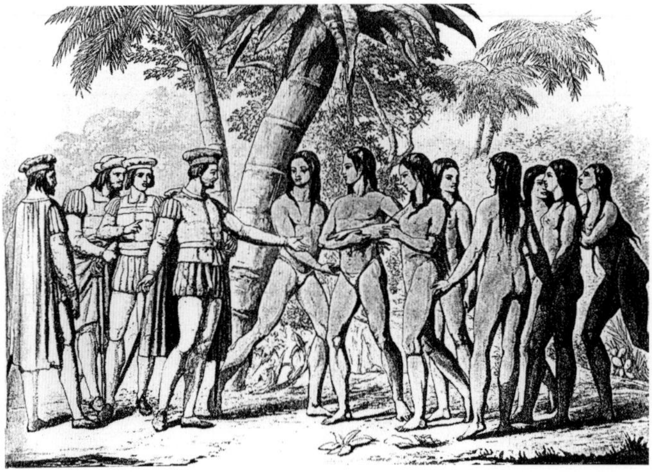

Spanier nehmen Frauen entgegen, die ihnen die Indianer zum Geschenk machten. Italienischer Stich, 1825.

Bald darauf zogen die Eroberer im offiziellen Triumphzug in Barcelona ein; sie stellten indianischen Goldschmuck, bunte Papageien, unbekannte Früchte und Gewürze und sechs gefangen genommene Indianer zur Schau. Die Seeleute waren die Helden des Tages, denen sich die Mädchen hingaben – wie das heute »Groupies« für ihre Stars tun (Venzmer 1929: 11). Bald darauf brach in der Stadt die »serpentinische Krankheit« aus. Die Spitäler füllten sich mit Höflingen und Hofdamen, die mit Geschwüren übersät waren. Das spanische Herrscherpaar, Isabel und Fernando, floh in die Berge; sie verboten Kolumbus, weitere Indianer und Indianerinnen als Sklaven einzuführen.

Im selben Jahr fiel der französische König Karl VIII. mit einem großen Söldnerheer, samt Soldatenprostituierten, in Italien ein, um das Königreich Neapel an sich zu reißen. Die Verteidiger waren unter anderem spanische Kriegsknechte, auch abgedankte Matrosen, die von Barcelona aus dem neopolitanischen König Ferdinand zu Hilfe kamen. Nach drei Wochen Belagerung fiel die Stadt, viele Kriegsknechte liefen zu den Franzosen über, und die Sieger vergnügten sich mit dem Weibervolk. Bald brach im Heerlager der Franzosen eine »Geschlechterpest« aus. Die Befallenen waren – so ein Augenzeuge – »vom Scheitel bis zu den Knien mit einer fürchterlichen Art von Krätze überzogen, so ansteckend, dass sie, von allen Kameraden verlassen, sich in der Einsamkeit den Tod wünschten. (...) Sehr vielen wuchsen im Gesicht dicke, warzige Geschwülste, die mit pestilenzialischem Gestank aufbrachen« (Venzmer 1929: 19). Von den achttausend Schweizern, die mit Karl VIII. nach Italien gezogen waren, blieb ein kümmerlicher Rest von hundertachtundvierzig, der die Heimatstadt Bern erreichte. Aus Furcht vor der Seuche verschloss man ihnen die Stadttore. Alles Jammern half nichts, selbst die Aussätzigen mieden die Heimkehrer.

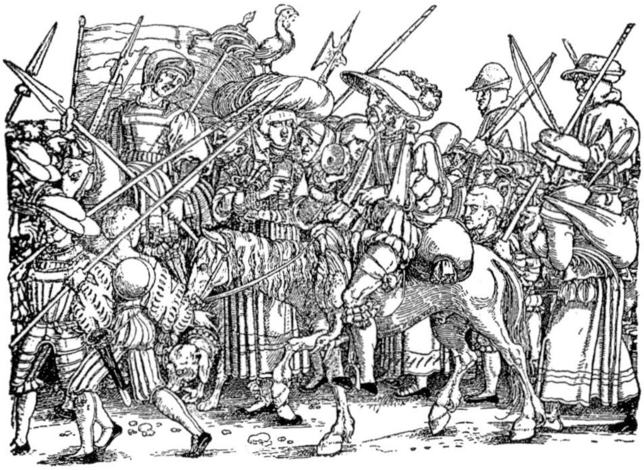

Soldatenzug mit Dirnen und Bagage. Holzschnitt von H. S. Beham, 16. Jahrhundert.

Die Seuche verbreitete sich in Windeseile. Besonders unter der in ihrer Moral eher lockeren Oberschicht, im kirchlichen und weltlichen Adel, wütete die »französische Krankheit« – so nannten die Spanier, Engländer, Italiener, Holländer und Deutschen das neue venerische Leiden. Für die Portugiesen war es die »kastilische Krankheit«, für die Polen die deutsche Seuche, für die Russen die polnische, für die Perser die türkische und für die Franzosen das *mal de Naples*. Die Inder, denen der Weltumsegler Vasco da Gama die Seuche bescherte, nannten es die portugiesische Krankheit.

Der kleine rote Pickel, der sich – ähnlich der *Erythema* bei der Borreliose – nach der Ansteckung auf der Haut zeigte, wurde meistens kaum bemerkt. Er heilte schnell. Doch dann, nach einigen Monaten, im zweiten Stadium der Erkrankung, folgten Fieberanfälle und nahezu unerträgliche Kopf- und Gliederschmerzen. Die einzige Möglichkeit diese zu dämpfen, bot der milchige Saft des Schlafmohns (Opium). Bald darauf verbreiteten sich nässende, übelriechende Pusteln vor allem im Gesicht und an den Händen. Dazu wucherten feigwarzenähnliche Gebilde, vor allem an den intimen Körperteilen.

Als die Seuche ihren verheerenden Lauf nahm, durchsuchten die ratlosen Ärzte vergebens die Schriften des alten Galen, aber die »Säftelehre« gab diesbezüglich nichts her. Man versuchte es mit Kataplasmen (Breiumschlägen) kühlender, erweichender »Venus-Kräuter«: Leinsaat, Wegerich, Bockshornklee, Malven und Veilchen. Man probierte es mit Mastixgummi, Honig, Gänsefett und den adstringierenden Wurzeln der Narzisse, da »diese als Marspflanze einer zornigen Venus Einhalt zu bieten mag« (Griggs 1997: 30). Alles ohne Erfolg. Auch das von der Kirche bereitgestellte gesegnete Öl oder die Schutzpatrone – der leidende Hiob, der bretonische Heilige Sankt Minus, der einst die Unberührbaren behandelt hatte, Sankt Fiaker, der Patron der Gemüsegärtner

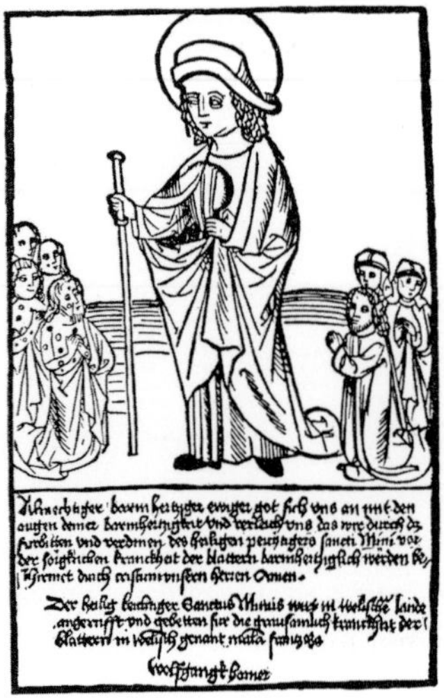

Sankt Minus, Patron gegen die «Franzosenkrankheit«. Holzschnitt von W. Harner, 15. Jahrhundert.

und Zuständige für Krebs, Flechten und Analfisteln – konnten nichts bewirken. Die erste Welle der Syphilis verlief absolut tödlich; die Europäer hatten noch keine immunologische Abwehr gegen die virulente Spirochäte.

Die Verwirrung in Bezug auf Eigenart und Wesen der neuen Seuche, die die damalige europäische Gesellschaft erschütterte, ähnelt der heutigen Verwirrung in Bezug auf die Borreliose. War »verdorbene Luft«, »unreiner Beischlaf« oder das »verderbliche Miasma ungünstiger Sterneneinflüsse« verantwortlich? Kaiser Maximilian hielt die »bösen Blattern« wie auch die Missernten, Hitze und Unwetter, die zwischen 1490 und 1495 das Reich heimsuchten, für eine Strafe Gottes und rief ein »Edikt gegen Gotteslästerer« aus. Gelehrte machten die Konstellation von drei Planeten für das Desaster verantwortlich. Mars und Saturn, die beiden »Unglücksplaneten«, hatten sich einige Jahre zuvor im Skorpion befunden, jenem Sternbild, das für die Geschlechtsorgane zuständig ist. Dort waren sie in Konjunktion mit dem »guten Planeten« Jupiter, den sie prompt unterdrückten. Der spanische Gelehrte Gomara dagegen vermutete, dass die sodomitische Unzucht der Südamerikaner mit Lamas die Seuche hatte entstehen lassen, und der Engländer John Josselyn schob die Krankheitsursache auf den Kannibalismus (Vogel 1982: 150). Ulrich von Hutten schließlich glaubte, es seien winzige »geflügelte Würmer«, die die Krankheit erzeugen.

Heutzutage geht man eher davon aus, dass die Spirochäte *(Treponema pertenue)*, welche die in der Karibik endemische Frambösie (engl. *yaws*) hervorruft und durch Insekten und engen Hautkontakt übertragen wird, in Europa zur Syphilisspirochäte *(Treponema pallidum)* mutierte (Burgun/Laugier 1992: 1481). Die Frambösie ist klinisch und serologisch nicht von der Syphilis zu unterscheiden (Pschyrembel 1994: 492). Auch hat sie ähnliche Symptome und Krankheitsstadien: anfänglich Schanker, als Sekundärsymptom Ausschläge am ganzen Körper und schließlich nach fünf, zehn oder mehr Jahren die tertiäre Frambösie, die sich auf Haut, Knochen oder in den Gelenken manifestieren kann.

Heiliges Holz oder Quecksilber?

Als sie merkten, dass ihre herkömmlichen humoralpathologischen[87] Heilmethoden nichts fruchteten, erinnerten sich die Ärzte an den alten Lehrsatz *Ubi malum ibi remedium* – »wo die Krankheit entsteht, da findet sich auch die Heilung«. Also suchte man in der Neuen Welt nach dem Heilmittel und wurde bei den Eingeborenenfrauen, die mit den spanischen Kolonialisten ihr Bett geteilt hatten, fündig. Bald segelten die von der Krankheit heimgesuchten Europäer, die reich genug waren und sich die Zeit dafür nehmen konnten, in die Neue Welt, um sich kurieren zu lassen. Die Kuren, die in den Hütten der Heilerinnen – wahrscheinlich waren es Schamaninnen – stattfanden, waren erfolgreich.

Es gibt verschiedene Berichte über den Verlauf dieser Kuren. Zwei junge französische Adelige, die in Europa ohne Erfolg bereits verschiedene Kuren probiert hatten, wurden in Puerto Rico von einer Indianerin geheilt. Die Frau sammelte Zweige des schönen blau blühenden Guajakbaums, kaute sie und kochte sie dann in einem Tongefäß. Jeden Morgen mussten sie große Mengen von dem Gebräu trinken und sich den Tag über schweißtreibenden Anstrengungen widmen. Nach sechs Wochen verschwanden die Geschwüre, und sie kehrten geheilt nach Paris zurück (Griggs 1997: 36). Der Italiener Petrus Martyr de Angleria, Sekretär des Westindienrates der Spanischen Krone, beschrieb als Erster in einem schon 1493 begonnenen Werk die Syphiliskur in Hispañola (Haiti) bei den Tainoindianern: »Diese Kranken werden nämlich nur für den Fall geheilt, dass sie den Saft des in Espagñola allgemein bekannten Guajakholzes einnehmen und dreißig Tage lang auf jede Nahrung und jedes gewohnte Getränk, besonders Wein, verzichten.« Gonzales Fernández de Oviedo y Valdés berichtet 1526 ebenfalls von Diätvorschriften, dem Trinken der Abkochung vom heiligen Holz und den Schwitzkuren. Dadurch wurden große Hoffnungen geweckt. Sofort erwarb sich das mächtige Bank- und Handelsimperium der Augsburger Fugger beim Kaiser, dem sie seine hohen Geldschulden erließen, das Monopol auf die Einfuhr des Holzes. Neben Gold und Silber der Inkas und Azteken brachten nun die spanischen Galeonen auch massenweise das begehrte Holz nach Europa, das dann an die Apotheker verkauft wurde. Es war ein gutes Geschäft. Das Holz ist allerdings so hart, dass es sich nicht leicht ras-

87 Nach der Humoralpathologie, der »Säftelehre« der hippokratischen und galenischen Medizin, wurden die Krankheiten auf die fehlerhafte Zusammensetzung der vier Körpersäfte (im mittelalterlichen Latein *humores*) zurückgeführt.

peln lässt. Mit einer Dichte von 1300 kg/m³ ist das schwarzbraune Guajakholz das härteste und schwerste Holz überhaupt. Es ist so schwer, dass es nicht im Wasser schwimmt, sondern sinkt. Die Apotheker ließen das Holz, bevor es als Medizin eingeweicht und abgekocht wurde, von Strafgefangenen und Zuchthäuslern zerkleinern und schnitzeln. In der Altstadt von Strassburg gibt es noch immer das »Raspelhüüs«, in dem Gefangene Pockholz raspeln mussten.

Guajakholzbaum

(Guaiacum officinale und *Guaiacum sanctum)*

Der immergrüne Baum aus der Familie der Jochblattgewächse *(Zygophyllaceae)* wird auch Pockholzbaum oder Franzosenholzbaum genannt. Der Baum, dessen anmutige hellblaue Blüte die Nationalblume Jamaikas ist, wächst im karibischen Raum von Südflorida bis hinunter in die südamerikanischen Urwälder. In Europa sind Guajakbäume aus der Braunkohlezeit, aus dem niederrheinischen Oligozän vor 25 bis 38 Millionen Jahren, bekannt.

Der Name Guajak entstammt der Sprache der ausgerotteten karibischen Indianer. *Guayacan, hujacam* oder *hoaxacan* bedeutet »Holz des Lebens«. Als Heilmittel für die Syphilis bezeichneten die Apotheker das Holz als *Lignum benedictum* (gesegnetes Holz), *Lignum sanctum* (heiliges Holz) oder *Lignum vitae* (Lebensholz). Aus dem Holz, das, wie Petrus Martyr schreibt, »zerkleinert und zerstampft wird, bereitet man durch Aufkochen eine Medizin, die die üble Lustseuche aus den Knochen und dem Rückenmark treibt« (Wolters 1994: 142). Noch heute gelten bei den südamerikanischen Indianern Guajakholzabkochungen als schweißtreibendes Heilmittel bei Rheuma, Syphilis, Höhenkrankheit und Erschöpfung (Rätsch 1987: 129).

Die Begeisterung für das heilkräftige Holz führte zum Raubbau, sodass der Pockholzbaum fast ausgerottet wurde und heute auf der roten Liste bedrohter Arten steht. Zu Wirkung und Inhaltsstoffen schreibt der Ethnopharmakologe Christian Rätsch: »Das amorphe Harz schmeckt scharf-kratzend und besteht aus Guajakonsäure, Guajaksäure, kristalliner Guajakharzsäure, gelbem Farbstoff und einem Gummi. Das Holz enthält außerdem ein ätherisches Öl aus Guajol, Guajazulen, und Guajoxid, Vanillin und Saponine. Die Inhaltsstoffe haben schweiß- und harntreibende sowie nieren- und leberanregende Wirkungen.« (Rätsch 1987: 132)

Der Humanist Ulrich von Hutten, der sich als Zwanzigjähriger mit der Lustseuche angesteckt hatte, versuchte die Holzkur. Überzeugt, dass sie ihm geholfen habe, schrieb er ein begeistertes Attest für die Guajakrinde. Als er 15 Jahre später dennoch jämmerlich an der Seuche (oder an den Spätfolgen seiner versuchten Quecksilberschmierkur) zugrunde ging, erhärtete sich der Verdacht, dass das so hoch gepriesene Wundermittel wohl doch nutzlos sei.

Ulrich von Hutten hatte dennoch nicht ganz Unrecht. Man weiß inzwischen, dass sich die Geschlechtskrankheit mit Pockholz auskurieren lässt, vorausgesetzt, man macht es richtig. Nicht das Holz an sich benutzten die Indianer, sondern vor allem das Harz. Dieses gewannen sie, indem sie die Äste vom Baum schnitten und ungeschält am äußeren Ende anzündeten. Dadurch floss das rötlichbraune Harz heraus und wurde anschließend zu nussgroßen Pillen geformt, die gegen Licht geschützt aufbewahrt werden mussten. Sobald das Sonnenlicht das Harz grünlich verfärbt, sei die Medizin wirkungslos. Unmittelbar vor Gebrauch wurde das Harz zerpulvert und in heißem Wasser gelöst (Stammel 1988: 206). Die Kur dauerte im Allgemeinen sechs Wochen; die Patienten waren zu Abstinenz und Enthaltsamkeit verpflichtet, fasteten oder aßen eine besondere Diät und nahmen täglich heiße Schwitzbäder. Unter diesen Voraussetzungen vermag das im Harz enthaltene Phenolderivat Guajacol die Treponemaspirochäten abzutöten (Griggs 1997: 37). Für die Europäer war das alles zu aufwendig, zu fremd. Die Mediziner schauten – damals schon! – vor allem auf die Substanz, ohne sich um den kultisch-rituellen Kontext, unter dem das Gebräu zur Anwendung kam, zu kümmern.

Um 1530 wandten sich die Ärzte zunehmend den mineralischen Mitteln der arabischen, alchemistischen Tradition zu. Man erinnerte sich an die quecksilberhaltige »sarazenische Salbe«, das *Unguentum saracenum,* das die Kreuzritter aus dem Morgenland mitgebracht hatten. Diese Salbe, mit der Barbiere und umherziehende Chirurgen mit einigem Erfolg Aussatz, Krätze und Hautparasiten kurierten, war viel einfacher anzuwenden, als die aufwendige Guajakkur. Leider war die Schmiere aber hochgiftig. Neben Quecksilber enthielt sie Wolfsmilch *(Euphorbia hirta)*, die sonst zum Blasenziehen verwendet wurde, und das Öl aus den Samen des scharfen Rittersporns *(Delphinium staphisagria)*, das zum Vergiften von Läusen, Mäusen und Ratten verwendet wurde. Die Zutaten wurden in Schweinefett gesotten, das die giftigen Wirkstoffe gut in die Haut transportierte. Auch wenn sich die Patienten eine akute Vergiftung zuzogen, schien die Salbe das einzige Mittel zu sein, das, auf das Geschwür aufgetragen, wirklich und sofort half.

Auch Paracelsus, beileibe kein Feind pflanzlicher Heilmittel, propagierte eine Quecksilberschmierkur gegen die schreckliche Seuche. Wieder war das Handelsunternehmen der Fugger zur Stelle und bemächtigte sich der Quecksilberminen Spaniens. Dies war die Geburtsstunde der Chemotherapie in ihrer ganzen Tragweite. Fortan galt es als modern, den »Wurzelkram« zu verachten und statt dessen das ärztliche Handwerk mit den drastisch wirkenden, alchemistisch aufbereiteten mineralischen und chemischen Substanzen zu betreiben. Heilkräuter schienen dagegen nichts zu bewirken. Der Patient trank Kräutertee, und nichts geschah; wurde er jedoch geschmiert, dann reagierte der Körper auf heftigste Weise. Speichelfluss und Schweißausbrüche erzwingen die Ausleitung der schlechten Säfte, hieß es.

Von der Komplexität der Heilpflanzen und ihrem Zusammenwirken mit der ebenfalls komplexen Immunreaktion des Körpers verstanden die damaligen Ärzte so gut wie nichts. Und das intuitive, hellsichtige Kräuterwissen einfacher Kräuterheiler war ihnen längst abhanden gekommen. Wie viel einfacher war es da für sie, die offensichtliche Wirkung toxischer Chemikalien zu begreifen. Man glaubte, durch alchemistische Aufbereitung – Kalzinieren, Sublimieren, Destillieren, Schmelzen, Verreiben und so weiter –, den aus Arsen, Quecksilber, Blei, Antimon und Vitriol (Schwefelsäure) hergestellten Ölen, Pulvern, Salzen und Salben die Giftigkeit nehmen zu können. Ein Trugschluss!

Als dann weitere Heilpflanzen aus Amerika bekannt wurden, mit denen die Indianer die Seuche erfolgreich ausheilten (siehe Anhang: »Syphilispflanzen der Indianer«), war die Quecksilberbehandlung schon unabänderlicher Bestandteil medizinischer Praxis. Die einzigen Pflanzen, die beibehalten wurden, waren Giftpflanzen (Schierling, Eisenhut, Fingerhut), Abführ- und Brechmittel (Ipecac, Senna, Skammoniumharz, Purgierwinde) und Betäubungsmittel (Opium), aber auch da galt es nun, die Wirkstoffe – die »Quintessenz« oder »Arkana« – herauszukristallisieren. Die ganze Heilkunde wurde demnach durch die Spirochäten umgekrempelt!

Die Betroffenen ließen sich nun alle zwei Tage, fünf- oder sechsmal hintereinander, von behandschuhten Arztassistenten mit der grauen Paste einsalben. Die Ärzte fanden es unter ihrer Würde, selbst Hand anzulegen. Die auf die Lustseuche spezialisierten Arztgehilfen, die sich bald selbstständig machten, die Bader, Schröpfer, Zähnezieher und Barbiere, sind dank dieser Therapie als »Quacksalber« in unsere Sprache eingegangen. Tatsächlich tötet das flüssige Metall die bösen Spirochäten. Es bestand jedoch die Gefahr, dass die famose Kur nicht nur den Erreger, sondern ebenfalls den Wirt umbrachte.

Wenn dann kurz nach dem Einschmieren die Merkurvergiftung einsetzte, ging es den Kranken sehr schlecht. Sie geiferten unaufhörlich, schwitzten, zit-

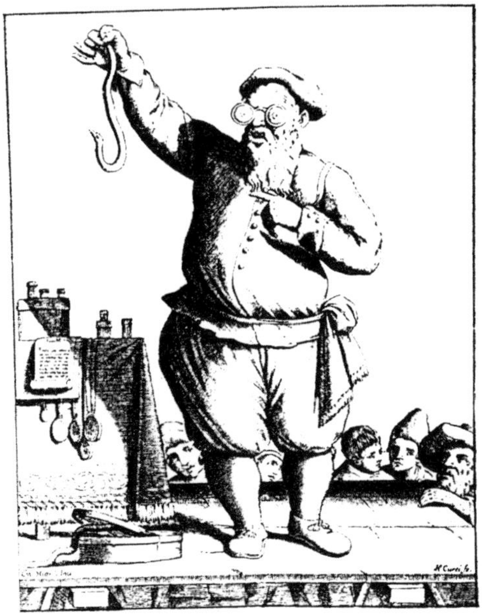

Quacksalber. Stich von H. Curti und G. M. Minelli, 17. Jahrhundert.

terten unkontrollierbar, bekamen chronischen Durchfall und Darmkoliken. Danach waren sie appetitlos, apathisch, abgeschlagen; Geschwüre bildeten sich auf der Zunge und am Gaumen, die Haut wurde gelb, da die Leber angegriffen war, die Haare fielen büschelweise aus, die Zähne verfärbten sich schwarz und wurden locker; es kam zu Anämie, Nieren- und Darmentzündungen. Die Mediziner interpretierten diese Reaktionen als notwendige Vorbedingung zur Heilung. Hieronymus Fracastoro (1478–1553), eine medizinische Autorität der damaligen Zeit, verkündete, die Salbe lasse die »schlechten Humore«, das Gift der Lues, herausschwitzen und herausgeifern. Von den armen Patienten verlangte man eine stoische, heldenhafte Haltung: Die »heroische Medizin«, die noch immer in der Krebs-, Aids- und neuerdings teilweise in der Borreliosebehandlung vorherrscht, trat an. Wie bei einer Antibiotikabehandlung wurden die Patienten angehalten, die Schmierkur nicht vorzeitig abzubrechen.

Quecksilber (*Mercurius dulcis*, Kalomel) war die Wunderdroge jener Epoche – ähnlich der radioaktiven Bestrahlung und der Penicillinspritze Mitte des 20. Jahrhunderts. Wie später Penicillin wurde Quecksilber für fast alles verschrieben. Noch um 1800 bezeichnen renommierte Ärzte die Quecksilberpräparate als die besten Mittel zur Beruhigung einer chaotischen Physis und verschreiben sie für 46 verschiedene Krankheiten, darunter Asthma, Gicht, Krebs, Gelbsucht, Wahnsinn, Kopfschmerzen, Pocken, Verdauungsstörungen, Seitenstechen, Rachitis und zum Austreiben von Magenschleim (Griggs 1997: 183). Sogar Säuglinge bekamen Kalomel (Quecksilberchlorid) eingetrichtert. Neben Quecksilber und dem schmerzbetäubenden Laudanum (Opium), den beiden am häufigsten verschriebenen Medikamenten, wurden andere mineralische Gifte und Purgierstoffe populär. Eine iatrogene (das heißt von Ärzten verursachte) Katastrophe ersten Ranges nahm in der zivilisierten – »syphilisierten« – Welt ihren Lauf und hat fast bis zur heutigen Zeit über viereinhalb Jahrhunderte angedauert. Die westliche Welt litt an schleichender Vergiftung durch das toxische Metall Quecksilber. In Zusätzen zu Impfungen, in verseuchten Meeresfrüchten und in den mit Quecksilberamalgam gefüllten Zähnen wirkt das Gift noch heute.

Durch Spirochäten verursachter Kulturwandel

Die neue Seuche und noch mehr ihre Therapie bewirkten einen markanten Wandel in der Kultur. Nicht nur wurden die für ihr lustiges Treiben berüchtigten mittelalterlichen Badehäuser geschlossen, auch Kleidung, Unterhaltung, Umgangsformen und Sitten veränderten sich radikal. Waren zuerst nur Soldaten und Dirnen betroffen, so war es bald die gesamte Elite: Kaiser und Könige, Herzöge, Fürsten, Päpste, Kardinäle, Bischöfe, Mönche und Nonnen (Köster-Lösche 1989: 60). Mehrere Päpste litten an Syphilis: Papst Innozenz VIII., der Inquisition und Hexenverfolgung offiziell legitimiert hatte, wurde so krank, dass er sich, wie berichtet wird, eine Amme ins Bett nahm und nur noch Muttermilch trank. Auch mit Bluttransfusionen versuchte man es, wobei drei Jünglinge ausbluteten, worauf sie starben (Rosa 1991: 128). Sein Nachfolger, aus der Familie der Borgia, war der Weiberheld Papst Alexander VI. Er ließ den Bußprediger Savonarola lebendigen Leibes verbrennen, als dieser es gewagt hatte, die Syphilisinfektion, die den päpstlichen Hofstaat und 17 seiner Familienangehörigen ereilt hatte, als Strafe Gottes zu bezeichnen. Sein Sohn, der blutrünstige Tyrann, Cesare Borgia, zeigte sich in der Öffentlichkeit nur mit einer schwarzen Seidenmaske, um seine syphilitischen Entstellungen zu verbergen. Der nächste Papst, Julius II., *Il terribile* genannt, liebte Essen, Saufen und Knaben. Sein Zeremonienmeister musste bald jedoch Besucher davon abhalten, die päpstlichen Füße zu küssen, da die Syphilis bereits die Fußknochen zerfressen hatte. Auch sein Nachfolger, der homosexuelle, von Aftergeschwüren geplagte Papst Leo X., war schließlich so krank, dass er auf einer Bahre liegend getragen werden musste. Im syphilitischen Wahn beschloss er, den Petersdom abreißen und in neuem Prunk wieder aufbauen zu lassen. Die Ablassverkäufe, die den Bau finanzieren sollten, führten schließlich zu Luthers Thesen und forderten die Reformation heraus.

Die weltlichen Herrscher waren nicht weniger betroffen. In Russland erschlug Iwan der Schreckliche im syphilitischen Wahn – die Spirochäten hatten sich in seinem Hirn eingenistet – seine Frau und seinen Sohn. Landgraf Phi-

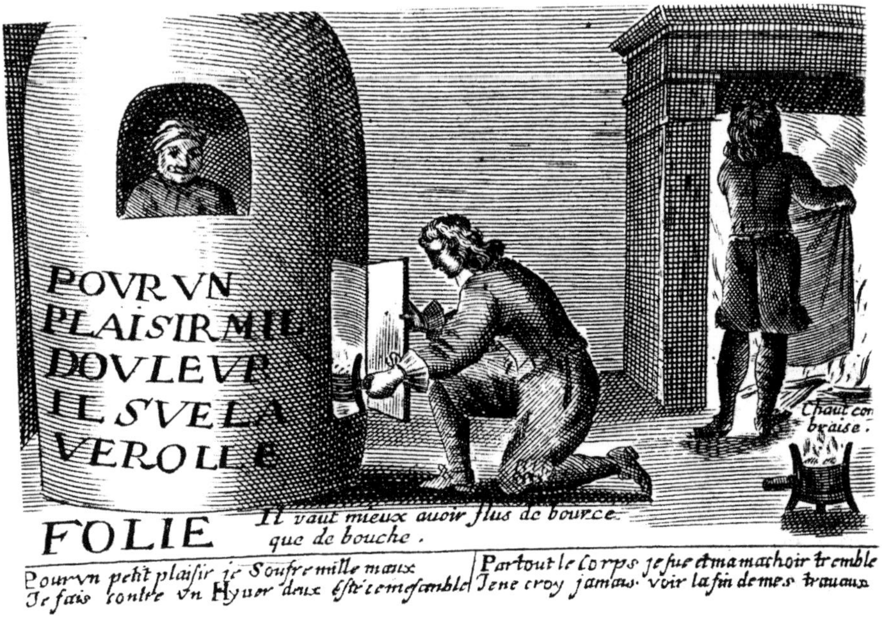
POVR VN
PLAISIR MI
DOVLEV
IL SVE LA
VEROLLE
braise.
FOLIE
Il vaut mieux auoir plus de bource que de bouche.
Pour vn petit plaisir je Soufre mille maux
Je fais contre vn Hyuer deux esté ce me semble
Partout le Corps je sue et ma machoir tremble
Je ne croy jamais voir la fin de mes trauaux

Ein Ofen zur Beräucherung des Patienten mit Quecksilberdämpfen. Radierung von Jacques Langier, Paris, 1659.

lipp von Hessen wollte neben seiner Frau noch eine Jungfrau heiraten, denn eine damals vielbefolgte Theorie besagte, dass die Vagina einer Jungfrau oder einer dunkelhäutigen Frau Syphilis heilen könne. Die abergläubische These, dass Geschlechtsverkehr mit einer Jungfrau heilend wirke, lebt heute noch in Südafrika in Bezug auf Aids weiter. Der britische Monarch Heinrich VIII. ging durch sechs Ehen, da er wegen der Erkrankung keine gesunden Thronfolger zeugen konnte. Bis auf Elisabeth wurden alle seine Kinder tot geboren, starben kurz nach der Geburt oder kränkelten vor sich hin. Heinrich betrachtete sich als frommen Katholiken, aber nachdem er wegen Vielweiberei vom Papst exkommuniziert worden war, ließ er den Kardinal und den katholischen Kanzler umbringen und erklärte sich selbst zum Oberhaupt der englischen Kirche. Heinrich, der zunehmend unter politischem und religiösem Verfolgungswahn litt, starb mit 55 Jahren, »stinkend, aufgeschwollen und mit eiternden Geschwüren bedeckt« (Bäumler 1997: 69). Offensichtlich hat die »Salbe Seiner Königlichen Gnade« *(King's Grace Oyntement)*, die ihm die besten Wissenschaftler der damaligen Welt am St. James' College hergestellt hatten, um »das überanstrengte Glied zu kühlen, trocknen und beruhigen«, nicht helfen können.

King's Grace Oyntement

Die Salbe, die dem König helfen sollte, basiert auf den Schriften des Griechen Dioskurides. Folgende Zutaten waren in ihr enthalten:

- **Wegerich** *(Plantago major)*, der erweichend, zusammenziehend und wundheilend wirkt. »Es gibt kein Leiden, das von Mars ausgeht, welches nicht von Wegerich geheilt werden kann.« (Nicholas Culpeper)
- **Leinsaat** *(Linum usitatissimum)*, die erweichend und beruhigend wirkt.
- **Bockhornsklee** *(Trigonella foenum-graecum)*; die zerriebenen Samen enthalten Schleimstoffe, Steroidsaponine und ätherische Öle. Das Pulver wurde bei Furunkulose, eitrigen Entzündungen des Zellgewebes (Phlegmone) und Lymphknotenentzündung verwendet.
- **Margeritenblüten** *(Chrysanthemum leucanthemum)*, die ähnlich wie Kamillenblüten als Wundbalsam wirken.
- **Eibischwurzel** *(Althea officinalis)*, die beruhigend und erweichend wirkt.
- **Duftveilchenblätter** *(Viola odorata)*, die bei Hautkrankheiten reinigend wirken.

Heinrich experimentierte ebenfalls mit Steinklee, Rosenwasser, Blei, Terpentin, roten Korallen, »Einhornhörnern« und zu Pulver verriebenen Regenwürmern (Griggs 1981: 51), dies alles jedoch ohne viel Wirkung, was als Zeichen gedeutet wurde, dass gegen die Syphilis kein Kraut gewachsen sei.

Paradigmenwechsel [88]

Die Syphilis – so der Medizinhistoriker Schipperges – hatte »einen nicht zu unterschätzenden Einfluss auf die gesamte kulturhistorische Situation des Abendlandes (...). Inquisition und Hexenwahn fanden in der veränderten, im Extremen lebenden Gesellschaft eine ihrer unheilvollen Wurzeln« (Schipperges 1990: 84). Der Höhepunkt der Hexenverfolgung, zwischen 1550 und 1650, deckt sich mit der schlimmsten Phase der Lues-Epidemie (Beckmann/Beckmann 1997: 23). Das ist zugleich die Zeit, in welcher der Paradigmenwechsel stattfand, der immer weiter weg von einem intuitiven, visionären, mystisch-magischen Weltbild hin zur Herrschaft der objektiven, reduktionistisch-materialistischen Wissenschaft führte.

88 Als Paradigmenwechsel bezeichnete der Wissenschaftstheoretiker Thomas Kuhn den Wandel in einem Modell, nach dem eine kulturelle Wirklichkeit oder ein Weltbild organisiert ist.

Der Schrecken der Seuche saß den Gelehrten so tief in den Knochen, dass sie nun die Natur an sich als bedrohlich empfanden. Die Natur wurde nicht mehr als eine gütige weibliche Weltseele gesehen, als Gottesmutter oder Isis, voller Zeichen und Wunder, sondern als gefährliche Hexe, die es unter Kontrolle zu bringen galt. Sie glich einer Dirne, die zwar schön aussieht, aber möglicherweise das tödliche Gift in sich trägt. Man konnte sich ihr nicht einfach hingeben, sondern sie musste zuerst vorsichtig inspiziert werden. Sir Francis Bacon (1561–1639), einer der gefeierten »Väter der modernen Naturwissenschaft« und Begründer der induktiven[89], experimentellen Methode, wollte die Natur mittels »Mechanik, mit Hebeln und mit Schrauben, bezwingen und bearbeiten«, um ihre Geheimnisse offenzulegen (Merchant 1987: 177). Der objektive Wissenschaftler, welcher der Natur als gefühlsloser, kaltherziger Inquisitor gegenübertritt, tritt nun in Erscheinung. Bacons utopische Zukunftsvision, *Nova Atlantis*, erschien 1627. In diesem neuen Atlantis würden weiß gekleidete Wissenschaftler in klosterähnlichen Instituten die Natur sezieren, erforschen und – »zum Wohle der Menschheit« – zu nutzen lernen. Die alten »Götzen«, der Aberglaube und die Wahnvorstellungen von magischen, transsinnlichen Aspekten der Natur, von Engeln und Pflanzengeistern, würden gnadenlos von ihren Sockeln gestoßen.

Auch beim Denkmeister René Descartes (1596–1650) ist kein Platz mehr für Sentimentalität. Er entseelt die Welt, erklärt sie zu einer roboterhaft funktionierenden Maschine und misst sie mathematisch mit einem abstrakten Koordinatensystem aus. Dadurch wird der Weg frei, Pflanzen, Tiere wie auch die »Wilden« (Eingeborenen) nach Belieben und ohne Gewissensbisse zu (be)nutzen und auszubeuten. Die Träger des alten Wissens, Hebammen, alte Bäuerinnen und Naturweise, waren nun im Weg. Sie blockierten den Fortschritt. Man musste sie mundtot machen, verbannen, wegräumen oder notfalls als Hexen verbrennen. Ihr altüberliefertes Wissen um Naturgeister und magische, kosmobiologische Zusammenhänge, ihre Heilmethoden und Heilpflanzen galten nun als wertlos.

Trotz allem blieb man christlich; Descartes war sogar Jesuit. Man stellte sich Gott nun als kosmischen Uhrmacher vor, und seine Schöpfung sah man als ein wunderbares mechanisches Uhrwerk. Gott hatte es aufgezogen, und nun tickte es automatisch vor sich hin, bis eines Tages, am Ende der Zeit, ihre Energie abgelaufen sein würde. Und da die Natur aus seelenloser Materie bestand, brauchte der kühne Wissenschaftler keine Scheu mehr vor ihr zu haben. Indem man sie zerlegt und erforscht, lernt man die Gedanken des Schöpfers

89 In der von Bacon ausgearbeiteten Wissensmethode der Induktion wird nicht von einem Bild des großen Ganzen ausgegangen, sondern es werden experimentell ermittelte Einzelheiten zum Gesamtbild zusammengeschlossen.

nachvollziehen. So konnte ein kühner Andreas Vesalius (1514–1564) ohne Bedenken Tiere und Leichen sezieren, denn Körper waren nun Gegenstände. Der Schoß der Natur konnte gewaltsam geöffnet werden – auch der Schoß des Mikrokosmos: Die Geburtszange wurde erfunden; 1500 erfolgte durch Jakob Nufer der erste Kaiserschnitt an einer Lebenden.

Nicht mehr Götter lenkten nun den Gang der Planeten, denn auch der Sternenkosmos galt als ein Uhrwerk, dessen Bewegungen Johannes Kepler (1571–1630) und andere Astronomen mathematisch berechneten. Kopernikus (1473–1543) ersetzte die weibliche Erde durch die männliche Sonne als kosmischen Mittelpunkt. Paradigmenwechsel, Fortschritt überall! Keine berauschenden Kräuter mehr im Bier, sondern Reinheitsgebot (1516). Brillen für Kurzsichtige. Erfindung des Buchdrucks. 1600 erste Abbildungen menschlicher Embryonen durch Hieronymus Fab. Und während der ganzen Zeit brennen die Scheiterhaufen, und mit ihnen verbrennt altes Erfahrungswissen, Seelenwissen, Heilwissen. Doch zum Glück gibt es die Botaniker – Brunfels, Bock, Fuchs, Mattioli, Gerard –, die überliefertes Kräuterwissen bewahren, systematisieren und als dicke, illustrierte Kräuterbücher drucken lassen. Das ist besser als die neue Quecksilbermedizin, aber Pflanzenengel und Wunder gibt es auch in diesen Büchern nicht.

Die Taufpaten dieses neuen Zeitalters sind die Spirochäten. Die kleinen merkurialen »Schlangen« sind die Wegbereiter ins Neue Atlantis.

Aber auch das profane, alltägliche Leben der Menschen ändert sich radikal durch die Spirochäten. Das Vertrauen zwischen Männervolk und Weibervolk ist vergiftet. Die Einstellung und Lebensart des Spätmittelalters war nicht sexualfeindlich und kannte kaum Schuld- und Schamgefühle, was die Funktionen des Unterleibs betraf. Die sexuelle Unterdrückung nahm ihren Anfang erst um 1500 und verschärfte sich nach 1550 (Daxelmüller 1996: 180). Zu dieser Zeit stieg auch die Zahl der gegen Frauen gerichteten Hexenprozesse[90], während zuvor Ketzer, Zauberer und Hexer beiderlei Geschlechts von der Inquisition betroffen waren. Damals wurde die Saat für den bis heute nachwirkenden, unseligen Geschlechterkampf gesät. Griesgrämige Puritaner bekamen Aufwind und predigten vom »unreinen, sündigen Beischlaf«. Frustrierte Männer flohen die Frauen. Mit mächtigen Kanonen und schnellfeuernden Schießgewehren »penetrierten und entjungferten« sie nun fremde Welten. Auch Kolonialismus und Imperialismus sind letztlich eine Auswirkung der westlichen »Syphilisation«. Und die Frauen wurden derweil, klinisch gesprochen, zunehmend hysterisch (von griechisch *hysterikós* = »an der Gebärmutter leidend«).

Seuche und Quecksilbertoxikose bestimmten auch die Mode. Haarausfall, blassgelbe, unreine Haut und stinkende, nässende Geschwüre ließen sich

90 Francis Bacon war, nebenbei bemerkt, auch als Staatsanwalt bei den Hexenprozessen tätig.

mit wallenden Perücken, dick aufgetragenem Puder, Schminke und Parfüm kaschieren. Das Eau de Cologne wurde ein Verkaufsschlager. Die Pariser Mode ersetzte die herkömmliche Tracht: Mit kostbaren Seidenstrümpfen, Schals, steifen Kragen und Spitzenrüschen, die Hals und Armgelenke bedeckten, und mit eleganten Glacéhandschuhen kamen die Modemacher dem Wunsch nach Diskretion entgegen. Die Frauen trugen lange Röcke und Hauben. Da durch die Merkurvergiftung die Zähne ausfielen, bekam die Zahnheilkunde Aufwind: Es wurde mit Zahnersatz experimentiert. Auf dem Ein-Dollar-Schein sieht man das Porträt von George Washington, dem ersten US-Präsidenten. Für die geschwollenen Hamsterbacken ist sein künstliches, aus Hirschzähnen gebasteltes Gebiss verantwortlich.

Auch das Benehmen nahm zwangsläufig neue Formen an. Die einst polternde Stimme der Fürsten wich einem feinen, fast geflüsterten Ton. Chronische Schleimhautschäden, Heiserkeit und Rachengeschwüre – Nebenwirkungen der Quecksilbermedizin – erzwangen diese neuen Umgangsformen. Als Gesellschaftstanz kam das steife, mechanische Menuett auf, bei dem die Bewegungen wie ein tickendes Uhrwerk abliefen. Aber das war modern, schließlich wusste jeder Gebildete, dass auch der Menschenkörper eine tickende Maschine ist. Beherztes Springen und Reigentänze überließ man dem primitiven Landvolk oder den »Wilden«.

Harte Holzbänke wichen Sofas und gepolsterten Sesseln und Stühlen, welche die schmerzenden Knochen und die von Hämorrhoiden und Fisteln geplagten Allerwertesten schonten. Noch bis ins 20. Jahrhundert lebte der Kult der schön bestickten Kissen in den gutbürgerlichen Wohnstuben fort.

Dauerschnupfen – Zeichen eines lädierten Immunsystems – verlangte den Einsatz von eleganten, mit gehäkelten Spitzen versehenen Schnupftüchern. Niemand wagte es mehr, mit einem Druck des Daumens gegen die Nasenwand, den Nasenrotz einfach auf den Boden zu schneuzen.

Auch die Tischmanieren veränderten sich radikal. Man aß nicht mehr aus gemeinsamen Schalen und Schüsseln, sondern jeder hatte seinen Teller für sich. Fleisch und Brot wurden nicht mehr mit bloßen Händen angefasst, abgebissen oder, wenn das Stück zu zäh war, mit dem Messer kurz vor den Lippen abgesäbelt. Man entwickelte zum Essen, wie zu anderen natürlichen Dingen auch, ein gegenständliches Verhältnis. Metallenes Besteck, mit dem man die Speisen stechen und sezieren konnte, wurde zur Norm. Auch die Ärzte machten sich ihre Hände nicht schmutzig, sondern behandelten ihre Patienten mit »Besteck«. Anfangs hatte die Kirche allerdings Probleme mit der Gabel, denn der Dreizack galt als Teufelszeichen. Da aber Gabeln mit vier Zinken nichts Dämonisches mehr an sich haben, essen wir noch heute mit vierzinkigen Gabeln.

Nicht nur beim Essen versuchte man die Natur in ihre Schranken zu weisen und sie zu vergegenständlichen. Alles wurde nun auf neue, zurückhaltende

Weise betrachtet und behandelt. So trugen moderne Mütter ihre Kinder nicht mehr im Arm, wo ihnen Herzschlag und mütterlicher Körpergeruch Geborgenheit vermitteln konnte. Man schob sie stattdessen wie einen Gegenstand im Kinderwagen vor sich her, oder man ließ sie schieben. Die Kleinen durften auch nicht mehr mit Eltern und Geschwistern hautnah im Bett kuscheln, sondern bekamen Kinderzimmer und eigene Kinderbetten. In feinen Familien wurden sie auch nicht mehr von der Mutter gestillt, Ammen übernahmen dies. Doch als noch moderner und sauberer galt es, die Kleinen mit der Flasche zu füttern. Auf diese Weise erkalteten die Seelen in der westlichen Zivilisation. Auf diese Weise zog man sich kühle Beobachter heran, Menschen, die sich nicht mehr innig verbinden konnten, Kopfmenschen anstatt Herzmenschen. Descartes' Bonmot *Cogito, ergo sum* (»Ich denke, also bin ich«) ist das Motto einer Zeit, in der sich aus Angst vor der rohen Natur das Bewusstsein vom warmen Bauch in die kühle Zitadelle des Hirns zurückzog. Ihr Kultort war der Salon mit seinen gepflegten, manierlichen Diskussionen, eleganten, überspitzten Wortgefechten, Intrigen, Flirts und feinen, gekünstelten Manieren.

Glasfenster und Spiegel zierten den Salon der Barockzeit. Hinter großzügigen Fenstergalerien schottete man sich ab gegen die gefährlichen »Miasmen« und die krankmachende *mala aria* (»schlechte Luft«) der Außenwelt. Glashütten hatten damals Hochkonjunktur, ganze Buchenwälder wurden verascht, um die Kalilauge zu gewinnen, die man zur Glasherstellung benötigte. Die Fenster schauten hinaus auf streng geometrisch angelegte Gärten. Diese spiegelten den mechanistischen, intellektualistischen Zeitgeist: schnurgerade Kieswege, schnurgerade künstliche Wasserwege mit Becken und Springbrunnen, Bäume und Sträucher, die zu grünen Wänden mit Säulen und Pfeilern geschnitten wurden. Es ist eine gedemütigte Natur, die uns da begegnet, eine Natur unter der Herrschaft des Reißbretts. Technik und Formwille der menschlichen Zivilisation bezwingen den natürlichen Wuchs der Pflanzen. Ein Heer von Gärtnern war ständig damit beschäftigt, den natürlichen Wachstumsgesetzen entgegenzuwirken (Scharff 1984: 77).

Vorbild dieser Prachtgärten war der Park von Versailles des Sonnenkönigs Ludwig XIV., der vermutlich ebenfalls an einer verheimlichten Syphilis litt (Bäumler 1997: 83). An sonnigen Tagen, wenn die frivole Gesellschaft in der offenen Kutsche einen Ausflug durch den Park unternahm, quälte sie die grausame Sonne; die Schminke zerrann, das Puder wurde klebrig. Sonnenschirme und Fächer – Chinoiserie war angesagt – halfen an heißen Tagen wenig. Der Gärtnermeister wusste Abhilfe. Er wusste, dass die Kastanie, ein Baum, der im Südbalkan und in der Türkei wuchs, den kühlsten aller Schatten wirft. Also ließ er in Versailles Kastanienalleen – auch sie geometrisch zurechtgestutzt – pflanzen. Bald hatten alle europäischen Höfe Kastanienalleen, und schließlich entdeckte auch das Volk den schattenspendenden Baum. Wo man sich einst unter Linden eingefunden hatte, um zu trinken und zu tanzen, waren es jetzt die Kastanien, unter deren Laubdach der schäumende Labtrank schön kühl blieb. So verdanken auch die mitteleuropäischen Biergärten ihr Aussehen letztlich den Spirochäten.

Was die hohen Herrschaften tun, ist tonangebend und richtungsweisend für die Bürger. Bald trugen auch sie die neue Mode, Perücken und Jabots. Auch sie zogen sich in die Stuben zurück, gaben sich zivilisiert, spielten Karten, lasen, scheuten die Sonne und verkehrten in leisem, angebrachtem Ton miteinander. Und wer sich die quacksalbernden Ärzte leisten konnte, entwickelte ähnliche iatrogene Beschwerden, nämlich die Symptome der Quecksilbervergiftung. Das ländliche Volk aber konnte sich die Ärzte nicht leisten. Es blieb bei der altüberlieferten Volksheilkunde. Die alten Muhmen sammelten noch immer mit Gebet oder Spruch die Heilkräuter im Hag, kochten sie zu Tees oder Salben und verwendeten sie als Umschläge. Das galt nun als primitiv und »ländlich schändlich«. Die Bauerntölpel mit ihren gebräunten Armen, mit rotbackigen Kindern an der Brust, mit ihrem gesunden Appetit und ihrem gesunden Stuhlgang, ernteten hochnäsige Verachtung.

Der Stuhlgang war der springende Punkt dieser schwierigen Epoche, denn die Merkurpräparate verursachten irreparable Darmschäden. Dazu kam die häufige Verwendung von schmerzstillendem Opium, das – wie jeder an Ruhr oder Darmkatarrh erkrankte Tropenreisende dankbar feststellt – die Darmperistaltik lähmt. Opiumkonsumenten, Junkies und Morphinisten sind bekanntlich permanent verstopft. Darmpurgative gehörten also notwendigerweise zum Arsenal der Mediziner. Die einfachen einheimischen Abführmittel der Kräutermütter waren nicht gefragt. Das drastisch wirkende mineralische Antimon und teure Importware wie der chinesische Rhabarber oder die amerikanische Purgierwinde mussten her, um wieder Bewegung in die trägen Gedärme zu bringen.

Wiederkehr der Kräuter

Erst in den Sturm-und-Drang-Jahren gegen Ende des 18. Jahrhunderts, als die *Treponema* schon viel von ihrer Virulenz verloren hatte, entspannte sich die Situation etwas. Junge Künstler und Gelehrte wandten sich gegen die krankmachende, unnatürliche Lebensweise und ihre »rationale« Medizin. Goethe legte die gepuderte Perücke und die Spitzen ab und zog zum Entsetzen seiner Mutter – »er solle doch wie andere Christenmenschen in den Mauern der Stadt wohnen« (Balzer 1976: 45) – mit seiner Freundin in ein Gartenhaus im Tal der Ilm, gärtnerte, trieb botanische Studien, streifte durch die Natur und huldigte dem *Genius Loci*. Und als Antwort auf die experimentelle Wissenschaft eines

Francis Bacon, der die Natur wie eine Hexe unter der Folter dazu zwingen wollte, ihre Geheimnisse zu verraten, schrieb er (*Faust* I, »Vor dem Tor«):

> »Geheimnisvoll am lichten Tag,
> Lässt sich Natur des Schleiers nicht berauben,
> Und was sie deinem Geist nicht offenbaren mag,
> Das zwingst du ihr nicht ab mit Hebeln und mit Schrauben.«

Man zollte dem Landvolk, das vermeintlich noch im Einklang mit der Natur lebte, seine Kinder noch an der Brust säugte und seine Leiden mit Heilkräutern kurierte, wohlwollende Anerkennung. Rousseau sprach vom »edlen Wilden« im Gegensatz zum gekünstelten, von der Syphilis geplagten, dekadenten Zivilisationsmenschen. Auch die englischen Dichter besangen die ländliche Idylle.

In der Heilkunde fand die neue Gesinnung vor allem durch das Wirken Christoph Wilhelm Hufelands (1762–1836) Einzug. Hufeland, der mit dem Weimarer Kreis in Verbindung stand, verwarf die Quecksilber- und Giftmedizin, den Aderlass und die hautreizenden, blasenziehenden Pflaster. Sein heilkundlicher Ansatz, den er »Makrobiotik« nannte, bestand darin, die natürliche, innewohnende »Lebenskraft« zu unterstützen und zu mehren, anstatt sie vorzeitig zu erschöpfen. Chemische Mittel könnten das nicht bewerkstelligen. Heilkräuter aus der Hand der Natur wirkten da besser. Es bedürfe der Sonne, der frischen Luft, des Wassers und der Wärme, um gesund zu bleiben. Dazu ein ausgewogenes, den Rhythmen der Natur angepasstes Leben mit genügend Schlaf, denn der Schlaf sei heilend und erneuere die Lebenskraft. Mit der Sonne aufstehen, einfache fleischarme Ernährung zu sich nehmen, gründliches Kauen der Speisen, Bewegung im Freien, Übung der Muskeln, Kräutertees und -klistiere, bequeme hautfreundliche Kleidung, Nichtrauchen, seelische Ruhe, Heiterkeit und Zufriedenheit, so nun die Devise, verlängern das Leben. Musik, Kunst und Dichtung sind Nahrung für Geist und Seele, unnötiger Luxus hingegen schwächt die Lebenskraft.

Säuglinge sollten Muttermilch bekommen. Die Kinder solle man nicht verweichlichen; auch sie sollten frische Luft und Bewegung genießen und draußen spielen können, egal wie das Wetter sei. Auch sollte man sie nicht zu früh zur Denktätigkeit zwingen. Sie bräuchten Zeit zum Träumen. Zu viel Intellektualismus wirke abbauend statt aufbauend. Kinder sollten früh ins Bett gehen; und am gesündesten schlafe man auf Matratzen aus Pferdehaar, Moos oder Stroh. Kalt zu baden und sich dann tüchtig abzureiben, tue gut. Jugendliche sollten keine aufreizenden Getränke und Nahrungsmittel wie Kaffee, Tee, Schokolade, Wein oder Zuckergebäck zu sich nehmen. Am gesündesten sei frisches Wasser. Arbeit und Tätigkeit sei für Jugendliche besser als Müßiggang; und für Erwachsene sei es am gesündesten, im Ehestand zu leben. »Künstliche oder literarische (sexuelle) Stimulation« führe zur Vergeudung der Lebenskraft. Und die Medizin, die man nehme, solle niemals Lebenkraft entziehen.

Hufelands Hauptwerk, »Makrobiotik oder die Kunst, das menschliche Leben zu verlängern« (1795), ein Bestseller, der in viele Sprachen, sogar ins Chinesische übersetzt wurde, markiert das Ende der Gesundheitskatastrophe, die Europa heimgesucht hatte. Dass Chinesen und Japaner für Hufelands Lehren aufgeschlossen waren, sollte nicht verwundern, denn der Begriff der »Lebenskraft« deckt sich mit vielen Aspekten der *Chi'i*-Energie oder auch mit jenen des »Nieren-*Jing*«. Heute klingen die Ratschläge Hufelands für viele nach Reformhaus- und Kneippvereinsmief. Aber zu seiner Zeit waren sie revolutionär. Sinn ergeben sie allemal, auch heute noch.

Es war eine Spirochäte, ein winziger Korkenzieherwurm namens *Treponema*, der die Menschen unsanft in ein neues Zeitalter stieß und, wie wir oben andeuten konnten, die Kultur grundlegend veränderte. Die Syphilis hat den Menschen aus seinen Träumen herausgerissen und ihm den Weg zu einer rationellen, empirisch-wissenschaftlichen Sichtweise gewiesen.

Die Seuche, die im 15. Jahrhundert mit unglaublicher Virulenz wie eine Geißel Gottes über die Menschen herfiel, den Betroffenen förmlich das Fleisch vom Körper abfaulen ließ und sie relativ schnell tötete, schwächte sich im Laufe der Zeit immer mehr ab. Das Immunsystem hatte sich angepasst. Ende des 19. Jahrhunderts war sie nur noch eine lästige Kavalierskrankheit. Noch immer war es eine Krankheit, die, wie heute die Borreliose, tausend Masken tragen konnte: Paralyse, Wahnsinn, Degeneration und geistige Umnachtung waren oft das Endstadium, aber ehe es so weit war, regten die Spirochäten, wenn sie das Nervensystem befallen hatten, zwischen den Krankheitsschüben zu einer Steigerung der Leistungsfähigkeit und der Kreativität an. Die Filterfunktion des Gehirns, das die nicht zum unmittelbaren Überleben notwendigen Sinneseindrücke herausfiltert, wird – wie Aldous Huxley in Bezug auf die Wirkung bewusstseinserweiternder Substanzen sagt – durch die bakteriellen Toxine teilweise ausgeschaltet. Ohne das »Reduktionsventil« eines gesunden Nervensystems wird der Geist von einer Informationsflut überschwemmt, die er verdauen beziehungsweise künstlerisch verarbeiten muss. Die Spirochäte lässt die schöpferische Energie auflodern und treibt den Künstler an, ehe er wie ein Feuer ausbrennt. Wie die Droge öffnet sie demnach die Pforten der Wahrnehmung; sie ist ein Türöffner zu nicht alltäglichen Dimensionen. Viele Künstler, Dichter, Musiker oder Maler des 19. und frühen 20. Jahrhunderts waren Syphilitiker. Genie und Irrsinn liegen oft nicht weit auseinander.

An Hirnsyphilis erkrankt, schrieb Friedrich Nietzsche Werke wie »Zarathustra«, »Jenseits von Gut und Böse«, »Antichrist« und »Ecce homo«, ehe er der geistigen Umnachtung anheimfiel. Der Biologe Karl Möbius glaubte sogar, dass Nietzsche einige seiner Werke nicht ohne Anregung durch die Spirochäten und ihre Toxine hätte zustande bringen können (Bäumler 1997: 243). Syphilitiker waren auch Heinrich Heine, Arthur Schopenhauer, Nicolaus Lenau, E.T.A. Hoffmann, Christian Grabbe, Friedrich Schiller, Franz Schubert, Ludwig van Beethoven – der Grund seiner Taubheit –, Hugo Wolf, Friedrich Smetana, Guy de Maupassant, Charles Baudelaire, der Zeichner Alfred Rethel (»Totentanz«), Edouard Manet, Emil Zola, Flaubert und viele andere.

Im Jahr 1905 mikroskopieren die Forscher Fritz Schaudinn und Erich Hoffmann die Gewebsflüssigkeit eines syphilitischen Geschwürs. Ein hauchfeines, korkenzieherartig gewundenes Schlänglein, winziger als ein Sonnenstäubchen, schwebt da in sonderbaren pendelnden und drehenden Bewegungen durch ihr Gesichtsfeld. Sie geben dem Wesen den Namen *Spirochaeta pallida,* »das blasse Schraubenhaar«. Im Jahr darauf entwickelt August Paul von Wassermann eine serologische Diagnostik – die noch heute verwendete »Wassermann-Reaktion« –, mit der die Infektion nachgewiesen werden kann. Der Bakteriologe Paul Ehrlich suchte, wie er sagt, nach einer »Zauberkugel«, mit der er wie der Freischütz den Krankheitserreger unfehlbar treffen könne. 1910 war es so weit. Das arsenhaltige Präparat Salversan kam auf den Markt. Obwohl das Mittel selbst starke Nebenwirkungen hatte, war damit die Syphilis so gut wie gebannt. Sie war, wie Dr. med. Venzmer schreibt, »eine sterbende Krankheit«. Mit dem Penicillin schien der Seuche dann vollkommen der Garaus gemacht.

So leicht aber lassen sich die Wesen nicht wieder aus dem Plan der Schöpfung streichen. Sie sind lediglich der materielle Ausdruck geistiger Archetypen. Man kann sie von der materiellen Ebene vorübergehend verdrängen, aber nie und nimmer auslöschen. Einer unserer großen Weisen drückt es so aus:

> »Kein Wesen kann zu nichts zerfallen!
> Das Ewige regt sich fort in allen.
> Am Sein erhalte dich beglückt.«
>
> Johann Wolfgang von Goethe, »Vermächtnis«, 1829

Nicht nur kommt die Syphilis, wie auch andere Infektionskrankheiten, zurück – die Weltgesundheitsorganisation meldet 12 Millionen neue Ansteckungen pro Jahr –, es ist auch eine neue Gattung von Spirochäten da: die Borrelie. Wird sie ebenfalls einen derartigen Kulturwandel bewirken wie ihre Schwester? Was für Eingebungen, was für Träume wird sie uns bescheren? Es war vor allem die Angst vor der Syphilisspirochäte, welche die Forschung zu der vermeintlichen Wunderwaffe Antibiotika und dem Wahntraum eines krankheitsfreien Daseins der Menschheit führte. Und wiederum ist es eine Spirochäte, die Borrelie, die nun das Ende des Antibiotikazeitalters einläutet und uns zur Vertiefung unseres Wesens ruft.

Es ist wieder Zeit, zu den Heilpflanzen zurückzukehren.

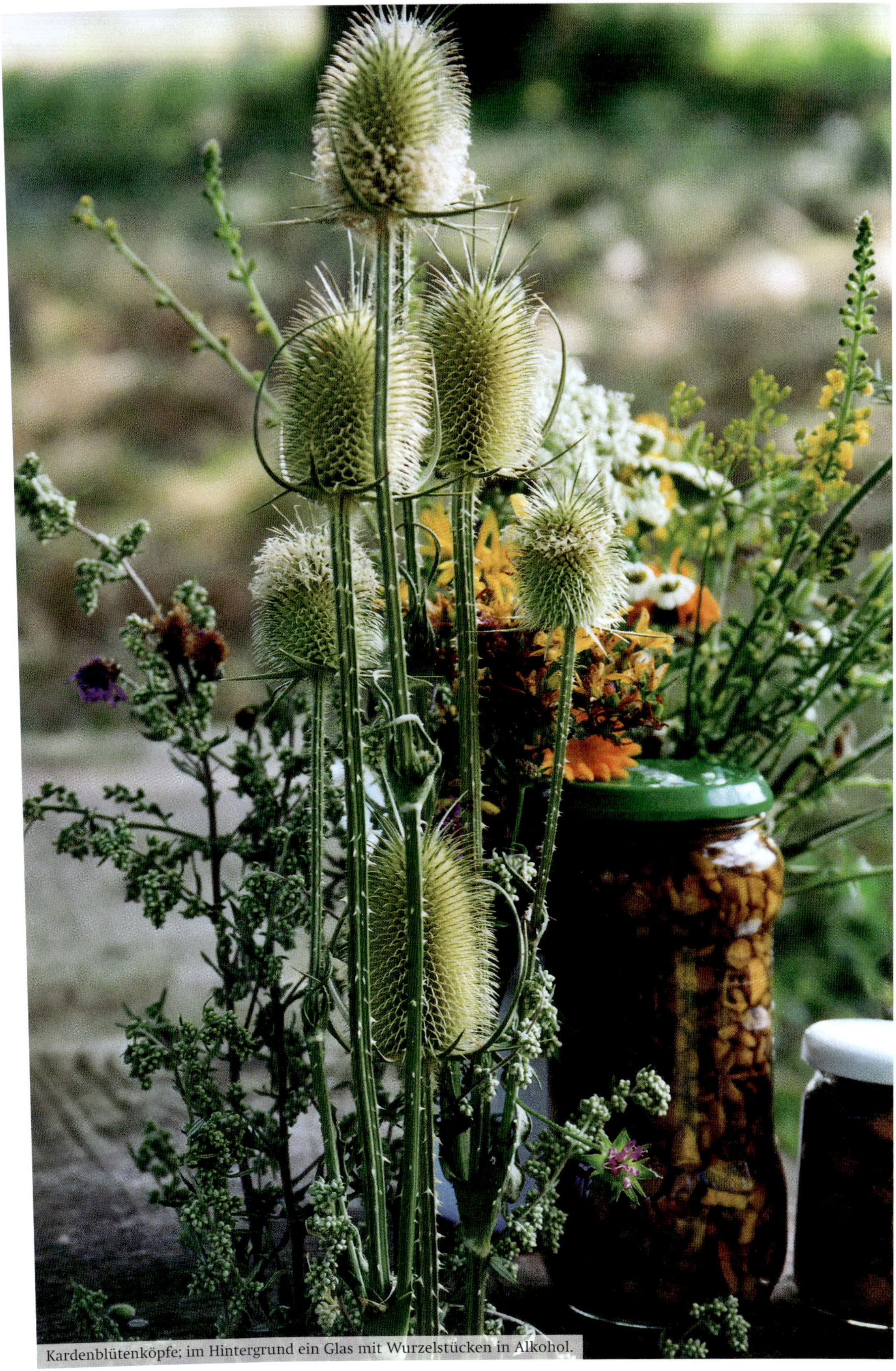

Kardenblütenköpfe; im Hintergrund ein Glas mit Wurzelstücken in Alkohol.

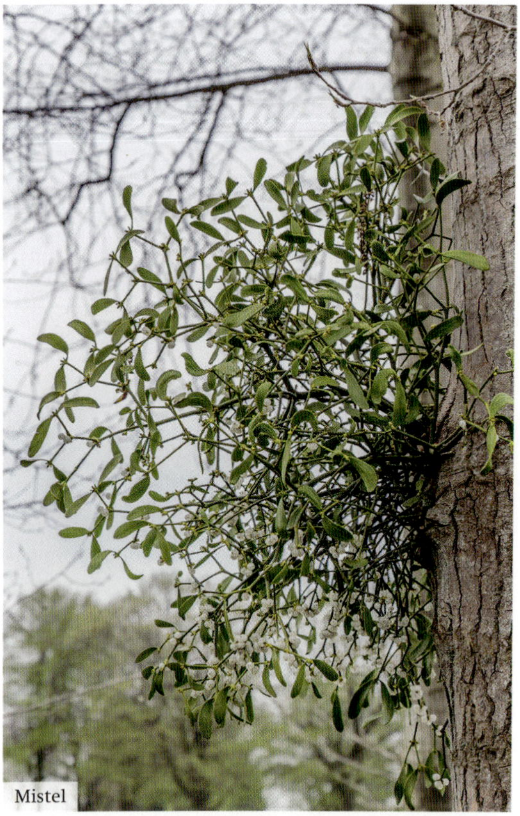
Mistel

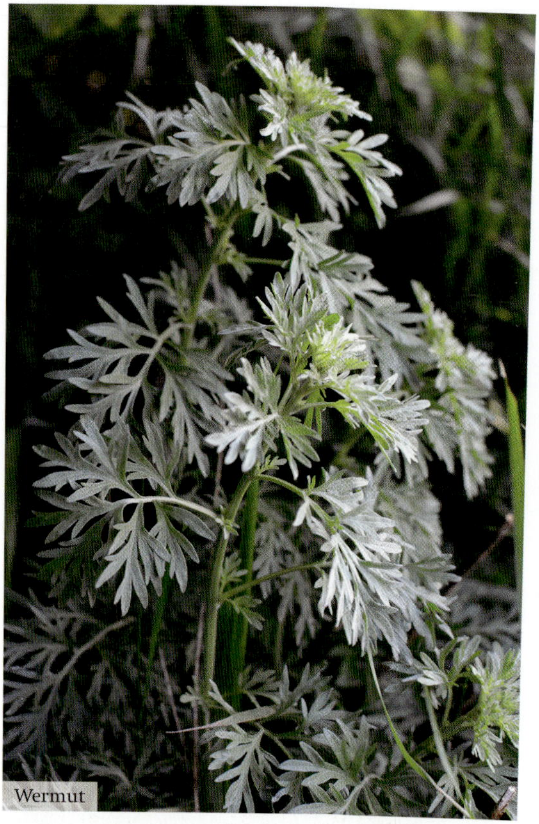
Wermut

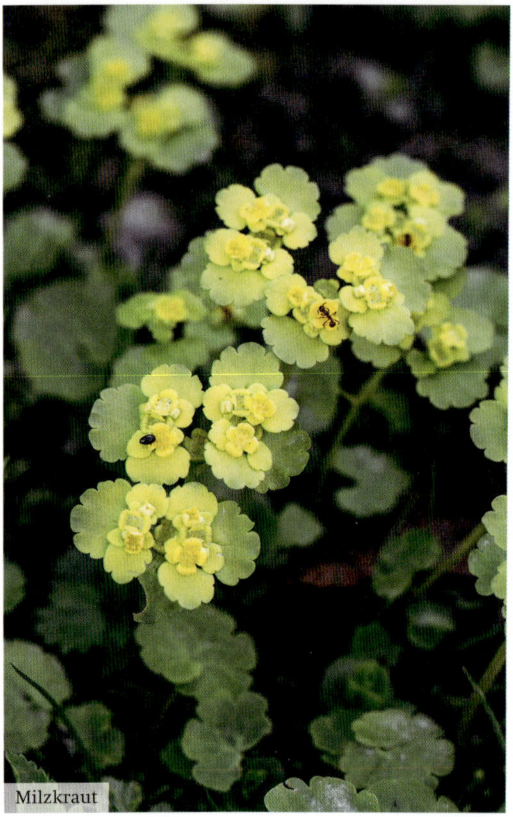
Milzkraut

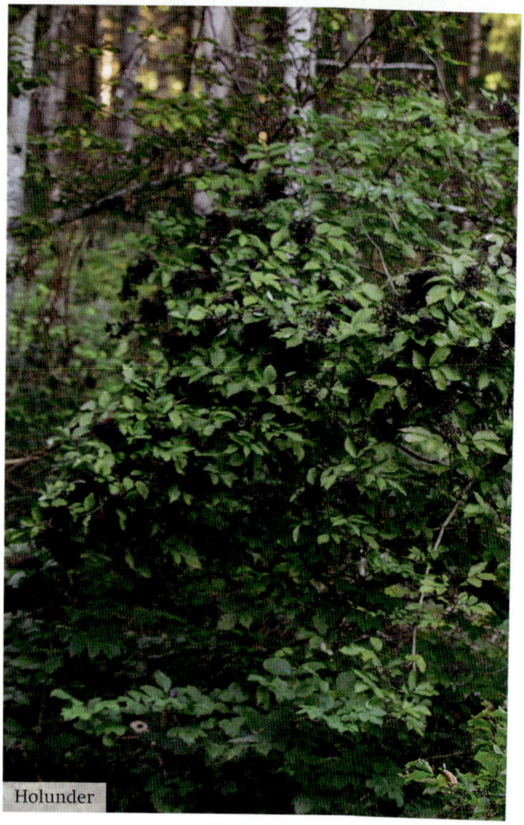
Holunder

ANHANG

Lymph- und Milzpflanzen

Nachfolgend eine kleine Auswahl von Pflanzen, die das Lymphsystem beeinflussen:

Mistel *(Viscum album)*

Nicht ein einzelner Wirkstoff, sondern der Gesamtkomplex verschiedener Komponenten ist für die Wirkung der Mistel verantwortlich: Der Tee oder die Tinktur aus den Mistelblättern stärkt die Kapillargefäße, reguliert den Blutdruck, lindert Arteriosklerose, hilft bei Unfruchtbarkeit, verbessert die Lymphe und unterstützt das Immunsystem. Die parenterale Anwendung von Mistelextrakten hemmt Tumore. Die Mistel lässt sogar eine angeschlagene, geschrumpfte Thymusdrüse wieder wachsen. Dosis: täglich 2 bis 3 Tassen Tee oder 3 Tropfen Tinktur.

Knotige Braunwurz *(Scrophularia nodosa)*

Die Signatur dieser Pflanze ist eindeutig: knotige Wurzeln, harte, »knotige« Blüten. Sie findet Anwendung bei »Knoten« im Leib wie etwa geschwollenen »Drüsen« (Lymphknoten) und Mandeln, ebenso bei »Skrofeln« (Scrophularia, »King's evil«), also verschleppten Entzündungen der Lymphe (Lymphdrüsentuberkulose) mit chronischem Schnupfen, Ekzemen, Lymphschwellung, Milchschorf, entzündeten Augen.

Kur: Für einen Tee 1 Teelöffel Kraut pro Tasse aufbrühen; während 3 Wochen täglich 1 bis 2 Tassen Tee schluckweise trinken (Pahlow 1994: 93). Da der Saponingehalt die Nieren reizen könnte, ist es vielleicht besser, die Braunwurz innerlich als niedrige homöopathische Potenz (D3) oder als spagyrisches Präparat einzunehmen.

Salbe für äußere Anwendung: Die Wurzel im Mai sammeln. Die Salbe bei Geschwülsten (angeschwollenen Lymphdrüsen), Hautflechten usw. auftragen. Ein Rezept nach Dioskurides: die ganze Pflanze, zerkleinert, in Essig, auf die Lymphschwellung auflegen.

Echtes Labkraut *(Galium verum)* oder **Klettenlabkraut** *(G. aparine)*
Beide Labkrautarten wirken »blutreinigend« und regen die Lymphgefäße an, Gifte und Abfallstoffe auszuscheiden. Sie helfen ebenfalls bei Harnwegsinfektion und dienen zur Ausscheidung von Harngrieß und Nierensteinen. Der englische Kräuterkundler Gerard schrieb: »Frauen kochen es mit Haferflocken, um eine gute Figur zu behalten und um abzuspecken.«

Milzkraut *(Chrysosplenium alternifolium)*
Ein Tee daraus oder die Frischpflanze helfen bei Milzleiden, bei Harn- und Leberbeschwerden und wirken galletreibend bei »Verstopfung der Leber«.

Eberesche, Vogelbeerbaum *(Sorbus aucuparia)*
Most, Essig und vor allem der Tee aus den getrockneten Beeren sind ein gutes Mittel bei Lymphflussstörungen. Die Tinktur aus den Beeren wird bei lymphatischen Schwellungen oder Lymphödemen verwendet.

Bei uns wachsende immunstärkende Pflanzen

Purpurner, blassfarbener oder schmalblättriger Sonnenhut *(Echinaceae purpurea, E. pallida, E. angustifolia)*

Diese nordamerikanische Gartenblume ist wegen ihrer von steifen Spreublättern umgebenen Blütenköpfchen nach dem Igel (griechisch *echinos*) benannt. Darin hat sie eine gewisse Ähnlichkeit mit der Karde. Verwendet werden die Wurzel und die Blätter, die man kauen oder als Tinktur oder Presssaft einnehmen kann.

Der Sonnenhut wirkt antiinfektiös (hemmt Bakterien), antiphlogistisch und immunstärkend, auch bei viralen Infekten. Der Korbblütler wirkt, indem er die Phagozytose steigert und die Zahl der T-Helferzellen erhöht. Als Intervalltherapie[91] hilft sie bei chronisch wiederkehrenden Atemwegsinfekten, bei Harnwegsentzündungen und schlecht heilenden Wunden (Fintelmann/Weiß 2002: 232). Er sollte jeweils kurmäßig über zwei oder höchstens drei Wochen eingenommen werden; wird das Mittel zu lange ununterbrochen eingenommen, schlägt die Wirkung um.

Mistel *(Viscum album)*

Die Mistel regt die Thymusdrüse an und hilft, das Immunsystem zu stärken. Einnahme als Tee oder Tropfen.

91 Intervalltherapie: eine zwischen andere Therapien eingeschaltete, auf kurze Zeit befristete Anwendung.

Holunderblüten und -beeren *(Sambucus nigra)*

Der Baum der Frau Holle galt lange als »des Bauern Apotheke«. Noch immer gilt des Dichters Spruch:

> »O, wer zählt die Wunder alle dieses Bäumchens wohl? Rinde, Beere, Blatt und Blüte, jeder Teil ist Kraft und Güte, jeder segensvoll!«

Beeren und Blüten haben nach neusten Forschungsergebnissen nicht nur eine schweiß- und harntreibende, sondern auch entzündungshemmende und starke immunstimulierende Wirkung, die bei immunschwachen, krebskranken und von Viren angegriffenen Patienten helfen kann (Foster/Johnson 2006: 150).

Wermut *(Artemisia absinthium)*

Der bittere Wermut, der als Tee schluckweise über den Tag verteilt zur Beruhigung der Verdauung getrunken werden kann, hat zugleich eine leistungssteigernde, tonisierende, das zentrale Nervensystem anregende, galletreibende, menstruationsfördernde und wurmwidrige Wirkung. Neuerdings wird ihm auch ein immunmodulierender Effekt zugesprochen. Da er aber viel Thujon, ein zentrales Nervengift enthält, muss sehr genau auf die Dosierung geachtet werden.

Eisenkraut *(Verbena officinalis)*

Die alte heilige Pflanze der Druiden[92] ist nicht mit der Zitronenverbene *(Lippia triphylla)* zu verwechseln, die es etwa in Supermärkten als Verbenen- oder Verveine-Tee zu kaufen gibt.

Als Tee wirkt das unscheinbare, bitter schmeckende einheimische Eisenkraut harntreibend und milchfördernd; er regt das vegetative Nervensystem an, fördert die Darmtätigkeit und wirkt harmonisierend auf die Schilddrüse; er gilt als Stärkungsmittel bei Erschöpfung, Nervenschwäche, Migräne, Blutarmut und Rekonvaleszenz (Holzer 1985: 217). Zurzeit besteht ein wachsendes Interesse an den entzündungshemmenden und immunstimulierenden Effekten der Pflanze.

Pestkräuter

Als in Europa die Pest wütete, erschienen den Kräuterfrauen und dem einfachen Landvolk Übersinnliche, die ihnen Hinweise auf mögliche Heilpflanzen gaben. Es waren Engel, Zwerge, Vögel, Seenixen, Moosmännlein und -weiblein, die den erschöpften und ratlosen Menschen Sprüche zuraunten, wie:

92 Zur Mythologie, Volkskunde und magischen Anwendung der Pflanze bei den Kelten, siehe Wolf-Dieter Storl, *Pflanzen der Kelten*, AT Verlag 2025a.

»Esst Kranewitt und Bibernell,
dann kommt der Tod nicht gar zu schnell.«

Bei den Wenden kam der Tod persönlich und mahnte: »Hättet ihr Loman [Alant] gegessen, so wärt ihr nicht so heftig gestorben.« Ein Totenschädel sprach zu einem alten Pfarrer, der am Ende seiner Kräfte in der Kirche in Benneckenstein betete: »Nehmet Pimpernell und Armedill, wenn sich die Pest nicht geben will!«

Dutzende solcher Sprüche sind überliefert (Schrödter 1997: 214). Sie zeugen von »Übertritten« in andere Bewusstseinsdimensionen, ähnlich den Visionserfahrungen der Indianer. Solche Visionen kommen meistens erst durch härteste Askese und Entbehrung zustande. Interessant ist, dass diese Visionen oft tiefe Einsichten vermitteln. Die genannten sind tatsächlich Pflanzen, die entweder voller Vitamine und Vitalität stecken oder inzwischen als immunstärkend anerkannt sind.

Hier die Kräuter, die am häufigsten erwähnt werden; mit einem Stern (*) sind jene gekennzeichnet, die besonders starke immunstimulierende Eigenschaften besitzen. Bei unserer Suche nach pflanzlichen Verbündeten in der Auseinandersetzung mit der Borreliose sollten wir sie uns genauer ansehen:

Armedill oder **Blutwurz** *(Potentilla erecta)*: Eine gerbstoffhaltige Pflanze, die zur Wundheilung und zur Blutstillung verwendet wurde. In der Wurzeldroge wurden neben bakterien- und virenhemmenden Eigenschaften auch blutdrucksenkende, antiallergische und immunstimulierende Effekte nachgewiesen (Schönfelder 2004: 360).

Baldrian *(Valeriana officinalis)*: Schon Hufeland betonte, dass Baldrian eines der besten Nervenmittel ist und zur Stärkung und Regulierung des Nervensystems dient. Aufhorchen lässt uns, dass die Wurzel im Mittelalter mit in den Theriak kam, da ihr Kraft gegen Seuchen zugeschrieben wurde (Willfort 1997: 60).

Wacholder (Reckholder, Kranewitt, Machandelboom, *Juniperus communis*): Mit den Zweigen wurde schon in heidnischen Zeiten geräuchert, um Krankheitsdämonen zu vertreiben. Die Beeren wirken harntreibend und »reinigen Niere und Leber«, hieß es bei den Humoralpathologen. Studien zeigen eine antioxidative, antivirale und entzündungshemmende Wirkung (Foster/Johnson 2006: 221).

Stängellose Eberwurz (Silberdistel, Wetterdistel, *Carlina acaulis*): Die Legende erzählt, dass Kaiser Karl dem Großen, als er beim Wüten der Seuche betete, ein Engel erschienen sei und zu ihm sagte, er solle einen Pfeil in die Luft schießen und diejenige Pflanze, die der Pfeil treffen würde, sei die richtige Heilpflanze. Der Pfeil durchbohrte eine Wetterdistel, die dann konsequenterweise nach ihm *carlina* genannt wurde. Die heute geschützte Distel wirkt wie alle Distelarten leberstoffwechselanregend. Zudem enthält sie einen antibiotisch wirkenden Gerbstoff (Carlinaoxyd).

Meisterwurz (Stenze, Stänz, *Peucedanum ostruthium; Imperatoria ostruthium*)*: Von den Alpenbewohnern wird die Stenze, die ab tausend Meter Höhe wächst, fast als Allheilmittel, als »Wurz aller Wurzen« angesehen. Meistens nehmen die Bergbauern sie als Meisterwurzschnaps ein. Sie wirkt schweißtreibend, harntreibend und beruhigend vor allem auf die Lunge und das Verdauungssystem, ähnlich wie die mit ihr verwandte Engelwurz. Neuerdings konnten entzündungshemmende und fiebersenkende Effekte im Tierversuch bestätigt werden (Schönfelder 2004: 255).

Arnika (Bergwohlverleih, *Arnica montana*): Der gelben Blüte der heute unter Naturschutz stehenden, leicht giftigen Bergpflanze werden antimikrobielle, entzündungshemmende, schmerzstillende, antiarthritische, und blutverdünnende Eigenschaften zugesprochen. Ein Tee aus den Blütenblättern rettete einst Goethe, der fast an Herzmuskelversagen gestorben wäre, das Leben. Heutzutage wird sie äußerlich bei Verletzungen, Prellungen und Blutergüssen verwendet.

Bibernelle (Pfefferkraut, Bockspeterlein, *Pimpinella saxifraga*)*: »Bibernell und Stänz ist gut für Pestilenz«, sang einst ein Vöglein einer Kräuterfrau zu, und im Riesengebirge erschien Rübezahl und ließ die armen Waldbauern wissen: »Kocht Bibernell und Baldrian, so wird die Pest ein Ende han!« Die pfeffrig schmeckende Pfahlwurzel dieses Wiesenschirmblütlers wird heute vor allem bei Katarrhen der oberen Luftwege, Erkrankungen der Harnorgane und als Bademittel bei schlecht heilenden Wunden verwendet (Hiller/Melzig 2003: 170). Einst galt sie als eines der wichtigsten Pestmittel. Kräuterpfarrer Johann Künzle nutzte die entzündungshemmenden Eigenschaften des Wurzelpulvers auch vorbeugend; er sagt: »Bibernell ist gewalttätig wie ein Russe und verjagt verhockte und eiternde Stoffe aus Kehlkopf, Lunge, Magen und Gedärmen« (Künzle 1977: 31).

Bärlauch (Ramser, Waldbärlauch, *Allium ursinum*)*: Bärlauch kann alles, was der Knoblauch kann: Er wirkt antibakteriell, antimykotisch, antiviral, lipidsenkend, erneuert die Darmflora, treibt Würmer aus, wirkt blutreinigend, selbstverständlich immunstärkend und, wenn man den alten Slawen glauben will, hält er einem auch die Vampire vom Hals. Der volksnahe Kräuterpfarrer Künzle bringt es auf den Punkt, wenn er berichtet, wie »Leute, die voll Ausschläge und Flechten waren, skrophulös am ganzen Leib, bleich aussahen, wie wenn sie schon im Grabe gelegen und von den Hennen wieder ausgescharrt worden wären, gesund und frisch wurden, nach längerem Gebrauch dieser herrlichen Gottesgabe«.

Sanikel (Heil aller Schäden, *Sanicula europaea*)*: Der im Wald wachsende Doldenblütler gilt vor allem im Allgäu, im Vorarlberg und im Appenzell als eine Wunderpflanze, was ihre Heilwirkung betrifft. Die Pflanze (abgeleitet von lateinisch *sanare,* »heilen«) wird heute noch zur Wundheilung, bei Blutungen im Magen-Darm-Trakt und als auswurfförderndes Mittel verwendet.

Engelwurz *(Angelica archangelica),* **Waldengelwurz** *(A. sylvestris)**: Die Engelwurz wurde als »Engel in Pflanzengestalt« verehrt. Ihre immunstärkende Wirkung war schon seit der Antike, als die Römer sie aus dem Norden importierten, anerkannt. Während der Pestzeit kauten die Ärzte bei Patientenbesuchen die Wurzel, um sich vor Ansteckung zu schützen. Apotheken verkauften einen Engelwurzessig, der dasselbe bewirken sollte. Engelwurz ist harn- und schweißtreibend, entzündungswidrig, schleimlösend und regt als Bittermittel den Leberstoffwechsel und die Verdauungsorgane an.

Dorant (?): Leider weiß man heutzutage nicht mehr genau, welche Pflanze mit Dorant gemeint ist. In Frage kommen die Sumpfschafgarbe *(Achillea ptarmica),* die auch Weißer Dorant genannt wird und ähnliche Eigenschaften wie die echte Schafgarbe besitzt. Weitere Möglichkeiten sind Eisenhut, Enzian, Leinkraut, Storchenschnabel, Rote Lichtnelke, Sandglöckchen, Andorn, Katzenminze, Herzblatt, Kreuzblume, Salbei, Binsenlilie, Ziest, Rainfarn, Honigklee, Jakobskraut oder Dost (Marzell 1958: 89). Die Gebrüder Grimm tippen auf das Löwenmaul *(Antirrhinum),* das auch als »welscher Dorant« bezeichnet wurde. Auf jeden Fall war Dorant eine magisch wirkende Pflanze, mit der sich Hexen (unholde Astralgestalten) und Wichtel vertreiben ließen (Grimm 1860, 2. Bd: 1276). »Hättest du nicht Dorant und Dosten, tät es dich dein Leben kosten«, schreit ein Waldteufel der Wöchnerin hinterher, der er auflauerte, dann aber entdecken musste, dass sie diese Schutzpflanzen bei sich trug.

Raute *(Ruta graveolens)*: Die alte Klosterpflanze ist mit Vorsicht zu genießen, da ihr Öl Kontaktdermatitis, Nieren- und Leberschäden hervorrufen kann. Sie wurde als uteruswirksames Mittel auch zu Abtreibungen missbraucht. Dennoch kann sie bei Nervenproblemen, bei Beschwerden des rheumatischen Formenkreises, Knochenverletzungen, Sehnenscheidenentzündung, Kreislaufbeschwerden und als krampflösendes, harntreibendes und entzündungshemmendes Mittel eingesetzt werden.

Alant (Edelwurz, Odinskopfwurzel, *Inula helenium*)*: Die Wurzel dieser nach der schönen Helena benannten Pflanze wirkt pilzwidrig, tumorhemmend, entzündungshemmend, wurmtreibend, antibiotisch, harntreibend und regt Drüsen sowie Gallenfluss an. Experimentelle und klinische Daten lassen erkennen, dass Alant immunstärkend wirkt und auch die Darmflora unterstützt (Foster/Johnson 2006: 141).

Knoblauch (*Allium sativum*)*: wirkt ähnlich wie Bärlauch (siehe oben).

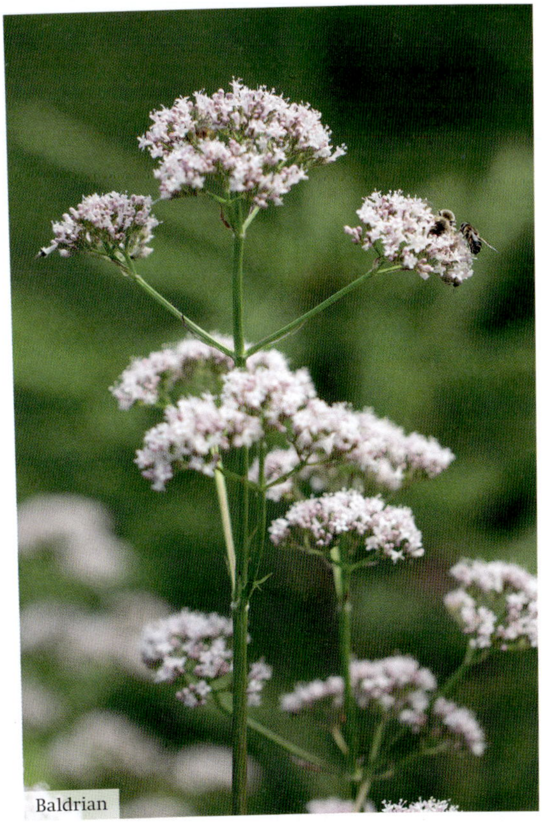
Baldrian

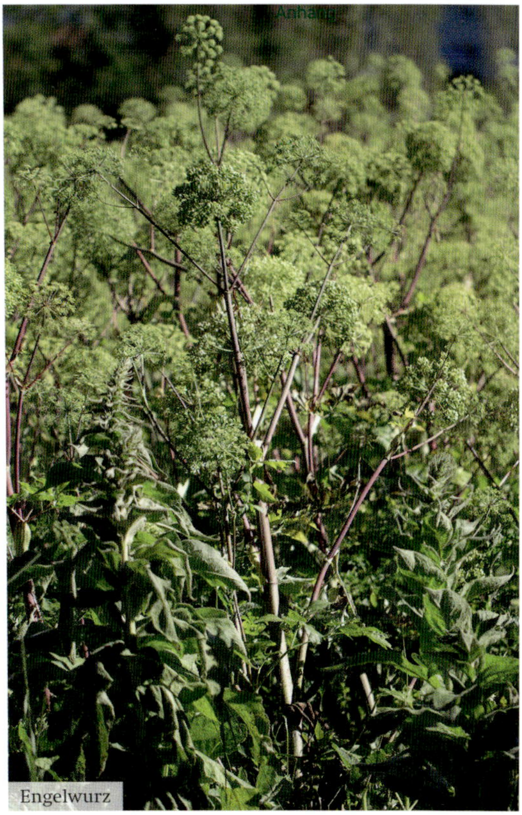
Engelwurz

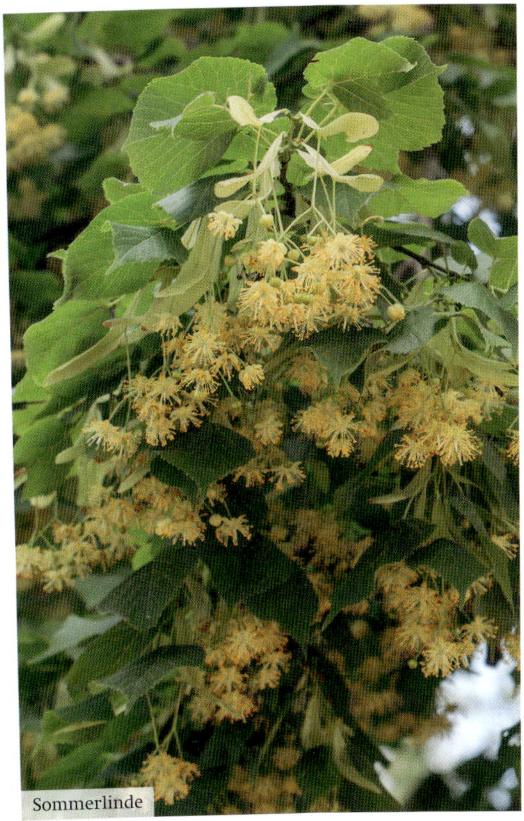
Sommerlinde

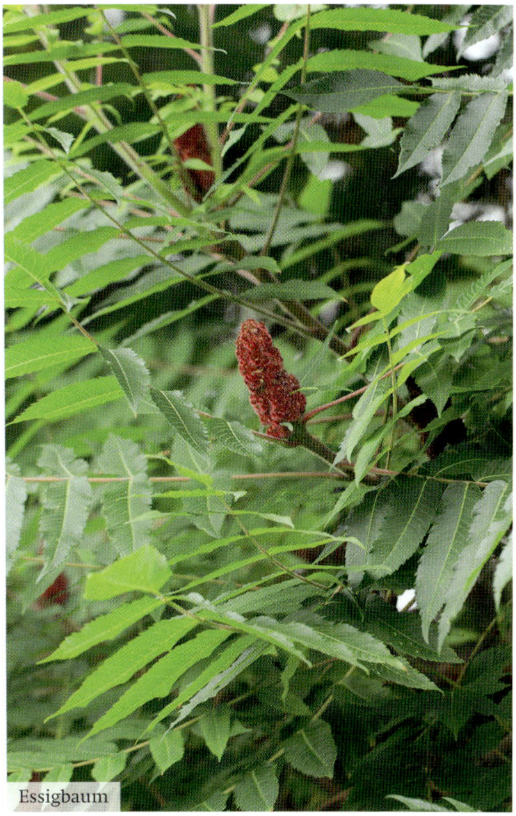
Essigbaum

Schwitzkräuter und ausleitende Phytotherapeutika

Bei akuten fiebrigen Erkrankungen (Erkältungen, Viruserkrankungen, Entzündungen) haben die Großmütter als Trägerinnen der altüberlieferten Erfahrungsmedizin oder Volksmedizin auf »Schwitzkräuter« zurückgegriffen.

Holunder *(Sambucus nigra)*: Die Holunderblüten sind wahrscheinlich unser bestes Diaphoretikum. Der Tee wirkt zugleich immunstärkend und antiviral. Ein heißes Vollbad unterstützt die schweißtreibende Wirkung.

Linde (Sommerlinde: *Tilia platyphyllos;* Winterlinde: *Tilia cordata*): Die Blüten, als Tee aufgebrüht, wärmen den Körper, treiben Schweiß und vermitteln der Seele wonnige Sommergefühle.

Indianernessel, Goldmelisse, Oswegotee *(Monarda didyma, M. fistulosa)*: Die schönen rot, orange oder lila blühenden Indianernesselarten aus Nordamerika, die bei uns inzwischen überall in den Gärten angepflanzt werden, waren wichtige Heilmittel der Ureinwohner. Der Tee wärmt, treibt Schweiß und Harn, hemmt Pilzbefall, Würmer und Bakterien.

Pestwurz *(Petasites hybridus)*: Der Pestwurz traute man im Mittelalter zu, die pestilenzischen Gifte aus dem Körper auszuschwemmen. Der Aufguss aus der gepulverten Wurzel wirkt schweißtreibend, entzündungshemmend und entspannend bei krampfartigen Zuständen der glatten Muskulatur im Magen-Darm-Gallenbereich und in den Atmungsorganen.

Ausleitende, lymphreinigende Kräuter

Gundelrebe *(Glechoma hederacea)*: Maler und Bleigießer tranken einst vorbeugend gegen Schwermetallvergiftungen Gundermanntee. Matthiolus, der Kräuterkenner aus dem 16. Jahrhundert, verschreibt Gundermann, in Wein gesotten und getrunken, um »Leber und Milz zu öffnen« und um »Gift durch den Schweiß« auszuleiten. Gundelrebe reinigt unreine Lymphe (eliminiert Bakterien und Bakterientrümmer), wirkt stoffwechselregulierend und hemmt Entzündungen bei eiterigen Prozessen. Als Badezusatz hat sich das Kraut bewährt.

Brennnessel *(Urtica dioica)*: Die Große Brennnessel hat nicht nur eine harntreibende, entzündungshemmende Wirkung, die sich zur Durchspülungstherapie der Harnwege eignet und Lymphe und Blut entschlackt. Sie wirkt möglicherweise auch immunstimulierend aufgrund der in ihr enthaltenen Sterole (Phytosterine) und Lectine (Schönfelder 2004: 460). Zur »Blutreinigung« eignet sich besonders gut der Presssaft der jungen Frühlingstriebe.

Engelwurz (*Angelica* spp.): Die Angelikawurzel wirkt vor allem auf die Verdauungsorgane – sie tonisiert auch die Bauchspeicheldrüse – und die Lunge. Sie heißt volkstümlich auch »Giftwurzel«, weil sie Gifte ausleitet. Auch die

Kräuterbücher der alten Meister des 16. Jahrhunderts sprechen von ihrer Fähigkeit, Gifte auszutreiben. Das ätherische Öl der Engelwurz, mit anderen ätherischen Ölen gemischt, wirkt ausleitend.

Eberesche (siehe Seite 218).

Bärlauch: Eine Frühjahrskur mit Bärlauch hilft Schwermetalle auszuleiten (siehe Seite 221).

Hirschzunge *(Liatris odoratissima)*: Das »Hirschzungen-Elixier«, ein Rezept zur Lymphreinigung nach Hildegard von Bingen, das Peter Germann ausgegraben hat, besteht aus 6 g Hirschzungenfarnkraut, das mit Honig, etwas Langem Pfeffer und Zimtrinde ein paar Minuten in Wein geköchelt wird.[93]

Klette *(Arctium lappa)*: Insbesondere die Wurzel, aber auch die Samen der Klette regen den Stoffwechsel von Leber, Galle, Milz und Nieren an, sie wirken schweißtreibend, pilzwidrig, blutreinigend, virentötend, schleimlösend und helfen Gifte über Haut und Harn auszuscheiden.

Mariendistel (*Silybum marianum;* siehe Seite 106).

Weitere Kräuter, denen eine entgiftende, lymphreinigende Wirkung nachgesagt wird, sind: **Rainfarn, Ringelblume, Stiefmütterchen, Walnussblätter, Wasserdost** (Kunigundenkraut, Wasserhanf), **Ysop, Braunwurz, Waldgamander, Honigklee, Goldrute, Bittersüßstängel.**

Syphilispflanzen der Indianer

Die nordamerikanischen Indianer benutzten eine Anzahl von Wildpflanzen zur Behandlung von Geschlechtskrankheiten, insbesondere der Syphilis. Im Gegensatz zu den karibischen Eingeborenen scheint die *Treponema*-Infektion unter den nordamerikanischen Indianern nicht endemisch gewesen zu sein. Sie kamen erst im Zuge der Einwanderung mit der Krankheit in Kontakt, entwickelten aber schnell eine pflanzliche Pharmakopöe zur Behandlung dieser Krankheit. Diese Pflanzen könnten für uns interessant sein. Erstens lassen sie sich vermutlich auch gegen die Borreliose einsetzen, und zweitens wachsen sie unter ähnlichen klimatischen Bedingungen, wie sie in Europa herrschen und könnten daher bei uns angebaut werden.

Lobelie, Spleiße oder Spaltglöckchen (*Lobelia* spp.)

Die Lobelien gehörten zu den wichtigsten Antisyphilitika der Indianer. Die **Große Blaue Lobelie** (*Lobelia siphilitica,* englisch *Great Blue Lobelia, Blue Cardinalflower*) wurde von den Waldlandindianern ausdrücklich für diese Geschlechts-

93 www.natuerlich-gesund-online.info/artikel_2004/lymphsysten.php?print=1.

krankheit benutzt. Auch die französischen Trapper und Waldläufer ließen sich damit von den Indianern kurieren. Der schwedische Botaniker Kalm berichtet (1749), dass die Indianer die Krankheit mit diesen Pflanzen innerhalb von fünf bis sechs Monaten völlig ausheilen (Erichsen-Brown 1979: 243). C. F. Rafinesque, der die medizinischen Pflanzen Nordamerikas beschrieb (1830), berichtet, dass die Wurzel der Lobelie stark harntreibend, schweißtreibend, Brechreiz auslösend und kathartisch wirkt. Die Wurzelabkochung wurde zusammen mit Fußblattwurzel *(Podophyllum peltatum, May Apple)* und Wildkirschenrinde *(Prunus virginiana, Choke Cherry)* zu einem starken Absud gekocht, der getrunken wurde. Äußerlich wurde sie zum Betupfen der Geschwüre verwendet, wobei zusätzlich gepulverte Rotwurzel oder Säckelblume (*Ceanothus americanus*, englisch *New Jersey Tea*) auf die Geschwüre gestreut wurde.[94]

Andere Lobelienarten, die ebenfalls bei Syphilis verwendet wurden, sind die Kardinalblume *(Lobelia cardinalis)*, die zugleich ein starkes Wurmmittel ist, und der Indianische Tabak (*Lobelia inflata*, englisch *Indian Tobacco;* nicht mit echtem Tabak zu verwechseln).

Fenchelholzbaum, Sassafras *(Sassafras officinale)*

Das rote, stark duftende Holz und die Rinde des zur Familie der Lorbeergewächse zählenden Baumes wurde schon 1618 in die Londoner Pharmakopöe aufgenommen. Sassafras war neben Tabak der Hauptexportartikel der britischen Kolonie Virginia und stand in Konkurrenz mit dem Guajakholz, den die Spanier nach Europa lieferten. Unter den Siedlern galten Abkochungen des Fenchelholzbaumes als hervorragende »Blutreiniger«. Die Pennsylvania-Deutschen (Amisch) nannten ihn wegen seiner diaphoretischen Wirkung »Fieberbaum«. Bei Syphilis wurde Sassafras oft mit Sarsaparillawurzeln *(Smilax)*, Guajakholz und der hochgiftigen Seidelbastrinde *(Daphne mezereum)* zusammen gebraut. Die Wurzel war Hauptbestandteil des *Root Beer*, das als Gesundheitselixier und später als Softdrink überall erhältlich war.

Rote Seidenpflanze *(Asclepias tuberosa)*

Dieses Schwalbenwurzgewächs, das die Amerikaner *Red Milkweed, Butterfly Weed* oder *Pleurisy Root* (»Rippenfellentzündungswurzel«) nennen, ist ebenfalls ein Schwitzmittel, Emetikum und Purgativum. Es putzt sozusagen durch. Die Indianer im Südosten der Vereinigten Staaten benutzten es als Syphilismittel (Vogel 1987: 287).

94 Samen und Setzlinge der Blauen Lobelie sind in der Wildkräutergärtnerei Hof-Berggarten in Großherrischwand im Schwarzwald erhältlich.

Purpurroter Wasserdost *(Eupatorium purpureum)*

In Nordamerika ist dieser Verwandte unseres Kunigundenkrauts *(E. cannabinum)* als *Joe Pye Weed* bekannt. Joe Pye war ein indianischer Heiler, der mit der stark schweiß- und harntreibenden, adstringierenden Wurzel bei den weißen Siedlern in Neuengland eine Typhusepidemie einzudämmen vermochte. Dr. Johann David Schöpf, der mit den hessischen Söldnern während des amerikanischen Unabhängigkeitskriegs nach Amerika kam und dort die erste ethnobotanische *Materia Medica Americana* (1787) schrieb, listet die Pflanze auch als ein Antisyphilitikum auf.

Scharlach-Sumach *(Rhus glabra)*, **Hirschkolben-Sumach** *(Rhus typhina)*

Diese beiden Essigbaumarten sind einander sehr ähnlich. Vor allem der Hirschkolben-Sumach wächst inzwischen als häufig anzutreffender Neophyt in unseren Breiten und bringt mit seinem Laub ein feuriges Orange in unsere grauen Herbsttage. Die trockenen roten Früchtekolben kann man für einige Minuten in Wasser legen, welches sich dann rosa färbt und fein nach Zitronenwasser schmeckt. Für die Indianer waren diese Beeren eine wichtige Vitamin-C-Quelle. Die stark adstringierende, gerbstoffhaltige Rinde und die Wurzeln wurden zur Heilung und Austrocknung von Geschwüren, Ruhr, Hämorrhoiden und Wunden ausgekocht. Die Ojibwa benutzten eine Kombination von Sumach-Rinde und Lobelia als Mittel für Syphilis (Vogel 1982: 377).

Yerba Santa oder Santakraut *(Eriodictyon californicum)*

Der köstlich aromatische Duft des »heiligen Krauts«, das von Oregon bis nach Nordmexiko wild wächst, lässt keinen Zweifel aufkommen, dass es eine Heilpflanze ist. Wo immer dieses Kraut aus der Familie der Wasserblattgewächse wuchs, wurde es bei Rheuma, Bronchitis, Verdauungsbeschwerden, Syphilis und anderen Krankheiten gekaut, geraucht oder als Tee getrunken. Auch die weißen Siedler brauten daraus einen »Blutreinigungstee«, der bei Syphilis helfen sollte (Vogel 1982: 399).

Königinwurz *(Stillingia sylvatica)*

Die Wurzel dieses Wolfsmilchgewächses wurde von den Indianern der Südstaaten als »Reiniger« bei Geschlechtskrankheiten verwendet. Auch die Weißen benutzten die *Queen's Root* als »Blutreinigungsmittel« bzw. Antisyphilitikum.

Stachelesche, Gelbholz, Zahnwehholz *(Zanthoxylum americanum)*

Die Winnebago kochten die Wurzel dieses Rautengewächses als Schwitzmittel zur Behandlung von Geschlechtskrankheiten aus.

Stechwinde, Sarsaparille, »Chinawurzel« (*Smilax officinalis*)

Auch wenn sie nur in wärmeren Gebieten wächst, darf hier die Stechwinde als eines der wichtigsten Syphilismittel nicht unerwähnt bleiben. Die Azteken nannten sie »Syphilisblume« *(nanahua-xochitl)*. Sie war dem Syphilisgott geweiht, der in die Sonne sprang und dort verbrannte, was besagen will, dass Hitze eines der wichtigsten Mittel zur Heilung der Spirochäteninfektion ist. Die Azteken brauten einen starken schweiß- und harntreibenden, den Hautstoffwechsel anregenden Absud aus der steroidsaponinhaltigen Wurzel und setzten diesen in Verbindung mit der Schwitzhütte ein. Die Botaniker Monardes und Lonicerus preisen die Sarsaparille in ihrer Wirkung gegen die »unkeuschen Blattern« oder »Franzosen«. Sie hilft, schreiben sie, wo Guajakum nicht geholfen hat. Der Zittermannsche Dekokt zur »Blutreinigung« enthält ebenfalls die Stechwinde. Auch die Chinesen und Inder haben die blutreinigende Wirkung der dort einheimischen Stechwinde *(Sarsaparilla glabra)* entdeckt und verwenden sie bei Syphilis sowie bei Quecksilbervergiftung.

Danksagung

Für freundliche Hinweise und gute Ratschläge möchte ich mich bedanken bei:
Dr. Ulrich Bertsche, Zellularpathologe und Naturwissenschaftler
Susan Bolender, Apothekerin
Maria Foth, Heilpraktikerin
Frank Brunke, Botaniker und Fotograf
Heinz Machura, Heilpraktiker und Gärtner
Heidi Mettler, Hausfrau
Rudolf Müller, Borreliose-Sachverständiger
Dr. Gerhard Orth, Chemiker und Naturarzt
Prof. Dr. Maria-Anna Pabst, Biologin
Kerstin Schlesinger, TCM-Therapeutin
Nikolaus Schwenn, Ökologe und Salzfachmann
Justus Weiß, Student
den Teilnehmern der Borreliose-Vortragsreihe in Neutrauchburg
im September 2006 für die vielen Anregungen
und allen anderen, die zum Erscheinen dieses Buches beigetragen haben.

Literaturverzeichnis

Agustoni, Daniel, *Craniosacrale Selbstbehandlung.* München: Kösel, 2004

Alexander, Maximillian und Eugen Zoubek, *Moderne Naturmedizin.* Düsseldorf/Wien: ECON, 1985

Anonym, *Die grosse Enzyklopädie der Heilpflanzen.* Klagenfurt: Neuer Kaiser Verlag, 1994

Aron, Elaine, *The Highly Sensitive Person's Workbook.* New York: Double Day, 1999

Bäumler, Ernst, *Amors vergifteter Pfeil.* Frankfurt am Main: Edition Wötzel, 1997

Bächtold-Stäubli, Hanns und Eduard Hoffmann-Krayer (Hrsg.), *Handwörterbuch des deutschen Aberglaubens,* Bd I-VIII. Berlin/New York: Walter de Gruyter, 1987

Balzer, Georg, *Goethe als Gartenfreund.* München: Wilhelm Heyne, 1976

Beckmann, Dieter und Barbara Beckmann, *Das geheime Wissen der Kräuterhexen.* München: DTV, 1997

Bhakdi, Sucharit, Karina Reiß und Claus Köhnlein, *Infektionen verstehen – statt fürchten.* Rottenburg: Kopp Verlag, 2025

Blech, Jörg, *Leben auf dem Menschen.* Reinbek bei Hamburg: Rowohlt, 2000

Brøndegard, V. J., *Ethnobotanik.* Berlin: Verlag Mensch und Leben, 1985

Buhner, Stephen Harrod, *The Lost Language of Plants.* White River Junction, Vermont: Chelsea Green Publ., 2002 (deutsch: *Die heilende Seele der Pflanze:* Aschaffenburg: Herba Press, 2017a)

ders. *Healing Lyme.* Randolph, Vermont: Raven Press, 2005 (deutsch: *Borreliose natürlich heilen.* Aschaffenburg: Herba Press, 2017b)

Bühring, Ursel, *Praxis-Lehrbuch der modernen Heilpflanzenkunde.* Stuttgart: Sonntag, 2005

Burgun, René und Paul Laugier, »Die Geschichte der Geschlechtskrankheiten«, in *Illustrierte Geschichte der Medizin* (Richard Toellner, dt. Hrsg.). Erlangen: Karl Müller, 1992

Cannon, Geoffrey, *Teufelskreis: Wenn Antibiotika krank machen.* Köln: VGS, 1994

Cohen, Kenneth, *Honoring the Medicine.* New York: Ballentine Books, 2006

Coffey, Timothy, *The History and Folklore of North American Wild Flowers.* Boston/ New York: Houghton Mifflin Co., 1993

Consilium Cedip Praktikum: Handbuch für Diagnose und Therapie. Ismaning bei München: PMSICedip Verlagsgesellschaft, 1995

Culpeper, Nicholas, *The Complete Herbal.* Delhi: Sat Guru Publications. Reprint 1999

Daxelmüller, Christoph, *Aberglaube, Hexenzauber, Höllenängste.* München: DTV, 1996

Diamond, Jared, *Guns, Germs, and Steel.* New York/London: W. W. Norton & Co., 1999

Dixon, Bernard, *Der Pilz, der John F. Kennedy zum Präsidenten machte.* Heidelberg/ Berlin/Oxford: Spektrum, 1998

Duke, James A., *Die grüne Apotheke.* Emmaus, Pennsylvania: Rodale Gesundheitsbücher, 1997

Eckart, Wolfgang G., *Geschichte der Medizin.* Berlin/Heidelberg/New York: Springer, 1994

Emoto, Masaru, *Wasserkristalle.* Burgrain: KOHA, 2002

Engelbrecht, Torsten und Claus Köhnlein, *Virus Wahn.* Lahnstein: Emu, 2006

Ereira, Alan, *The Elder Brothers,* New York: Vintage, 1993

Falkenrath, Monika, *Volkskrankheit Borreliose.* Norderstedt: Books on Demand, 2003

dies. »Krank durch Medikamente« in *Aegis Impuls Nr. 12.* Littau/Schweiz: AEGIS, 2005

Feder, Henry M. et al./Ad Hoc International Lyme Disease Group, »A Critical Appraisal of ›Chronic Lyme Disease‹« in *The New England Journal of Medicine,* 357(14) 1425–1426, Massachusetts Medical Society, 4. Oktober 2007

Fintelmann, Volker und Rudolf Fritz Weiss, *Lehrbuch der Phytotherapie.* Stuttgart: Hippokrates, 2002
Fleischhauer, Steffen Guido, *Enzyklopädie der essbaren Wildpflanzen.* Aarau/ München: AT Verlag, 2004
Foster, Steven und Rebecca L. Johnson, *Desk Reference to Nature's Medicine.* Washington D.C.: National Geographic Society, 2006
Fritsche, Herbert, *Die Erhöhrung der Schlange.* Göttingen: Ulrich Burgdorf, 1991
ders. *Iatrosophia.* Freiburg im Breisgau: Hermann Bauer, 1962
Fuchs, Leonhart, *New Kreüterbuch.* Basel: Michael Isingrin, 1543 (Reprint: Köln: Taschen, 2001)
Garrett, Laurie, *The Coming Plague.* New York: Penguin Books, 1995
dies. *Das Ende der Gesundheit.* Berlin: Siedler, 2001
Grier, Thomas M., »The Complexity of Lyme Disease« in *Lyme Disease Survival Manual.* Duluth, Minnesota, 2000
Griggs, Barbara, *Green Pharmacy.* Rochester, Vermont: Healing Arts Press, 1981
Grimm, Jacob und Wilhelm Grimm, *Deutsches Wörterbuch.* Leipzig: S. Hirzel, 1860
Groddeck, Georg, *Der Mensch als Symbol.* München: Kindler Taschenbuch, 1976
Hahnemann, Samuel, *Organon der Heilkunst.* (Auf Grundlage des Manuskripts Hahnemanns von 1842; Hrsg. Josef M. Schmidt.) Heidelberg: Karl F. Haug, 1999
Harvey, W. T. und P. Salvato, »Lyme disease: ancient engine of an unrecognized borreliose pandemic?« in *Medical Hypotheses.* Houston, Texas: Science Ltd., 2003
Heinrich, Michael, *Ethnopharmazie und Ethnobotanik.* Stuttgart: Wissenschaftliche Verlagsgesellschaft, 2001
Hicks, John, *Chinese Herbal Medicine.* London: Thorsons, 1997
Hiller, Karl und Matthias F. Melzig, *Lexikon der Arzneipflanzen und Drogen.* Heidelberg/Berlin: Spektrum Akademischer Verlag, 2003
Holzner, Wolfgang (Hrsg.), *Das kritische Heilpflanzenbuch.* Wien: ORAC, 1985
Honauer, Urs, *Wasser, die geheimnisvolle Energie.* München: Hugendubel (Irisana), 1998
Hufeland, Christoph Wilhelm, *Hausarzneimittel gegen alle Krankheiten der Menschen.* Quedlinburg und Leipzig: Verlag der Ernst'schen Buchhandlung, 1847
ders. *Lehrbuch der allgemeinen Heilkunde.* (Original Jena, 1818) Heidelberg: Haug, 1993
Ingrisch, Lotte, *Die neue Schmetterlings-schule.* München: LangenMüller, 2006
Jarvis, D.C., *5x20 Jahre leben.* Bern: Hallwag, 1989 (original *Folk Medicine.* Greenwich, Conn: Fawcett, 1958)
Kaptchuk, Ted J., *Das große Buch der chinesischen Medizin.* Frankfurt am Main: Fischer, 2006
Kaufhold, Peter, *PhytoMagister.* München: Pflaum, 2002
Klinghardt, Dietrich, »Die Lyme-Borreliose: Ein Blick jenseits der Behandlung mit Antibiotika«. Vortrag in Bellevue, Washington, März 2005
Klöpfer, Werner, »Neue Behandlungs-ansätze der Borreliose«, in *Medical Journal for Applied Kinesiology,* Nr. 25. Traiskirchen, Österreich: IMAK, Dez. 2006
Konz, Franz, *Der Große Gesundheits-Konz.* München: F. A. Herbig, 2000
Köster-Lösche, Kari, *Die sieben Todesseuchen.* Husum/Nordsee: Cobra, 1989
Kowarik, Ingo, *Biologische Invasoren: Neophythen und Neozoen in Mitteleuropa.* Stuttgart-Hohenheim: Ulmer, 2003
Kremp, Dieter, *Schöner, bunter Jahreskreis.* Augsburg: Pattloch, 1996
Krupp, L. B. et al., »Study and treatment of post Lyme disease (STOP-LD): a randomised double masked clinical trial«, in *Neurology* (Official Journal of

the American Academy of Neurology) 60 (2003) 1923–1930
Kuby, Clemens, *Unterwegs in die nächste Dimension.* München: Kösel, 2005
Künzle, Johann, *Das große Kräuterheilbuch.* Olten: Otto Walter, 1945
ders. *Chrut und Unchrut.* Minusio (Schweiz), Verlag Kräuterpfarrer Künzle, 1977
Kurth, Hanns, *Rezepte berühmter Ärzte aus 5000 Jahren.* Genf: Ràmon F. Keller, 1974
Langbein, Kurt, Hans-Peter Martin und Hans Weiss, *Bittere Pillen.* Köln: Kiepenheuer & Witsch, 2004
Lévi-Strauss, Claude, *Das wilde Denken.* Frankfurt am Main: Surkamp, 1977
Liebold, T., Straubinger, R., Rauwald, H. »Growth inhibiting activity of lipophilic extracts from *Dipsacus sylvestris* Huds. roots against *Borrelia burgdorferi* s. s. in vitro«, in *Pharmazie* 66(8):628–630, 2011
Lock, Margaret und Nancy Scheper-Hughes, »A Critical-Interpretive Approach in Medical Anthropology: Rituals and Routines of Discipline and Dissent« in *Medical Anthropology* (Carolyn F. Sargent und Thomas M. Johnson, eds.). Westport, Connecticut: Praeger, 1996
Lonicerus, Adamus, *Kreuterbuch.* Frankfurt am Main: Matthäus Wagner, 1667
Lösch, Raymund, Mirko Dreßler und Annemarie Weber, »Borreliose – eine sich ausbreitende Seuche«, in *Natur und Heilen,* Teil 1, 2, und 3. München: Verl. Natur & Heilen, Juli, August, September, 2006
Lussi, Kurt, *Im Reich der Geister.* Aarau, Schweiz: AT Verlag, 2002
Madaus, Gerhard, *Lehrbuch der biologischen Heilmittel.* Bd II, Leipzig: Georg Thieme, 1938
Mannhardt, Wilhelm, *Wald- und Feldkulte.* Berlin: Gebrüder Borntraeger, 1875
Marzell, Heinrich, *Wörterbuch der deutschen Pflanzennamen,* Bd. II. Leipzig: Verlag von S. Hirzel, 1972
ders. *Wörterbuch der deutschen Pflanzennamen.* Leipzig: S. Hirzel, 1958
Mauch, Walther, *Die Bombe unter der Achselhöhle.* München: Bettendorf, 2007
Maxen, Andreas v., Gabi Hoffbauer und Andreas Heeke, *Kursbuch: Medikamente und Wirkstoffe.* Augsburg: Weltbild, 2000
McNeill, William H., *Plagues and Peoples.* New York: Anchor Books, 1998
McTaggart, Lynn, *Was Ärzte Ihnen nicht erzählen.* Kernen: Sensei, 2000
Merchant, Carolyn, *Der Tod der Natur.* München: C. H. Beck, 1987
Mességué, Maurice, *Das Mességue Heilkräuter-Lexikon.* Frankfurt am Main/Berlin: Ullstein, 1994
Moss, Ralph W., *Cancer Therapy: The Independent Consumer's Guide to Non-Toxic Treatment and Prevention.* Brooklyn, New York: Equinox Press, 1992
Müller, Rudolf, »Keine Angst vor der Borreliose«. Wilferdingen: Mitteilungsblatt, 2005
Mundt, S., »Dipsacus fullonum L. – die Wilde Karde«, in *Zeitschrift für Phytotherapie,* 43 (01). Stuttgart: Thieme Verlag, 2022
Novalis, *Im Eingeständnis mit dem Geheimnis.* Freiburg im Breisgau: Herder, 1980
Orth, Gerhard, *Unheilbare Krankheiten.* Ritterhude: Waldthausen, 1996
ders. *Lebenssaft reines Blut.* Ritterhude: Fit fürs Leben, 1998
Pahlow, Mannfried, *Das große Buch der Heilpflanzen.* München: Gräfe und Unzer, 1994
Paracelsus, Theophrastus, *Lebendiges Erbe.* Zürich/Leipzig: Rascher Verlag, 1942
Pelikan, Wilhelm, *Heilpflanzenkunde I.* Goetheanum, Dornach, Schweiz. Philosophisch-Anthroposophischer Verlag, 1975
Pelt, Jean-Marie, *Pflanzenmedizin.* München: Knaur, 1983
Pfeiffer, Sarah C., *Der Geist der Pflanze heilt. Eine sozialempirische Studie zur Sichtweise von Krankheit, Heilung und Pflanzenwelt im peruanischen und kolumbianischen Amazonasgebiet.* München: Diplomarbeit, Technische Universität, 2007

Pfleiderer, Beatrix, Katarina Greifeld und Wolfgang Bichmann, *Ritual und Heilung.* Berlin: Dietrich Remer Verlag, 1995
Pollak, Kurt, *Der Naturheilarzt.* München: Orbis, 1992
Popp, Fritz-Albert, *Die Botschaft der Nahrung.* Frankfurt am Main: Zweitausendeins, 1999
Pschyrembel, Willibald (Hrsg.), *Klinisches Wörterbuch.* Hamburg: Nikol, 1994
ders. *Wörterbuch Naturheilkunde und alternative Heilverfahren.* Bindlach: Gondrom, 1998
Pollmer, Udo und Susanne Warmuth, *Lexikon der populären Ernährungsirrtümer.* Augsburg: Weltbild, 2003
dies. *Wörterbuch Naturheilkunde.* Bindlach: Gondrom, 1998
Rätsch, Christian, *Indianische Heilkräuter.* Köln: Eugen Diederichs, 1987 ders. *Enzyklopädie der psychoaktiven Pflanzen.* Aarau: AT Verlag, 1998
Reid, Daniel P., *Chinese Herbal Medicine.* Boston, Massachusetts: Shambhala, 1996
Reinhard, Jürg und Adolf Baumann, *Unerhörtes aus der Medizin.* Bern/ Stuttgart: Hallwag, 1992
Reinhard, Jürg, *Sanfte Heilpraxis mit selbstgemachten Medikamenten.* Bern: Hallwag, 1993
ders. *Heilpflanzen und Goldtüchlein.* Bern: Hallwag, 1993
Rosa, Peter de, *Gottes erste Diener.* München: Knaur, 1991
Rosen, Jürgen von, »MUCOKEHL – Ein wichtiges Therapeutikum«, in *SANUM-Post* Nr. 22. Hoya: Semmelweis-Verlag, 1993
Ruoff, Marianne, *Schachtelhalm.* Aarau: AT Verlag, 2019
Rowe-Horwege, R. Wanda (University of Texas Medical School), »Hyperthermia, Systematic« in *Encyclopedia of Medical Devices and Instruments,* hrsg. v. John G. Webster, Houston: John Wiley & Sons, 2006
Sargent, Carolyn F. und Thomas M. Johnson, *Medical Anthropology.* Westport, Connecticut: Praeger, 1996
Scharff, Bernd, *Der Garten im Wandel der Zeit.* Leipzig: Urania, 1984
Scheffer, Mechthild und Wolf-Dieter Storl, *Die Seelenpflanzen des Edward Bach.* Bielefeld: Aurum in Kamphausen, 2012
Schiff, Michel, *Das Gedächtnis des Wassers.* Frankfurt am Main: Zweitausendeins, 1999
Schipperges, Heinrich, *Moderne Medizin im Spiegel der Geschichte.* Stuttgart: Georg Thieme, 1970
Schönfelder, Ingrid und Peter Schönfelder, *Der neue Kosmos Heilpflanzenführer.* Stuttgart: Nymphenburger in der Franckh-Kosmos Verlags-GmbH & Co. KG, 2001
dies. *Das neue Handbuch der Heilpflanzen.* Stuttgart: Nymphenburger in der Franckh-Kosmos Verlags-GmbH & Co. KG, 2004
Schrödter, Willy, *Pflanzen-Geheimnisse.* St. Goar: Reichl, 1997
Seidenschwanz, Lorenz, *Die häusliche Heilkunde.* Salzburg: Verlag der Salzburger Druckerei, 1978
Sheldrake, Rupert, *Die Wiedergeburt der Natur.* Bern/München/Wien: Scherz, 1993
Shoemaker, Richie C., *Desperation Medicine.* Baltimore: Gateway Press Inc., 2001
Sonnenschmidt, Rosina, *Miasmen und Kultur.* Berlin: Verlag Homöopathie + Symbol, 2007
Stammel, Heinz J., *Die Apotheke Manitous.* Reinbek bei Hamburg: Wunderlich, 1988
Steiner, Rudolf, *Geisteswissenschaft und Medizin.* Dornach: Verlag der Rudolf Steiner Nachlassverwaltung, 1961
Stolze, Irene, »Zeckenstich: Borreliose – eine sich ausbreitende Seuche. 2. Teil: Alternative Behandlungsmethoden.« in *Natur & Heilen.* München: Verlag Natur & Heilen, August, 2006
Storl, Wolf-Dieter, »Ernährung, kulturelle Identität und Bewußtsein« in *Ernährung und Gesundheit* (Erika Diallo-Ginstl, Hrsg.). Stuttgart: Hampp, und Neckarsulm: Natura Med, 1997

ders. *Götterpflanze Bilsenkraut.* Solothurn: Nachtschattenverlag, 2010

ders. *Shiva: Der wilde gütige Gott.* Burgrain: KOHA-Verlag, 2012

ders. *Mit Pflanzen verbunden.* Stuttgart: Nymphenburger in der Franckh-Kosmos Verlags-GmbH & Co. KG, 2018

ders. *Von Heilkräutern und Pflanzengottheiten.* Bielefeld: Aurum in Kamphausen, 2020a

ders. *Bekannte und vergessene Gemüse.* Aarau: AT Verlag, 2020b

ders. *Kräuterkunde.* Bielefeld: Aurum in Kamphausen, 2020c

ders. *Ich bin ein Teil des Waldes.* Stuttgart: Nymphenburger in der Franckh-Kosmos Verlags-GmbH & Co. KG, 2021

ders. *Der Kosmos im Garten.* Aarau: AT Verlag, 2022

ders. *Der Weise vom Mont Aubert.* Aarau: AT Verlag, 2023

ders. *Pflanzen der Kelten.* Aarau: AT Verlag, 2025a

ders. *Ur-Medizin.* Aarau: AT Verlag, 2025b

Suwanda, Sandi und Li Tuan, *Chinesische Arzneimitteltherapie.* Stuttgart: Hippokrates, 2005

Tierra, Michael, *Planetary Herbology.* Delhi: Motilal Banarsidass Publ., 1999

Upada, K. N. und S. N. Tripathi, *Natürliche Heilkräfte.* Eltville am Rhein: Rheingauer Verlagsgesellschaft, 1983

Valnet, Jean, *Aromatherapie.* München: Heyne, 1992

Vasold, Manfred, *Pest, Not und schwere Plagen.* München: Beck, 1991

Venzmer, Gerhard, *Eine sterbende Krankheit.* Luzern/Leipzig/Stuttgart: Montana, 1929

Vogel, Virgil, *American Indian Medicine.* Norman, Oklahoma: University of Oklahoma Press, 1982

Wachsmuth, Günther, *Erde und Mensch.* Kreuzlingen/Zürich: Archimedes, 1945

Wagner, Hildebert und Markus Wiesenhauer, *Phytotherapie, Phytopharmaka und pflanzliche Homöopathika.* Stuttgart: WVG, 2003

Walser-Biffiger, Ursula, *Wild und weise.* Aarau: AT Verlag, 1998

Weidinger, Hermann Joseph, *Grüne Oase ums Haus.* Karlstein/Thaya: Freunde der Heilkräuter, 1995

Werner, Hans W., *12 × fit für's ganze Jahr.* Hamburg: XENOS, 1994

Whitaker, Jo Anne, »New Test for identifying the Morphing Menace« in *Nutra News.* Palm Harbor, Florida: Bowen Research & Training Institute, 2003

Willfort, Richard, *Das große Handbuch der Heilkräuter.* Hamburg: Nikol, 1997

Wood, Matthew, *The Book of Herbal Wisdom.* Berkeley, California: North Atlantic Books, 1997 (Deutsche Übersetzung: *Die Weisheit der Pflanzen.* Aarau: AT Verlag, 2012)

ders. *Vitalism.* Berkeley, California: North Atlantic Books, 2000

Wolters, Bruno, *Drogen, Pfeilgift und Indianermedizin.* Greifenberg: Urs Freund, 1994

Yang, Yifan, *Chinesische Kräuter in Frage und Antwort.* München: Urban & Fischer, 2006

Register

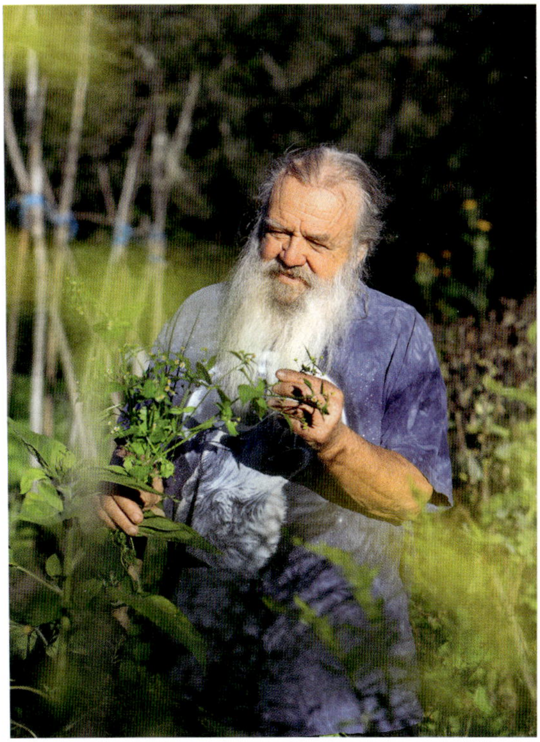

Zum Autor

Mag. Dr. phil., geboren 1942, Kulturanthropologe und Ethnobotaniker, lehrte als Dozent an verschiedenen Universitäten, u.a. Vorlesungen zum Thema Sociology of Medicine (Kent State University, Ohio, USA) und Medical Anthropology (Sheridan College, Wyoming, USA); Träger der Clemens-von-Böninghausen-Medaille (Bund Deutscher Heilpraktiker BDH); Empfänger des James-Duke-Awards for Excellence in Ethnobotanical Council (ABC); Ehrenmitglied der Ethnomedizinischen Gesellschaft (AGEM), Dozent bei ETHNOMED (Institut für Ethnomedizin, München). Studienreisen, ethnografische und ethnobotanische Feldforschung, zahlreiche Artikel und Bücher. Seit 1988 lebt er auf einem Einödhof im Allgäu.

www.storl.de

Die Bücher von Wolf-Dieter Storl im AT Verlag

Wolfsmedizin
Eine Reise zu den Pflanzenheilkundigen in der Mongolei und Sibirien

Ur-Medizin
Die wahren Ursprünge unserer Volksheilkunde

Das Herz und seine heilenden Pflanzen
Herz-Kreislauf-Erkrankungen aus kulturanthropologischer Sicht

Pflanzen der Kelten
Heilkunde Pflanzenzauber Baumkalender

Heilkräuter und Zauberpflanzen zwischen Haustür und Gartentor
Kräuterkunde und Rezepte

Einsichten und Weitblicke
Das Wolf-Dieter Storl Lesebuch

Der Weise vom Mont Aubert
Erinnerungen an Arthur Hermes
Ein Leben im Einklang mit der Natur

Wesen und Geheimnisse der Neophyten
Heilpflanzen, Nahrungspflanzen, Nutzpflanzen

Bekannte und vergessene Gemüse
Botanik, Geschichte, Heilkunde und Anwendungen

Der Kosmos im Garten
Gartenbau nach biologischen Naturgeheimnissen als Weg zur besseren Ernte

Pflanzendevas
Die geistig-seelischen Dimensionen der Pflanzen

Naturrituale
Mit schamanischen Ritualen zu den eigenen Wurzeln finden

Der Bär
Krafttier der Schamanen und Heiler

Alle Bücher sind auch als E-Books erhältlich.